全国高职高专护理类专业规划教材（第三轮）

妇科护理学

第 3 版

（供护理、助产专业用）

主　　编　陈顺萍　王博巧

副主编　韩　琼　石新娣　林春梅

编　　者　（以姓氏笔画为序）

马晓耕（黑龙江护理高等专科学校）

王博巧（天津医学高等专科学校）

石新娣（闽西职业技术学院）

刘中艳（陆军军医大学第二附属医院）

孙淑娟（中南大学湘雅二医院）

杨　丰（岳阳职业技术学院）

连成瑛（福建省妇幼保健院）

陈亚岚（福建卫生职业技术学院）

陈顺萍（福建卫生职业技术学院）

林春梅（闽江师范高等专科学校）

蒋　佩（重庆三峡医药高等专科学校）

韩　琼（楚雄医药高等专科学校）

编写秘书　陈亚岚

中国健康传媒集团

中国医药科技出版社

内 容 提 要

本教材为"全国高职高专护理类专业规划教材（第三轮）"之一，系根据本套教材的编写思路和原则要求，结合专业培养目标和本课程的教学目标、内容与任务要求编写而成。本教材具有针对性强、紧密结合岗位知识和职业能力要求、理论与临床密切联系等特点。本教材共十四章，主要内容包括妇科护理病历、女性生殖系统炎症患者的护理、女性生殖系统肿瘤患者的护理、妊娠滋养细胞疾病患者的护理、子宫内膜异位症与子宫腺肌病患者的护理、盆底功能障碍性及生殖器官损伤疾病患者的护理、女性生殖器发育异常患者的护理、生殖内分泌疾病患者的护理、不孕症和辅助生殖技术、生育规划妇女的护理、妇女保健、妇科手术患者的护理、妇科常用护理技术、妇科常用的特殊检查及护理配合。本教材为"书网融合"教材，即纸质教材有机融合电子教材、教学配套资源（PPT、微课、视频等）、题库系统、数字化服务（在线教学、在线作业、在线考试），使教材内容立体化、生动化，师生便教易学。

本教材主要供护理、助产相关专业使用，也适合医药卫生高职高专、函授及自学高考等护理类专业相同层次不同办学形式教学使用，也可作为医药行业培训和自学用书。

图书在版编目（CIP）数据

妇科护理学／陈顺萍，王博巧主编. -- 3 版. -- 北京：中国医药科技出版社，2024.12. -- （全国高职高专护理类专业规划教材）. -- ISBN 978-7-5214-5092-7

Ⅰ. R473.71

中国国家版本馆 CIP 数据核字第 2024Z67M43 号

美术编辑 陈君杞

版式设计 友全图文

出版 **中国健康传媒集团** | 中国医药科技出版社

地址 北京市海淀区文慧园北路甲 22 号

邮编 100082

电话 发行：010-62227427 邮购：010-62236938

网址 www.cmstp.com

规格 889mm×1194mm $\frac{1}{16}$

印张 14 $\frac{1}{4}$

字数 456 千字

初版 2015 年 8 月第 1 版

版次 2024 年 12 月第 3 版

印次 2024 年 12 月第 1 次印刷

印刷 河北环京美印刷有限公司

经销 全国各地新华书店

书号 ISBN 978-7-5214-5092-7

定价 **49.00 元**

获取新书信息、投稿、为图书纠错，请扫码联系我们。

数字化教材编委会

主　　编　陈顺萍　王博巧

副 主 编　韩　琼　石新娣　林春梅

编　　者　（以姓氏笔画为序）

马晓耕（黑龙江护理高等专科学校）

王博巧（天津医学高等专科学校）

石新娣（闽西职业技术学院）

刘中艳（陆军军医大学第二附属医院）

孙淑娟（中南大学湘雅二医院）

杨　丰（岳阳职业技术学院）

连成瑛（福建省妇幼保健院）

陈亚岚（福建卫生职业技术学院）

陈顺萍（福建卫生职业技术学院）

林春梅（闽江师范高等专科学校）

蒋　佩（重庆三峡医药高等专科学校）

韩　琼（楚雄医药高等专科学校）

编写秘书　陈亚岚

出版说明

全国高职高专护理类专业规划教材，第一轮于 2015 年出版，第二轮于 2019 年出版，自出版以来受到各院校师生的欢迎和好评。为深入学习贯彻党的二十大精神，落实《国务院关于印发国家职业教育改革实施方案的通知》《关于深化现代职业教育体系建设改革的意见》《关于推动现代职业教育高质量发展的意见》等有关文件精神，适应学科发展和高等职业教育教学改革等新要求，对标国家健康战略、对接医药市场需求、服务健康产业转型升级，进一步提升教材质量、优化教材品种，支撑高质量现代职业教育体系发展的需要，使教材更好地服务于院校教学，中国健康传媒集团中国医药科技出版社在教育部、国家药品监督管理局的领导下，组织和规划了"全国高职高专护理类专业规划教材（第三轮）"的修订和编写工作。本轮教材共包含 24 门，其中 21 门为修订教材，3 门为新增教材。本套教材定位清晰、特色鲜明，主要体现在以下方面。

1. 强化课程思政，辅助三全育人

贯彻党的教育方针，坚决把立德树人贯穿、落实到教材建设全过程的各方面、各环节。教材编写将价值塑造、知识传授和能力培养三者融为一体。深度挖掘提炼专业知识体系中所蕴含的思想价值和精神内涵，科学合理拓展课程的广度、深度和温度，多角度增加课程的知识性、人文性，提升引领性、时代性和开放性，辅助实现"三全育人"（全员育人、全程育人、全方位育人），培养新时代技能型创新人才。

2. 推进产教融合，体现职教精神

围绕"教随产出、产教同行"，引入行业人员参与到教材编写的各环节，为教材内容适应行业发展献言献策。教材内容体现行业最新、成熟的技术和标准，充分体现新技术、新工艺、新规范。

3. 创新教材模式，岗课赛证融通

教材紧密结合当前实际要求，教材内容与技术发展衔接、与生产过程对接、人才培养与现代产业需求融合。教材内容对标岗位职业能力，以学生为中心、成果为导向，持续改进，确立"真懂（知识目标）、真用（能力目标）、真爱（素质目标）"的教学目标，从知识、能力、素养三个方面培养学生的理想信念，提升学生的创新思维和意识；梳理技能竞赛、职业技能等级考证中的理论知识、实操技能、职业素养等内容，将其对应的知识点、技能点、竞赛点与教学内容深度衔接；调整和重构教材内容，推进与技能竞赛考核、职业技能等级证书考核的有机结合。

4. 建新型态教材，适应转型需求

适应职业教育数字化转型趋势和变革要求，依托"医药大学堂"在线学习平台，搭建与教材配套的数字化课程教学资源（数字教材、教学课件、视频及练习题等），丰富多样化、立体化教学资源，并提升教学手段，促进师生互动，满足教学管理需要，为提高教育教学水平和质量提供支撑。

前言 PREFACE

为适应学科发展和高等职业教育教学改革等新要求，对标国家健康战略、对接医药市场需求、服务健康产业转型升级，培养能够肩负实施健康中国战略重要使命的高素质护理类专业人才，本教材的编写工作坚持正确的政治方向和价值导向，依照教育部教育发展规划纲要等相关文件要求，按照现代护理程序的框架，紧密结合教学标准和护士执业资格考试大纲要求编写。

教材内容为护理类专业学生进入妇科临床护理实践必须掌握的基础知识和基本技能。教材编写遵循"三基、五性"的原则，同时注重吸收妇科护理行业发展的新技术、新方法，展现学科发展前沿的新知识，为学生后续发展奠定必要的基础。

本教材从妇科护理病历之妇科健康史采集开始，循序渐进，介绍了妇科常见病、多发病，生育规划和妇女保健，妇科常用护理技术，妇科常用的特殊检查及护理配合等知识，共14章。每章设有"学习目标"，引导学生掌握基本的知识和技能，培养良好的职业素养；"情境导入"模块便于教师开展以案例为引导的教学方法，也有利于培养学生理论联系实际、分析与评判的思维能力；设置的"知识链接"以助于拓展学生的知识面，提高教材的可读性；每章的章末附有"目标检测"及时为学生提供课后自我检测，章后的"重点小结"能帮助学生"提纲挈领"地梳理考点、掌握重点。为了满足学生自主学习的需要，充分发挥数字内容展现优势，本教材配套有数字化资源包括PPT、习题、微课视频等。本教材适用于全国护理类专业高职高专层次教育或继续教育，也可供临床护士、助产士执业考试及相关人员参考。

第3版教材修订在传承第2版教材的优势特色、总结5年教学实践的基础上，更加重视循证医学证据，引入大量高质量临床实践指南/标准核心要点，特别是纳入结合国情的中国指南（标准），及时更新知识，旨在为学习者提供更权威、准确的医学前沿信息，以适应妇科护理临床实践的需要。同时不忘落实立德树人初心，引入的知识链接不仅增加了学习内容的深度和广度，还通过中医学理论的融入，以期帮助培养学生具有高度社会责任感、民族文化自信的良好职业素养的护理类人才。

本教材遴选了全国多所高等院校及医院的妇科护理骨干教师及临床医护专家组成编写组，编者们政治强、业务精、品德优，长期从事妇产科护理教学或临床护理。本教材编写分工如下：第一章由王博巧编写；第二章第一节至第四节由陈顺萍编写，第五节由王博巧编写；第三章第一、二节由马晓耕编写，第三、四节由杨丰编写；第四章由孙淑娟编写；第五章第一节由陈亚岚编写，第二节由刘中艳编写；第六章由石新娣编写；第七章由蒋佩编写；第八章由连成瑛编写；第九章由刘中艳编写；第十章第一、二节由韩琼编写，第三、四节由林春梅编写；第十一章由蒋佩编写；第十二章由孙淑娟编写；第十三章由陈亚岚编写；第十四章由林春梅编写。

编写过程得到了各编者所在单位的大力支持，在此深表谢意；同时，衷心感谢第1、2版教材的编者们为教材修订奠定的良好基础；向关心和支持本教材编写和出版的同仁们表示诚挚谢意。尽管全体编者在教材修订过程中认真研讨、多轮审校、力求精品，但难免有不当之处，热诚欢迎广大读者批评指正，以便今后修正改进。

编　者
2024年9月

CONTENTS 目录

第一章 妇科护理病历

知识目标：通过本章学习，应能掌握妇科健康史的采集方法与内容，妇科检查的注意事项和护理配合；熟悉妇科疾病常见症状及护理问题；了解妇科门诊及病区的护理管理规范。

技能目标：

1. 能应用所学配合医师完成妇科护理检查。
2. 能准确地进行护理评估，并正确书写妇科护理文书。

素质目标：通过本章的学习，培养尊重患者，保护个人隐私，养成良好的医德修养和职业精神。

第一节 妇科患者的护理评估

PPT

情境导入

情境：李女士，30 岁，下腹部疼痛 10 余天，就诊于我院门诊。门诊医师拟行妇科检查，患者已婚，为第一次行妇科检查。

思考：1. 作为门诊护士，在病历登记时需要询问哪些资料？

2. 作为妇科检查室的护士，应配合医师做好哪些工作？

通过健康史采集和护理查体，全面收集患者的资料并加以归纳整理、综合判断形成妇科护理病历，是妇产科临床实践的基本技能。妇科护理病历的收集和书写与其他科室既有相似的基本内容和方法，又具有妇科本身的特点。临床护理工作人员需要熟悉妇科患者的特点并掌握特有的检查方法，运用护理程序，采集健康史，进行护理查体，评估和分析患者的心理社会状况，为不同的护理对象制订个性化的护理计划。准确、全面和系统的妇科护理病历为疾病诊断、治疗、护理、预防和预后评估提供了重要依据。此外，妇科护理病历不仅是临床经验总结、医疗质量提高和科学研究开展的宝贵资料，更是某些情况下医疗法律法规的重要佐证。正确书写的妇科护理文书不仅是护理质量的保障，更是护士业务素质的体现。

一、妇科健康史采集

妇科健康史的采集是护理评估的重要步骤，对护理问题的确定、护理计划的制定、护理结果的评价有重要意义，因此要做到全面、准确、完整。

（一）健康史采集方法

健康史的采集不仅要熟悉疾病的基本知识，更要掌握健康史采集的基本方法。健康史采集的过程中，询问要有目的性和全面性，可以采用启发式提问法。但在询问中要避免暗示和主观猜测，同时要避免遗漏造成漏诊和误诊。对于危重患者，可询问最了解病情的陪同人员、护送转诊的医务人员等，但应以抢救为主，以免耽误治疗。对于外院转诊患者，应查阅患者病情介绍作为参考资料。

健康史的采集是护患接触的第一步，同时也是良好护患关系建立的重要时机，要注重沟通技巧的使用。护理人员要做到态度和蔼、语言亲切、耐心细心和尊重患者，缓解患者的紧张情绪。同时要做好保密承诺，消除患者思想顾虑。由于女性生殖系统的特殊性，尤其是未婚患者，疾病常常涉及患者隐私，不宜反复追问，可先行体格检查和辅助检查，待明确病情后再进行补充。

（二）健康史采集内容

1. 一般项目　包括患者姓名、年龄、民族、籍贯、职业、文化程度、宗教信仰、家庭住址、邮政编码、身份证号码、联系方式等，并记录入院日期、入院方式、病史陈述人、记录日期以及病史可靠程度，如非患者本人陈述，应注明病史陈述者与患者的关系。

2. 主诉　主诉是指促使患者就诊的主要症状（体征）及持续时间，医护人员通过主诉可以初步评估疾病的大致范围。主诉要求简明扼要，一般以不超过 20 字为宜。妇科患者常见的主要症状有阴道流血、白带增多、外阴瘙痒、闭经、下腹痛、下腹部包块及不孕等。若患者多种症状并存，则应按照其发生顺序书写，例如，停经 50 天后，阴道流血 3 天，腹痛 5 小时；又如，外阴瘙痒伴白带增多呈稀薄泡沫状 2 月余。若患者如无自觉症状，为普查时发现，主诉应写为体检发现"子宫肌瘤" 10 天。

3. 现病史　健康史的主要组成部分，包含患者疾病的发生、发展、诊治与护理的全过程。一般按照时间顺序，以主诉为核心进行书写，包含发病时间、主要症状特点、诱因、伴随症状、诊疗情况、采取的护理措施及效果，对于有鉴别意义的症状、体征也应提及。例如有下腹痛的患者，其现病史的采集要点包含疼痛时间、部位、性质及程度，起病缓急，有无诱因，持续时间，伴随症状以及疼痛与月经的关系。此外，现病史还包括睡眠、饮食、排便情况、活动能力、性生活情况以及社会心理反应等。与本次疾病虽无紧密关系，但仍需治疗的其他疾病以及用药情况，也需记录。

4. 月经史　询问患者的初潮年龄、月经周期、经期、经量、颜色、性状、经期伴随症状。月经史的书写如初潮年龄为 13 岁，月经周期 28～30 日，经期为 5 日，可简写为 $13 \text{（月经初潮年龄）} \frac{5 \text{（月经持续天数）}}{28\sim30 \text{（月经周期）}}$。经量评估可询问患者每日更换卫生巾的次数，有无血块，经血颜色。伴随症状包括有无痛经（痛经的起始和消失时间、部位、性质、程度等）、有无乳房胀痛、精神抑郁等其他不适）。常规还要询问末次月经时间（LMP）、起始日期、经量和持续时间，若月经异常者应记录末次月经前一次的月经起始日期（PMP）。绝经妇女还应询问其绝经年龄、绝经后有无不适、有无阴道分泌物增多及阴道流血等。

5. 婚育史　包括婚姻史、孕产史及计划生育情况。婚姻史包括婚次、每次结婚的年龄、是否近亲结婚、男方的健康情况、性病史以及同居情况等。孕产史包括足月产次数、早产次数、流产次数及现存子女数以及初孕、初产的年龄，以 4 个阿拉伯数字顺序表示，如足月产 1 次，早产 1 次，流产 2 次，现存子女 2 人，可记录为：1－1－2－2 或孕 4 产 2（G_4P_2）。同时记录分娩或流产方式、有无难产、有无产后出血、有无感染以及末次分娩或流产时间等。询问现在采用的计划生育措施及效果。

6. 既往史　指患者以往的健康状况和疾病情况。一般按照全身各系统依次询问，包括心血管疾病、肝炎、结核、手术外伤史、输血史、药物食物过敏史等，重点询问妇科疾病史，并做好记录和标识。

7. 个人史　了解个人生活和居住情况，出生地和曾居住地，个人自理程度、饮食、营养、睡眠、生活方式、卫生习惯、烟酒等不良嗜好等。

8. 家族史　询问父母、兄弟、姐妹以及子女健康情况。以及家族中有无遗传性疾病（如白化病、血友病等）、可能与遗传有关的疾病（如癌症、糖尿病、高血压等）以及传染病（如结核、梅毒等）。

二、妇科患者的身体评估

身体评估是护理评估中重要的一部分，也是提出护理问题，制订护理措施的重要依据，身体评估应在健康史采集完进行，包括全身体格检查、腹部检查和盆腔检查。

（一）全身体格检查

测量身高、体重、生命体征；观察患者营养状况、精神状态、面容、体态，全身发育及毛发分布情况；检查头部器官、颈、乳房（发育情况、有无包块或分泌物、皮肤有无凹陷）、心、肺、脊柱、四肢、皮肤以及淋巴结有无肿大（特别是左锁骨上淋巴结和腹股沟淋巴结）。

（二）腹部检查

腹部检查是在盆腔检查前进行的重要检查。患者平卧，露出腹部，视诊观察腹部有无隆起及是否对称，腹壁有无瘢痕、静脉曲张、妊娠纹、腹壁疝、腹直肌分离等。触诊检查腹壁厚度，肝、脾、肾有无肿大及压痛，腹部有无肌紧张及压痛、反跳痛；腹部有无包块及其部位、大小、形状、质地、活动度、表面光滑与否以及是否有压痛等。叩诊检查浊音和鼓音的分布范围，有无移动性浊音。患者若合并妊娠，还应检查宫高、腹围、胎产式、胎先露、胎方位、胎心率等。

（三）盆腔检查

盆腔检查（pelvic examination）是指对女性内外生殖器官的检查，又称妇科检查。生殖系统是女性最隐秘的部位，在盆腔检查时患者会感到害羞与不适，检查前做好解释工作，取得患者同意。

1. 盆腔检查注意事项

（1）防止交叉感染，注意用具的消毒，使用一次性臀垫，做到一人一垫。

（2）除尿失禁患者外，检查前应排空膀胱，必要时导尿。大便充盈者应于排便或灌肠后检查。

（3）协助患者取膀胱截石位，脱去一侧裤腿，仰卧于检查台上。臀部置于台缘，头部略抬高，两手平放于身旁以使腹肌放松。检查者面向患者，立于患者两腿之间。不宜搬动的患者，可在病床上检查。

（4）未有性生活者一般不行阴道检查，禁用阴道窥器、双合诊和三合诊，可行直肠—腹部诊。如确有需要需征得本人及家属同意签字。

（5）经期应避免阴道检查，阴道异常流血则必须检查，检查前先消毒外阴，注意无菌操作，以防发生感染。

（6）男性医务人员检查时应有女性医务人员在场。

（7）对年龄大、体质虚弱者应协助其上下检查床，避免摔伤，遇到危重或不宜搬动的患者可在病床上进行检查，检查时注意观察呼吸、血压、脉搏的变化，配合医师积极抢救。

（8）对于腹壁肥厚、高度紧张、检查不合作或未婚患者，若盆腔检查不满意时，可行超声检查，必要时在麻醉下进行盆腔检查。

2. 检查方法

（1）外阴检查　观察外阴的发育和阴毛的分布情况以及疏密，观察外阴有无畸形、水肿、炎症、溃疡，皮肤和黏膜色泽、有无萎缩和厚薄等。用一手的拇指和示指分开小阴唇，暴露并观察阴道前庭、尿道口、阴道口、处女膜情况。无性生活的患者处女膜多完整，阴道口勉强可容示指；有性生活的患者阴道口可容成人两指通过；经产妇处女膜仅余残痕或会阴有后－侧切瘢痕。必要时嘱患者屏气向下用力，观察有无直肠膨出、阴道前后壁膨出、子宫脱垂或尿失禁等。

（2）阴道窥器检查　阴道窥器型号的选择要根据患者年龄、身高及阴道大小和松紧程度确定，在使用窥器检查阴道和宫颈时，要注意窥器的结构特点，以免给患者造成不适或影响检查效果。无性生活者未经同意，禁用阴道窥器检查。

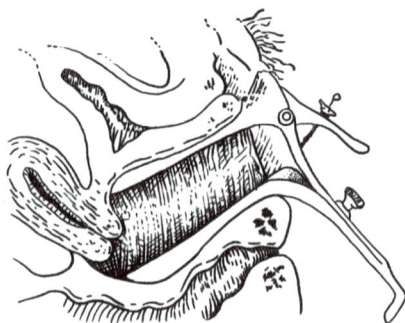

图 1-1　阴道窥器暴露宫颈

选择合适的窥器，放置前应将窥器的两叶合拢，用润滑剂润滑表面。一手拇指和示指将两侧小阴唇分开，暴露阴道口，另一手持两叶合拢的阴道窥器斜行插入阴道口，沿阴道后壁缓缓插入，边推进边将两叶转平张开，直至完全暴露宫颈、阴道壁及穹隆，固定于阴道内（图 1-1）。如拟作宫颈刮片或阴道涂片细胞学检查，则改用生理盐水润滑，以免润滑剂影响检查结果。检查完毕取出窥器时，将两叶合拢后缓慢退出，以免夹伤患者小阴唇和阴道壁黏膜。

阴道窥器检查内容包括宫颈和阴道。观察宫颈的大小、颜色、外口形状，有无肥大、糜烂样改变、撕裂、外翻、息肉、肿瘤、赘生物和接触性出血及宫颈管内有无出血或分泌物等。子宫颈细胞学检查或宫颈管分泌物标本检查应在此时采集。旋转阴道窥器，观察阴道前后侧壁和穹隆黏膜的颜色、皱襞多少，有无红肿、溃疡、赘生物或囊肿、先天性畸形等。注意阴道分泌物的量、性状、颜色、气味等，异常者此时应取分泌物做涂片悬滴检查或培养。

（3）双合诊（bimanual examination）检查　指阴道和腹壁的联合检查，是盆腔检查中最常用、最重要的检查项目。目的是检查阴道、子宫颈、宫体、输卵管、卵巢、宫旁结缔组织和盆腔内壁是否异常。

检查者戴无菌手套，将一手的示指和中指或其中一指涂润滑剂后，顺阴道后壁轻轻插入。检查阴道通畅度和深度，有无畸形、肿块、瘢痕；穹隆部是否饱满及有无触痛。检查宫颈大小、形态、硬度及宫颈外口情况，有无宫颈举痛和接触性出血。将阴道内的两指移至宫颈后方，另一只手置于腹部掌心向下向后按压下腹部，两手配合检查，扪清子宫的位置、大小、形态、质地、活动度及有无压痛（图 1-2）。正常子宫位置为前倾前屈位，位于盆腔中央，质地中等，可活动，无压痛。子宫检查完毕后将阴道内两指移至一侧穹隆部，尽可能往上向盆腔深部扪触，另一手在腹部相应部位配合检查，以触摸该侧附件区有无肿块、压痛或增厚，对侧做同样检查（图 1-3）。若触及肿块，应注意检查其形状、大小、位置、质地、活动度、有无压痛及与子宫的关系。正常情况下不能触及输卵管，偶可扪及可活动的卵巢。

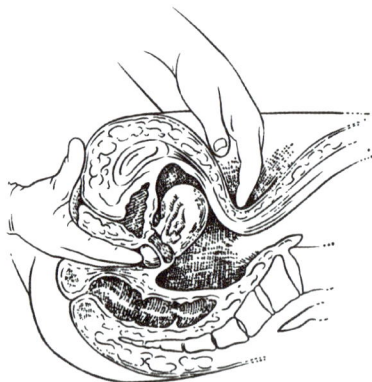

图 1-2　双合诊检查子宫

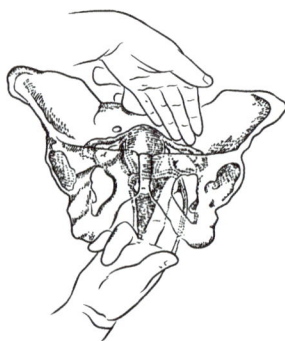

图 1-3　双合诊检查附件

（4）三合诊（rectovaginal examination）检查　是指经直肠、阴道、腹部联合检查的方法。检查者戴手套，一手示指放入阴道，中指放入直肠，另一手在腹部配合进行检查。三合诊多在双合诊后进行，可弥补双合诊检查的不足，可查清后倾或后屈子宫的大小，了解子宫后壁、宫颈旁、直肠子宫陷凹等情况，估计盆腔内病变范围等（图1-4）。三合诊在生殖器官肿瘤、结核、炎症、内膜异位症等时常用，也是子宫颈癌进行临床分期必行的检查。

（5）直肠-腹部诊　指直肠、腹壁联合检查。适用于无性生活者、阴道闭锁、阴道流血或因其他原因不宜做阴道检查者。检查者一手示指伸入直肠，另一手在腹部配合检查。检查内容同双合诊（图1-5）。

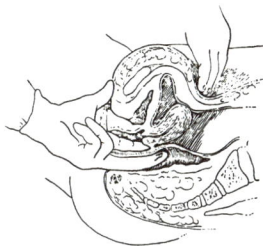

图1-4　三合诊检查

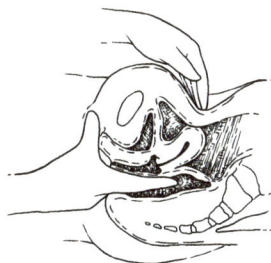

图1-5　直肠-腹部检查

3. 检查结果及记录　盆腔检查结束后，应将检查结果按解剖部位的先后顺序记录。

外阴：发育情况及婚产式（未婚、已婚未产或经产），如有异常应详细描述。

阴道：是否通畅，有无畸形，黏膜情况，分泌物的量、性状以及有无异味等。

宫颈：大小、质地，有无糜烂样改变、息肉、囊肿、撕裂，有无接触性出血和宫颈举痛等。

子宫：位置、大小、质地、活动度、有无压痛、表面是否平整、有无突起等。

附件：双侧分别记录，有无肿块、增厚、压痛。如扪及肿块，记录其大小、位置、表面是否光滑、质地、活动度、有无压痛以及与子宫及盆壁的关系。

4. 护理配合

（1）护理人员要态度和蔼，语言亲切，关心体贴患者，耐心解释检查方法、目的和注意事项，消除患者紧张情绪，使其放松取得配合。

（2）操作中注意屏风遮挡，注意保护患者隐私，取得患者信任，消除羞怯心理。保证检查室温度适宜，冬天注意保暖。

（3）准备用物，如照明灯或立灯、无菌手套、已消毒阴道窥器、无齿长镊子、无菌持物钳、消毒敷料、垫巾、生理盐水、液状石蜡、污物桶等。必要时备特殊检查相关用物。

（4）检查时采集的标本例如宫颈刮片、阴道分泌物需及时送检。

三、妇科患者的社会心理状况评估

由于妇科疾病和手术涉及患者的隐私，带来自我形象、性别角色的问题，甚至影响性生活、生育功能，故妇科患者压力大、顾虑多。在妇科患者的护理过程中尤其要注意心理-社会支持状况的评估以及对预后的影响。

（一）社会支持系统评估

社会支持系统的评估包括社会关系、经济状况、生活方式、家庭关系尤其夫妻感情对疾病治疗、护理、康复可能带来的影响，以及社会支持系统能否满足患者的基本需要。评估患者朋友、同事、家属探视情况；对疾病的态度；夫妻双方配合治疗的可能性及实施情况等。

（二）心理状况评估

心理状况的评估包括患者的精神和心理状态、人格类型、对疾病的认知、应激水平等。

1. 精神和心理状态 通过患者的仪表、语言、行为、情绪等评估患者的意识水平、定向力、沟通能力、思维、记忆和判断能力等有无改变，评估患者有无焦虑、恐惧、抑郁、否认、绝望、悲哀、愤怒等情绪变化。

2. 人格类型 评估患者的人格类型属于依赖或独立型、紧张或松弛型、主动或被动型、内向或外向型，为提出护理问题制定护理措施提供依据。

3. 对疾病以及健康问题的认知 文化程度和病程的长短对患者认知有较大的影响。护士要正确评估患者对自己所患疾病的认知和态度、对健康问题的感受、对疾病治疗和护理的期望以及对患者角色的接受程度。

4. 应激水平和应对措施 可通过患者的睡眠状态、精力、食欲以及既往对工作生活中问题采取的应激手段评估其应激水平。也可通过量化评估表评估患者的应激方法、面对压力时的解决方式、处理问题中遇到的困难等。通过准确地评估，为制定有效的心理护理措施提供依据。

5. 其他 不同的价值观、信仰等也会影响患者的心理状况及疾病预后。

第二节　妇科疾病常见症状

PPT

一、阴道流血

阴道流血为妇产科最常见的主诉。引起阴道出血的原因很多，表现形式各不相同。女性生殖道任何部位均可发生出血，包括输卵管、子宫体、子宫颈、阴道、阴道前庭，绝大多数出血来自子宫体。不论出血来自何处，除正常月经外，均称"阴道流血"。

（一）原因

1. 生殖器炎症 阴道炎、宫颈炎、宫颈息肉和子宫内膜炎等均可引起阴道流血。

2. 生殖器肿瘤 生殖器良恶性肿瘤都有可能引起阴道流血，子宫肌瘤是最常见良性肿瘤，绒毛膜癌、外阴癌、阴道癌、宫颈癌、子宫内膜癌和子宫肉瘤等恶性肿瘤也可引起阴道流血。此外，部分卵巢肿瘤具有分泌雌激素功能也可引起阴道流血。

3. 内分泌功能失调 下丘脑－垂体－卵巢轴调节功能异常可导致阴道流血。

4. 与妊娠相关的子宫出血 异位妊娠、流产、妊娠滋养细胞疾病、产后胎盘残留以及子宫复旧不全均可引起异常子宫出血。

5. 全身性疾病 部分全身性出血性疾病也可导致子宫出血，例如血小板减少性紫癜、白血病、再生障碍性贫血、肝功能损害等。

6. 损伤、异物及外源性性激素 外阴阴道骑跨伤、性交所造成的处女膜或阴道损伤，宫内节育器、雌孕激素使用不当等均可造成阴道流血。

（二）临床表现

1. 月经周期不规则 无排卵性异常子宫出血多表现为周期不规则，但围绝经期妇女应注意排除早期子宫内膜癌。黄体功能不足引起的子宫出血多表现为周期缩短，经期正常。性激素类药物或避孕药物使用不当也可导致月经周期不规则。

2. 经量增多，经期改变 子宫肌瘤的典型症状为月经周期基本正常，但量多（超过 80ml）或经期延长，其他如子宫腺肌病、排卵性异常子宫出血、放置宫内节育器也可有经量增多。

3. 经期前后点滴出血　排卵性异常子宫出血可见月经来潮前后持续少量阴道流血或极少量阴道褐红色分泌物。此外，子宫内膜异位症或放置宫内节育器的副作用亦可能出现类似情况。

4. 经间出血　排卵期出血多发生在下次月经来潮前 14～15 天，历时 3～4 天，出血量少。

5. 停经后阴道流血　发生于育龄妇女应先考虑与妊娠有关的疾病，如流产、异位妊娠、葡萄胎等；发生于围绝经期妇女者多为无排卵性异常子宫出血，但应排除生殖道恶性肿瘤。

6. 绝经多年后阴道流血　绝经后子宫内膜脱落引起的出血或萎缩性阴道炎出血量极少，历时 2～3 天即净；出血量较多、流血持续不净或反复阴道流血，应考虑子宫内膜癌的可能性。

7. 长期持续阴道流血　首先应考虑宫颈癌或子宫内膜癌的可能，生殖道肿瘤易导致长期持续阴道流血。

8. 接触性出血　早期宫颈癌、宫颈息肉或子宫黏膜下肌瘤性交后或阴道检查后阴道即有鲜血出现。

9. 阴道流血伴白带增多　一般考虑子宫黏膜下肌瘤、晚期宫颈癌或子宫内膜癌伴感染。

10. 其他　阴道间歇排血水应警惕输卵管癌的可能。骑跨伤后生殖道损伤可见阴道流血，血量可多可少。

（三）年龄与疾病

1. 新生女婴　生后数日因离开母体后雌激素骤然下降，子宫内膜脱落可致少量流血。

2. 幼女　性早熟或生殖道恶性肿瘤可导致幼女出现阴道出血。

3. 青春期少女　多为无排卵性异常子宫出血。

4. 育龄妇女　应考虑与妊娠相关的疾病。

5. 绝经过渡期妇女　多见于无排卵性异常子宫出血，但应排除生殖道恶性肿瘤。

二、白带异常 📱微课

白带（leucorrhea）的形成与雌激素的作用有关，由阴道黏膜渗出物、宫颈管及子宫内膜腺体分泌物等混合而成。生理性白带即正常白带呈蛋清样或白色稀糊状，质黏稠量少，无腥臭味。病理性白带多见于生殖道发生癌变或生殖道炎症时，特别是阴道炎、急性子宫颈炎，白带的量和性状均会发生改变。临床常见的病理性白带如下。

1. 灰黄色或黄白色泡沫状稀薄白带　见于滴虫阴道炎，伴外阴瘙痒。

2. 豆渣样或凝乳块状白带　见于外阴阴道假丝酵母菌病，常伴局部灼痛或严重外阴瘙痒。

3. 灰白色匀质鱼腥味白带　常见于细菌性阴道病，白带有鱼腥臭味，伴外阴轻度瘙痒。

4. 透明黏性白带　与正常白带类似，但量显著增多，应考虑卵巢功能失调或宫颈高分化腺癌可能。

5. 脓性白带　多见于急性阴道炎、急性宫颈炎，为细菌感染所致，白带色黄或黄绿，质黏稠伴臭味。此外，阴道内异物残留、阴道癌、宫腔积脓、子宫颈癌也可导致脓样白带。

6. 血性白带　多见于宫颈柱状上皮异位合并感染、子宫黏膜下肌瘤、子宫颈癌、子宫内膜癌或放置宫内节育器，白带中混有血液，血量多少不一。

7. 水样白带　淘米水样白带伴奇臭，多见于晚期子宫颈癌、阴道癌或黏膜下肌瘤伴感染。间断性排出黄色或红色水样白带可见于输卵管癌。

三、下腹疼痛

下腹痛为妇科疾病常见的症状，但要注意鉴别是否来源于生殖器以外的疾病，应根据下腹痛的特点及性质综合考虑各种不同情况。

1. 起病缓急 急骤发病者，多为子宫浆膜下肌瘤蒂扭转或卵巢囊肿蒂扭转、破裂；起病缓慢而逐渐加剧者，应考虑内生殖器炎症或恶性肿瘤；反复隐痛后突然出现撕裂样剧痛者，应考虑输卵管妊娠流产或破裂的可能。

2. 疼痛部位 单侧下腹痛应考虑该侧子宫附件病变，如输卵管卵巢炎症、卵巢囊肿蒂扭转，右侧下腹痛应排除急性阑尾炎等；双侧下腹痛考虑子宫附件炎性病变；下腹正中疼痛多为子宫病变引起，较少见；整个下腹痛甚至全腹疼痛应排除输卵管妊娠破裂、卵巢囊肿破裂或盆腔腹膜炎。

3. 疼痛放射部位 放射至腰骶部多见于子宫病变；放射至腹股沟及大腿内侧，多见于该侧子宫附件病变；放射至肩部多见于腹腔内出血。

4. 疼痛时间 应考虑疼痛与月经周期关系，周期性下腹痛但无月经来潮，多见于先天性生殖道畸形或术后宫腔、宫颈管粘连等，为经血排出受阻所致；在月经周期中间出现一侧下腹隐痛，应考虑为排卵性疼痛；在经期出现腹痛，应考虑原发性痛经或子宫内膜异位症的可能；与月经周期无关的慢性下腹痛，考虑术后组织粘连、慢性附件炎、妇科肿瘤、盆腔静脉淤血综合征等。

5. 疼痛性质 持续性钝痛多见于生殖器炎症或腹腔内积液；阵发性绞痛多见于子宫或输卵管等空腔器官收缩；撕裂性锐痛多见于输卵管妊娠或卵巢肿瘤破裂；下腹坠痛多见于宫腔内有积血或积脓不能排出；难以忍受的顽固性疼痛应考虑晚期生殖器癌肿。

6. 疼痛伴随症状 伴有停经史，考虑妊娠并发症；伴畏寒、发热多见于盆腔炎症；伴恶心、呕吐应排除卵巢囊肿蒂扭转的可能；伴随肛门坠胀感多见于直肠子宫陷凹有积液；出现休克症状应考虑腹腔内出血；伴有恶病质多为生殖器晚期癌肿的表现。

四、外阴瘙痒

外阴瘙痒（pruritus vulvae）是一种外阴正常者也可出现的妇科常见症状，外阴各种不同病变均可引起。瘙痒严重时，会影响患者正常工作与生活。

（一）原因

最常见的原因是外阴阴道假丝酵母菌病和滴虫阴道炎。此外，细菌性阴道病、萎缩性阴道炎、外阴鳞状上皮内病变、蛲虫病、各种皮肤病、尖锐湿疣、药物过敏、化学品刺激及不良卫生习惯也可导致外阴瘙痒。还可见于糖尿病、黄疸、白血病、重度贫血、妊娠期肝内胆汁淤积症及维生素 A、B 族缺乏等全身性疾病。

（二）部位

多见于阴蒂、大阴唇、小阴唇、会阴甚至肛周，长期搔抓可引起抓痕、血痂、继发毛囊炎甚至导致皮损。

（三）临床表现

外阴瘙痒常为阵发性发作，也可为持续性，一般夜间加剧，因不同疾病和不同个体而有明显差异。

1. 外阴阴道假丝酵母菌病和滴虫阴道炎以外阴瘙痒和白带增多为主要症状。

2. 外阴色素减退性疾病以外阴奇痒为主要症状，伴外阴皮肤色素脱失。

3. 蛲虫病的外阴瘙痒主要特点为夜间熟睡后加剧。

4. 糖尿病由于尿糖对外阴皮肤的刺激,外阴瘙痒特别严重。

5. 黄疸、中度贫血、白血病、妊娠期肝内胆汁淤积症等,可出现包括外阴在内的全身皮肤瘙痒。

6. 无明显原因的外阴瘙痒一般出现在育龄妇女或绝经期妇女,外阴瘙痒十分严重,坐立难安,但局部皮肤和黏膜外观正常。

五、下腹部包块

下腹部包块一般由患者或家属无意发现,或因其他症状做妇科检查时发现,或体检行超声检查盆腔时发现。下腹部包块为妇科患者常见主诉之一。下腹部包块根据质地不同分为囊性与实性两种。囊性一般为良性病变,如卵巢囊肿、输卵管积水、充盈的膀胱等。实性排除妊娠子宫以及子宫肌瘤、卵巢纤维瘤、附件炎等良性包块外,首先考虑为恶性肿瘤。下腹部包块来源不同可分为子宫增大、附件肿块、泌尿系肿块、肠道或肠系膜肿块、腹腔肿块、腹壁或腹膜后肿块。

(一) 子宫增大

位于下腹正中且与宫颈相连的包块,多为子宫增大。子宫增大可能的原因如下。

1. 妊娠子宫 有停经史的育龄妇女,在下腹部扪及包块,应首先考虑为妊娠子宫。妊娠早期出现黑加征,子宫颈似与子宫体分离,应警惕将宫体误诊为卵巢肿瘤。停经后出现不规则阴道流血且子宫增大超过停经周数者,应考虑葡萄胎。

2. 子宫肌瘤 子宫均匀增大,或子宫表面有球形隆起伴月经过多,应考虑为子宫肌瘤。带蒂的浆膜下肌瘤一般无症状,仅蒂与宫体相连,故检查时注意和卵巢实质性肿瘤区分。

3. 子宫腺肌病 子宫质硬、均匀增大但一般不超过妊娠 12 周大小,多伴有进行性加剧的痛经、经量增多及经期延长。

4. 子宫畸形 妇科检查时扪及子宫另一侧有与其对称或不对称的包块,两者相连,硬度亦相同,可见于双子宫或残角子宫。

5. 子宫、阴道积血或宫腔积脓 患者青春期无月经来潮,但有周期性腹痛并扪及下腹部包块,多见于处女膜闭锁或阴道无孔横隔患者,由于经血外流受阻所致子宫或阴道积血。子宫内膜癌合并子宫积脓,子宫亦可因宫腔积脓或积液而增大。

6. 子宫恶性肿瘤 子宫迅速增大并伴有腹痛及不规则阴道流血,应考虑子宫肉瘤的可能;老年患者子宫增大且伴有不规则阴道流血,应考虑子宫内膜癌的可能。有生育或流产史尤其是葡萄胎史者,若子宫增大,甚至出现外形不规则,伴阴道流血时,应考虑妊娠滋养细胞肿瘤的可能。

(二) 附件肿块

正常情况下难以扪及输卵管和卵巢。当其出现包块时,多属病理现象。临床常见的附件包块如下。

1. 输卵管 (或卵巢) 妊娠 包块位于子宫旁,形状大小不一,触痛明显。患者多伴腹痛或短期停经后阴道持续少量流血。

2. 炎性包块 包块多位于子宫两旁,为双侧性,与子宫有粘连,压痛明显。急性附件炎症患者多伴有发热、腹痛。慢性附件炎症患者多伴有不孕及下腹部隐痛史,甚至引起反复急性盆腔炎发作。

3. 卵巢赘生性囊肿 不论肿块大小,其表面光滑、囊性且可活动者多为良性囊肿。肿块表面不规则、实性、活动受限者,特别是伴有胃肠道症状或于盆腔内扪及其他结节者多为卵巢恶性肿瘤。

4. 卵巢非赘生性囊肿 多为单侧囊性可活动,直径一般不超过 8cm。葡萄胎常并发双侧卵巢黄素囊肿;妊娠早期可扪及黄体囊肿。

5. 卵巢子宫内膜异位囊肿 大多与子宫有粘连、活动受限且有压痛,多伴有继发性痛经、性交痛、不孕等。

（三）肠道及肠系膜肿块

多见于粪块嵌顿、阑尾脓肿、腹部手术或感染后粘连、肠系膜肿块、结肠癌等。

（四）泌尿系肿块

可见于充盈的膀胱或先天性异位肾。

（五）腹腔肿块

可见于腹腔积液、盆腔结核包裹性积液、直肠子宫陷凹脓肿等。大量腹腔积液易与巨大卵巢囊肿混淆，应注意鉴别。腹腔积液可合并卵巢肿瘤，可应用腹部冲击触诊法发现潜在的肿块。

（六）腹壁及腹膜后肿块

可见于腹壁血肿或脓肿、腹膜后肿瘤或脓肿。

第三节　妇科患者常见护理问题

PPT

　　护理问题是指患者需要通过护理手段来解决或部分解决的问题，或是通过护理手段能使患者减轻痛苦的问题。护理问题范围较广，泛指护理工作范围内的一些问题，主要涉及两个方面。一为独立性工作范畴，在此领域内的护理问题，护士可以自己做出决定，选择护理措施。例如：活动耐力下降、体温过高、营养失调等。二为合作性问题，需要护士与医师密切合作完成，主要是指一些由于疾病、治疗、检查等引起的并发症，例如：高血压、低钾血症、出血等。

　　护理问题应包括患者现存性问题、潜在性问题以及由于疾病发展趋势或治疗造成的健康改变趋势。妇科患者常见的护理问题有：舒适度减弱、知识缺乏、自我认同紊乱、排尿障碍、有感染的危险、有皮肤完整性受损的危险、焦虑、恐惧、活动耐力下降、睡眠形态紊乱等。护理问题确定后，应按照问题的紧迫性和严重性排列先后顺序，立即解决危及生命的问题。对于同一种妇科疾病患者，因个人年龄、健康情况、生育史、病程、发作时间、地点的不同而护理问题不同。另外同一位妇科患者，在就医初期、治疗中、治疗后，需要解决的护理问题也不同。故应根据患者生理、病理、心理、社会等因素的不同全面评估，提出个性化的护理问题，并根据护理问题的轻重缓急制定个性化护理计划。

▌知识链接

护理诊断的发展史

　　护理诊断的概念最早于1950年由美国学者麦克迈纳斯首先提出。1953年弗吉尼亚·弗莱引用护理诊断一词描述制订护理计划的步骤，以表明护士做出临床判断，以及对需要采取护理措施的患者健康问题进行定义的重要性。1973年，美国护理协会出版的《护理实践标准》一书将护理诊断纳入护理程序中，并授权在护理实践中使用，同年召开了第一届全美护理诊断分类会议，统一了护理诊断的分类系统，发表34项护理诊断，并成立全美护理诊断分类小组，先后更名为北美护理诊断协会（North American Nursing Diagnosis Association，NANDA）和 NANDA International。同时，NANDA-Ⅰ每3年根据使用者、临床护理工作者以及专家学者们的建议加以修订，最新的 2021—2023 版本 NANDA-Ⅰ手册中共收录267个护理诊断，分属13个领域，47个类别。

附：　妇科门诊及病区的管理

一、妇科门诊的布局、设施及护理管理

（一）妇科门诊的布局与设施

1. 布局　由于妇科疾病的特殊性，为方便妇女就诊，妇科门诊一般设在门诊区的一端。诊区应包含候诊区、诊区（诊区内设检查室）、处置室（治疗室）等，附近应有卫生间，男性陪伴者应有专门的休息区。候诊区布置应配备宣传栏、卫生知识宣传单（册）、多媒体播放设备等，方便向广大患者及家属宣传妇女保健及计划生育相关知识。妇科门诊除设有诊室外，应独立设置计划生育手术室，手术室最好邻近计划生育诊室和检查室。此外，妇科门诊的布局需符合感染控制的要求，防止交叉感染。

计划生育手术室要严格划分三区、三通道（医务人员、患者、污物通道）。限制区内设置：手术间、洗手间、无菌物品存放间（或在手术间内放无菌物品存放柜）。半限制区内设置：更衣室（半限制区与非限制区间）、冲洗室。非限制区内设置：办公室、术后休息室、卫生间、污物处理间等。各区有严格的分界标识。

2. 设施　各项妇科检查、治疗、护理及术前准备都需要在妇科检查室和处置室完成，故要求室内空气流通、光线明亮、整齐清洁、温湿度适宜，温度应在 $16 \sim 25℃$ 为宜。检查床边备屏风或围帘遮挡以保护患者隐私。室内安装紫外线灯定期进行消毒。物品配备如下。

（1）妇科检查床　检查床上铺床单、垫巾和无菌巾，床旁备脚蹬，床下备污物桶，方便治疗、检查用。

（2）照明设备　室内光线充足，备可移动照明灯。

（3）治疗台　无菌持物钳、大镊子、阴道窥器、无菌手套、消毒药液棉球、阴道常用外用药等。

（4）器械柜　专科常备器械、敷料、专科常用药品等。专科常备器械如宫颈钳、子宫探针、卵圆钳、导尿管、活体组织钳、宫颈刮板、小刮匙、止血钳、阴道灌洗器、弯盘、干燥玻片、试管和小标本瓶等。敷料包括长棉签、大棉球、纱布块、带线棉球、消毒纸垫或者无菌巾等。常用药瓶包括 95% 乙醇、75% 乙醇、2.5% 碘酊（或碘伏）、1% 甲紫、0.5%～1% 普鲁卡因、0.9% 氯化钠注射液、10%～20% 硝酸银、10% 氢氧化钠、10% 甲醛、无菌液状石蜡、1‰ 苯扎溴铵液或其他消毒液。

（5）污物台　器械初步浸泡消毒容器。

（6）其他　诊区内应另备血压计、听诊器、各种规格注射器、体温计等。

（二）妇科门诊的护理管理

1. 保持诊区内清洁卫生　诊区内每天定时开窗通风、做好清洁消毒。室内每天用紫外线灯进行空气消毒不少于 30 分钟，每周彻底清洁消毒一次。患者检查时要做到一人一具，一人一垫巾，防止交叉感染。使用过的器具、物品及时用消毒液浸泡 30 分钟预处理，然后流水下冲洗干净、高压消毒备用。

2. 做好开诊前的准备工作　每天清点，备齐室内物品如消毒物品、处方、表格、洗手消毒液和污物消毒液等，做到固定摆放、整齐有序、方便使用。做好各项记录和资料整理，积极配合医师进行病史采集和体格检查。

3. 维护诊区良好就诊环境　主动热情、态度和蔼接待就诊患者，解释就诊程序和治疗目的，耐心解答患者及家属提出的问题，缓解患者紧张、焦虑的情绪。观察候诊患者病情变化，安排年老体弱、危重患者优先就诊。维持候诊秩序，避免非工作人员和其他人员随意进出。

4. 健康指导 对于需要多次诊治（如人工调节周期患者）和需要复查（如阴道炎患者），护理人员应充分讲解使其认识到坚持诊治和复查的必要性，对复诊时间和药物使用进行交代，以防耽误最佳治疗时机。同时充分利用诊区的宣传栏、宣传单（册）、多媒体设备等途径进行妇女保健、计划生育、疾病筛查的宣传指导。

二、妇科病区的布局、设施及护理管理

（一）妇科病区的布局与设施

妇科病区设有护士站、治疗室、妇科病房、妇科检查室、处置室、污物处理室等。病房分普通病房和危重病房等（需备抢救物品），病房内或者病房的一端设有卫生间。病房内要求空气清新，整洁舒适，温馨规范。病区内可设宣传栏，宣教疾病相关知识，另外不同病区可根据需求调整布局，如妇科肿瘤病房可设置安全配药室。

（二）妇科病区的护理管理

1. 病区环境管理 病区应保持整洁舒适、温馨安全，避免大声喧哗。病室内物品和床位定位摆放，定时通风，空气和环境定期消毒，床单位定期清扫消毒，被服及时更换。护理人员要做到走路轻、说话轻、操作轻、关门轻，诊疗操作尽量集中进行，晚上尽量减少检查和治疗，使用床头灯保证患者睡眠。

2. 组织管理 热情接待新入院患者，并详细介绍病区环境和相关制度，安排好病室、床单位及用物。对于危重患者要及时抢救，屏风遮挡，保持镇静，做到忙而不乱。对于手术患者，做好解释和安慰工作，以消除患者紧张情绪，保持良好心理状态。严格执行各项操作规范和护理常规，严格查对制度，完备各项医疗文件记录，做到规范、整齐、准确。完善病区相关制度，保证诊疗和护理工作的顺利进行，如物品使用、保养及维修制度，保护性医疗制度等。

3. 消毒隔离制度 医护人员必须穿戴工作服，服装整洁，严格遵守无菌原则，诊疗及护理操作前后均洗手，检查操作用物一人一具，严格消毒。及时消毒处理患者的排泄物及分泌物，避免交叉感染。

4. 健康指导 护理人员应耐心、细心做好患者思想工作，了解对治疗、生活、饮食、护理等方面的需求，稳定患者情绪，消除患者思想顾虑，增强患者康复的信心，对不能满足的需求做好解释工作，促进其早日康复。定期或随时向患者宣传卫生知识，提高防病能力。对于出院患者，应根据其对疾病的认识、治疗情况、心理特征等给予出院带药用法、病情观察、复查时间、注意事项等方面的健康指导。

目标检测

答案解析

A 型题

1. 有关妇科双合诊的检查描述错误的是
   - A. 用具消毒，防止交叉感染
   - B. 先排空膀胱
   - C. 适用于所有妇科患者
   - D. 膀胱截石位
   - E. 妇科最常用的检查方法

2. 王女士，42 岁，因外阴瘙痒 1 周就诊，拟行妇科检查，下列说法错误的是
   - A. 检查前需排空膀胱
   - B. 垫巾及检查器应每人次更换
   - C. 患者应取膀胱截石位
   - D. 月经期不影响检查

E. 男医师检查时，必须有女医务人员在场

3. 窥阴器检查不包括的项目是

  A. 阴道分泌物的气味   B. 子宫硬度   C. 穹隆有无饱满

  D. 宫颈的大小、颜色 E. 阴道的通畅度

4. 李女士，38 岁，流产一次，无早产史，足月产两次，现有子女两人，其生育史可简写为

  A. 1 − 2 − 0 − 2   B. 2 − 0 − 1 − 2   C. 2 − 1 − 0 − 2

  D. 1 − 2 − 0 − 2   E. 1 − 0 − 2 − 2

5. 张女士，19 岁，无性生活史，自诉今日在下腹部摸到一包块，疑为"卵巢肿瘤"，应进行的检查为

  A. 下腹部触诊   B. 下腹部叩诊   C. 直肠 − 腹部诊

  D. 双合诊   E. 三合诊

6. 孙女士，45 岁，因接触性出血就医，诊断为子宫颈癌，为确定分期应进行的检查为

  A. 腹部触诊   B. 阴道窥器检查   C. 直肠 − 腹部诊

  D. 双合诊   E. 三合诊

B 型题

  A. 外阴检查   B. 阴道窥器检查   C. 直肠 − 腹部诊

  D. 双合诊   E. 三合诊

7. 了解子宫后侧及直肠子宫陷凹的病变情况，应做的检查是

8. 观察阴道壁、子宫颈情况所用的检查方法是

X 型题

9. 关于妇科检查注意事项描述正确的是

  A. 检查前应导尿

  B. 垫巾及检查器应每人次更换

  C. 患者应取膀胱截石位

  D. 月经期避免做阴道检查

  E. 男医师检查时，必须有女医务人员在场

10. 关于双合诊检查描述正确的是

  A. 检查前需排空膀胱

  B. 盆腔检查最常用的方法

  C. 是一种直肠与腹壁的联合检查

  D. 方法是用示指、中指两指伸入阴道，另一手掌面向下按压腹部，双手配合进行

  E. 正常情况下，可触及输卵管、卵巢

（王博巧）

书网融合……

重点小结   微课

第二章 女性生殖系统炎症患者的护理

学习目标

知识目标：

通过本章学习，应能掌握外阴及阴道炎症、子宫颈炎、盆腔炎性疾病的临床表现、常见护理问题和护理措施；熟悉阴道微生态、女性生殖系统的自然防御功能和生殖系统炎症的易感因素；女性生殖系统炎症的病因、传染途径、发展与转归及治疗原则；了解性传播疾病对妊娠、分娩及胎儿、新生儿的影响。

技能目标：

1. 能运用所学知识对女性生殖系统炎症患者进行护理评估，针对存在的护理诊断/问题，制订护理计划。

2. 能结合生殖系统炎症疾病的发病机制和高危因素，为患者解释治疗原则，开展以预防为主的健康指导。

素质目标： 通过本章的学习，树立爱伤观念和敬业精神，尊重患者感受，保护个人隐私。

第一节 概 述

PPT

女性生殖系统炎症包括下生殖道的外阴、阴道、宫颈和盆腔内的子宫、输卵管、卵巢、盆腔腹膜、子宫旁结缔组织所发生的炎症。炎症可局限于一个部位，也可多个部位同时受累。临床表现多样，病情轻者可无症状，重者可引起败血症，甚至感染性休克、死亡。女性生殖系统炎症不仅影响女性的生存质量，而且可能导致不孕、诱发肿瘤等，妊娠期妇女感染还可危及胎儿、新生儿。

【阴道微生态】

阴道微生态是由阴道微生物群、宿主的内分泌系统、阴道解剖结构及阴道局部免疫系统共同组成的生态系统。正常阴道内虽有多种微生物存在，但正常阴道内的微生物之间、微生物与宿主阴道之间相互依赖、相互制约，达到动态的生态平衡，而不致病。

1. 正常阴道内微生物 正常阴道内微生物群种类繁多，包括：①革兰阳性需氧菌和兼性厌氧菌，如乳杆菌、非溶血性链球菌、肠球菌及表皮葡萄球菌等；②革兰阴性需氧菌和兼性厌氧菌，如加德纳菌（此菌革兰染色变异，有时呈革兰阳性）、大肠埃希菌等；③专性厌氧菌，如消化球菌、消化链球菌及类杆菌等；④其他，如支原体、假丝酵母菌等。

2. 阴道微生态平衡 雌激素、局部 pH、乳杆菌以及阴道黏膜免疫系统在维持阴道微生态平衡中起重要作用。雌激素可使阴道鳞状上皮增厚，并增加糖原含量，后者可在乳杆菌的作用下转化为乳酸，维持阴道正常的酸性环境（pH≤4.5，多在3.8～4.4）。此外，雌激素还可增加阴道黏膜免疫功能。阴道的酸性环境有利于阴道乳杆菌的生长，并可以抑制其他病原体生长。正常情况下，阴道微生物群中以产 H_2O_2 的乳杆菌为优势菌，乳杆菌除维持阴道的酸性环境外，还可分泌 H_2O_2、细菌素及其他抗微生物因子抑制或杀灭致病微生物，同时通过竞争排斥机制阻止致病微生物黏附于阴道上皮细胞，维持阴道微生态平衡。阴道黏膜不仅具有物理屏障作用，免疫细胞及其分泌的细胞因子还可发挥免疫调节作用，具有免疫功能的主要细胞类型是上皮细胞、间质成纤维细胞和淋巴细胞；阴道分泌物中的黏液包含多种免疫调节分子，如：细胞因子、化学因子、抗菌蛋白酶等，在防御阴道感染中起主要作用。

3. 阴道微生态平衡的影响因素 阴道微生态平衡被打破或外源性病原体侵入，均可导致炎症发生。绝经后妇女及婴幼儿雌激素水平低，可分别发生萎缩性阴道炎及婴幼儿外阴阴道炎。阴道酸性环境改变，如频繁性交（性交后阴道 pH 可上升至 7.2 并维持 6 ~ 8 小时）、阴道灌洗等均可使阴道 pH 升高，不利于乳杆菌生长，若厌氧菌过度生长，可导致细菌性阴道病。长期应用广谱抗菌药物等，可抑制乳杆菌生长，若真菌过度增殖，可导致外阴阴道假丝酵母菌病。外源性病原体如阴道毛滴虫的侵入，可导致阴道毛滴虫病。

4. 阴道微生态评价及临床应用 阴道微生态评价系统包括形态学检测和功能学检测两部分。形态学检测包括阴道分泌物湿片及革兰染色涂片的显微镜检查。湿片主要检查阴道毛滴虫、线索细胞及白细胞。革兰染色涂片主要评价优势菌、有无假丝酵母菌的假菌丝、芽生孢子等。功能学检测主要包括 pH、H_2O_2、反映炎性指标的白细胞酯酶以及厌氧菌代谢产物唾液酸苷酶的测定等。

阴道微生态评价在阴道感染诊疗中发挥着重要的作用，不仅可诊断单一病原体的阴道感染，还能及时发现各种混合阴道感染，对评价生殖系统感染治疗后阴道微生态的恢复情况具有指导意义。

【女性生殖系统的自然防御功能】

女性生殖系统在解剖、生理、生化及免疫学方面具有比较完善的自然防御功能，以抵御感染的发生。健康女性阴道内虽有一定数量与种类的微生物存在，但通常能保持生态平衡状态，并不引起炎症。

1. 外阴 两侧大阴唇自然合拢，遮掩阴道口和尿道口，防止外界微生物污染。

2. 阴道 在自然状态下，由于盆底肌的作用，阴道口闭合，阴道前后壁紧贴，可以防止外界的污染。雌激素、局部 pH、乳杆菌以及阴道黏膜免疫系统维持阴道微生态平衡。

3. 子宫颈 宫颈内口紧闭，子宫颈阴道部覆以复层鳞状上皮，具有较强的抵抗力。子宫颈管分泌碱性黏液形成胶冻状黏液栓，为预防上生殖道感染的机械屏障，且内含乳铁蛋白、溶菌酶等，可抑制细菌侵入宫腔。

4. 子宫内膜 生育期妇女子宫内膜周期性剥脱，是消除宫腔感染的有利条件。此外，子宫内膜分泌液内含乳铁蛋白、溶菌酶等，可清除侵入子宫腔的少量细菌。

5. 输卵管 输卵管黏膜上皮细胞的纤毛向宫腔方向摆动以及输卵管的蠕动，均有利于阻止病原体的侵入。输卵管分泌液中同样含有乳铁蛋白、溶菌酶，能清除偶尔进入输卵管的病原体。

6. 生殖道黏膜免疫系统 生殖道黏膜中聚集有不同数量的淋巴组织及散在淋巴细胞，包括 T 细胞和 B 细胞。此外，中性粒细胞、巨噬细胞、补体以及一些细胞因子，均在防御生殖道感染中起着重要的作用。

【女性生殖系统炎症的易感因素】

女性生殖系统虽具有自然防御功能，但外阴阴道与尿道口、肛门毗邻，易受污染；阴道是性交、分娩或宫腔操作的必经之道，容易受损伤及感染；子宫颈管黏膜上皮为单层柱状上皮，抗感染能力较差；生殖道黏膜皱襞及黏膜内腺体为病原体提供了潜藏处，容易导致炎症反复发作。此外，妇女在特殊生理时期，如月经期、妊娠期、分娩期和产褥期，防御功能受到破坏，机体免疫功能下降，病原体容易侵入生殖道而形成炎症。

第二节　外阴及阴道炎症

PPT

情境导入

情境：李女士，28 岁，已婚。因"外阴瘙痒严重、阴道分泌物增多 2 天"就诊。妇科检查：外阴红，皮肤有多处抓痕；阴道分泌物量多，呈凝乳状，阴道黏膜附有白色膜状物，擦除后露出红肿黏膜面。询问病史了解该女士 2 周前因感冒发烧，自行服用抗菌药物十余天。初步诊断外阴阴道假丝酵母菌病。

思考：1. 为进一步确诊疾病，护士应配合医师做何种检查？

2. 外阴假丝酵母菌性阴道炎常见的发病诱因有哪些？如何为李女士进行预防该病的健康指导？

外阴及阴道炎症是最常见的妇科疾病，各年龄组均可发病。外阴及阴道炎症可单独存在，两者也可同时存在。外阴及阴道炎症患者的常见共同症状是阴道分泌物增多及外阴瘙痒，但由于病原体不同，分泌物特点、性质及瘙痒轻重不同。

一、非特异性外阴炎

非特异性外阴炎（non – specific vulvitis）是由物理、化学因素而非病原体所致的外阴皮肤或黏膜的炎症。其主要病因包括：①外阴不洁，外阴受到月经血、阴道分泌物、尿液、粪便、产后恶露的刺激；②疾病因素，糖尿病患者糖尿刺激、粪瘘及尿瘘患者的粪便刺激、尿液浸渍等；③其他，内衣过紧或穿紧身化纤内裤、经期使用的卫生巾导致局部透气性差、潮湿。

【护理评估】

（一）健康史

询问患者的年龄，个人卫生习惯，有无糖尿病、粪瘘及尿瘘等病史。了解患者有无白带增多，外阴皮肤黏膜异常等情况。

（二）身体状况

1. 症状　外阴皮肤黏膜疼痛、瘙痒、烧灼感，在活动、性交、排尿及排便时加重。

2. 体征　外阴充血、糜烂，肿胀、常有抓痕，严重者形成溃疡或湿疹。慢性炎症可使皮肤增厚、粗糙、皲裂，甚至苔藓样变。

（三）心理–社会支持状况

患者因外阴局部不适而影响社交、工作和性生活，进而产生烦躁不安、焦虑、情绪低落和社交障碍等反应。

【常见护理诊断/问题】

1. 舒适度减弱　与外阴局部瘙痒、灼痛有关。

2. 皮肤完整性受损　与外阴糜烂、肿胀、搔抓等引起皮肤破损有关。

【护理目标】

1. 患者外阴不适感减轻，舒适感增加。

2. 患者皮肤完整性受到保护。

【护理措施】

1. 一般护理　保证患者合理的营养摄入，充足的睡眠和适当活动。

2. 治疗配合　治疗原则为消除病因，保持外阴局部清洁、干燥，对症治疗。若发现糖尿病应及时治疗，若有尿瘘、粪瘘应及时行修补术等。

局部治疗可用 0.1% 聚维酮碘液或 1∶5000 高锰酸钾液坐浴，指导患者每日 2 次，每次 15～30 分钟，水温在 41～43℃，坐浴时应将会阴部浸没于浸泡液中。坐浴后涂抗菌药物软膏或中成药药膏。月经期避免坐浴。也可用中药水煎熏洗外阴部，每日 1～2 次。急性期还可选用微波或红外线局部物理治疗。

3. 心理护理　耐心听取患者倾诉，做好疾病知识宣教，指导患者积极配合治疗。

4. 健康指导

（1）针对病因指导患者保持外阴清洁、干燥，勿用刺激性药物或肥皂擦洗，着干净宽松透气内裤，特别是在月经期、妊娠期和产褥期卫生。

（2）外阴破溃者，严禁搔抓，使用柔软无菌会阴垫，减少摩擦和感染的机会。

（3）纠正不正确的饮食及生活习惯。患病期不饮酒，限制辛辣饮食的摄入。

【护理评价】

通过治疗与护理，患者是否：①感受外阴瘙痒、灼痛等不适感缓解或消失；②皮肤破损改善或修复。

二、前庭大腺炎症

前庭大腺炎症是病原体侵入前庭大腺引起的炎症，分为前庭大腺炎（bartholinitis）、前庭大腺脓肿（abscess of bartholin gland）和前庭大腺囊肿（bartholin cyst）。生育期妇女多见，幼女及绝经后期妇女少见。前庭大腺位于两侧大阴唇后 1/3 深部，腺体大小似黄豆粒，腺管细长，向内开口于处女膜与小阴唇之间的沟内。在性交、流产、分娩等情况污染外阴部时容易发生炎症。

病原体多为混合性细菌感染，主要有葡萄球菌、大肠埃希菌、链球菌、肠球菌等。随着性传播疾病的发病率增加，淋病奈瑟球菌及沙眼衣原体也已成为常见病原体。初期病原体侵袭前庭大腺腺管，导致前庭大腺炎。若腺管开口因肿胀或渗出物凝聚而阻塞，脓液不能外流、积存而形成前庭大腺脓肿。当脓肿消退后，腺管阻塞，脓液吸收后被黏液分泌物所替代，或腺管开口阻塞致分泌物积存，均可形成前庭大腺囊肿。前庭大腺囊肿可继发感染，形成脓肿，反复发作。

【护理评估】

（一）健康史

询问患者月经期卫生情况，有无不洁性生活史、流产史。了解有无白带增多，外阴局部皮肤异常等情况。

（二）身体状况

1. 症状　炎症多为一侧，起病急，初起时局部肿胀、疼痛、灼热感、行走不便，有时会致大小便困难。

2. 体征　检查可见局部皮肤红肿、发热、压痛明显，腹股沟淋巴结可呈不同程度增大。患侧前庭大腺开口处有时可见白色小点。当脓肿形成时，疼痛加剧，脓肿直径可达 3～6cm，可触及波动感。当脓肿内压力增大时，脓肿可自行破溃，若破孔大，则可自行引流，炎症较快消退而痊愈；若破孔小，引流不畅，则炎症持续不消退，并可反复急性发作。

（三）心理－社会支持状况

因外阴疼痛不适影响生活、工作，担心被人歧视而产生焦虑。

【常见护理诊断/问题】

1. 疼痛 与局部炎性刺激有关。

2. 有皮肤完整性受损的危险 与手术或脓肿破溃有关。

3. 焦虑 与病变部位在隐私处，病情反复发作有关。

【护理目标】

1. 患者疼痛减轻或消失。

2. 患者皮肤完整性恢复，伤口愈合。

3. 患者焦虑减轻，积极配合治疗及护理。

【护理措施】

1. 一般护理 嘱急性期患者卧床休息，健侧卧位，减少活动性摩擦。监测体温，观察外阴皮肤颜色，保持外阴清洁、干燥。给予营养丰富、无刺激、易消化饮食。

2. 治疗配合 根据病原体选择敏感的抗菌药物控制急性炎症，常选择使用喹诺酮或头孢菌素与甲硝唑联合抗感染，也可口服清热、解毒中药；脓肿形成后，尽早切开引流；无症状的前庭大腺囊肿可随访观察，对囊肿较大或反复发作者可行囊肿造口术。

（1）用药护理 协助医师取开口处分泌物进行细菌培养，确定病原体。遵医嘱用药，注意观察用药反应。教会患者坐浴方法。

（2）手术护理 前庭大腺脓肿切开术后引流条需每天更换。外阴用消毒液常规擦洗。伤口愈合后，可改为坐浴。

3. 心理护理 关心理解患者，了解其心理变化，给予耐心解释，减轻焦虑情绪。

4. 健康指导 嘱患者加强营养，增强机体抵抗力；穿棉质宽松透气内裤，并勤洗勤换；注意个人卫生，使用消毒卫生巾；经期及产褥期禁止性生活。

【护理评价】

通过治疗与护理，患者是否：①诉说疼痛减轻或消失；②手术切口或脓肿破溃处的红肿消退、无新增感染迹象；③情绪稳定、焦虑行为减少。

三、滴虫阴道炎 🅔 微课

滴虫阴道炎（trichomonal vaginitis，TV）是由阴道毛滴虫引起的常见阴道炎症，也是常见的性传播疾病。

【病原体】

病原体为阴道毛滴虫，可寄生在阴道、尿道或尿道旁腺、膀胱、肾盂及男性包皮皱褶、尿道或前列腺中（图2-1）。滴虫适宜在温度25~40℃，pH 5.2~6.6的潮湿环境中生长繁殖，在pH 5.0以下或7.5以上环境中生长受到抑制。滴虫生活史简单，只有滋养体而无包囊期，滋养体生存力较强，能在3~5℃中存活21天，在46℃中存活20~60分钟，在半干燥环境中能存活10小时。当月经前后、妊娠期或产后等造成阴道环境改变时，隐藏在腺体及阴道皱襞中的滴虫得以繁殖，而引起炎症发作。滴虫能消耗或吞噬阴道上皮细胞内的糖原，阻碍乳酸生成，使阴道pH升高。滴虫能消耗氧，使阴道成为厌氧环境，易致厌氧菌繁殖，约60%患者合并细菌性阴道病。

【传播途径】

1. 直接传播　性交直接传播是主要的传播方式。由于男性感染滴虫后常无症状，易成为感染源。

2. 间接传播　经公共浴池、浴盆、浴巾、游泳池、坐式便器等传播，也可通过污染的器械及敷料传播。

【护理评估】

（一）健康史

了解个人卫生习惯、性生活史，既往阴道炎病史，包括发作规律及治疗经过，并仔细询问有无合并其他性传播疾病。

（二）身体状况

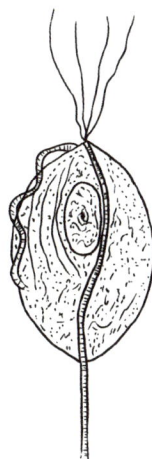

图 2 - 1　阴道毛滴虫

潜伏期为 4～28 天。

1. 症状　25%～50% 患者感染初期无症状。主要症状是阴道分泌物增多及外阴瘙痒。分泌物典型特点为稀薄脓性、泡沫状、有异味。分泌物灰黄色、黄白色呈脓性是因其中含有大量白细胞，若合并其他感染则呈黄绿色；分泌物呈泡沫状、有异味是滴虫无氧酵解碳水化合物，产生腐臭气体所致。外阴瘙痒主要在外阴及阴道口，间或伴有灼热、疼痛、性交痛等。若合并尿道感染，可有尿频、尿痛，有时可见血尿。滴虫能吞噬精子，可致不孕。

2. 体征　妇科检查见阴道黏膜充血，严重者有散在出血点，甚至宫颈有出血斑点，形成"草莓样"宫颈，后穹隆有多量呈灰黄色、黄白色稀薄或黄绿色脓性分泌物，常呈泡沫状。部分无症状感染者阴道黏膜无异常改变。

（三）辅助检查

在阴道分泌物中找到滴虫即可确诊。

1. 生理盐水湿片法　在玻片上滴 1 滴生理盐水，在阴道侧壁取典型分泌物混于生理盐水中，立即在低倍光镜下寻找滴虫，可见到呈波状运动的滴虫及增多的白细胞被推移。此法敏感性 60%～70%。取分泌物时阴道窥器不涂润滑剂，改用生理盐水润滑。为保证检查获得最佳效果，分泌物取出后应及时送检，并注意保暖，否则滴虫活动减弱，不活动的阴道毛滴虫与白细胞很难于区分，造成辨认困难。

2. 培养法　适于症状典型而湿片法未见滴虫者。特异性高，但临床应用较少。

3. 其他诊断方法　包括核酸扩增试验、阴道毛滴虫抗原检测等。

（四）心理 - 社会支持状况

由于症状出现在隐私部位，多数患者不愿主动及时就医，治疗不规范或治疗效果不佳致反复发作可造成烦恼和社交障碍；部分患者存在性伴侣同时治疗的障碍。

【常见护理诊断/问题】

1. 舒适度减弱　与外阴瘙痒、疼痛、分泌物增多有关。

2. 焦虑　与疾病反复发作有关，性伴侣同时治疗障碍有关。

3. 知识缺乏　缺乏阴道炎感染途径的认识及防治知识。

【护理目标】

1. 患者外阴瘙痒、疼痛减轻，分泌物减少。

2. 患者能描述自己的焦虑心态和应对方法。

3. 患者接受医护人员指导，了解疾病的相关知识并配合治疗。

【护理措施】

1. 一般护理 指导注意个人卫生，保持外阴清洁、干燥，避免搔抓引起皮肤破损。及时更换内裤，密切接触的用品如内裤、毛巾，建议高温消毒，避免交叉感染及重复感染。

2. 检查配合 指导患者取分泌物前 24～48 小时避免性交、阴道灌洗或局部用药。

3. 治疗配合 因滴虫阴道炎可同时有尿道、尿道旁腺、前庭大腺滴虫感染，治疗原则需全身用药，并避免阴道冲洗。主要治疗药物为硝基咪唑类药物，首选方案：甲硝唑 0.4g，每日 2 次，连服 7 日；可选方案：替硝唑 2g，单次顿服。口服药物的治愈率为 90%～95%。

（1）用药护理 遵医嘱指导用药，观察有无药物不良反应，服药后常见的不良反应为胃肠道反应，如食欲减退、恶心、呕吐。偶见头痛、皮疹、白细胞减少等，一旦发现应停药。甲硝唑用药期间及停药 24 小时内，替硝唑用药期间及停药 72 小时内禁止饮酒。

（2）性伴侣管理 滴虫阴道炎主要由性行为传播，向患者及性伴侣解释同时治疗的必要性和重要性，并告知在治愈前应避免无保护性交。

（3）妊娠期及哺乳期患者的护理 告知患者妊娠合并滴虫阴道炎可导致胎膜早破、早产及低出生体重儿。治疗的目的是减轻症状，减少传播，防止新生儿感染。但甲硝唑治疗能否改善炎症导致的产科并发症尚无定论，因此应用甲硝唑时，应取得患者及其家属的知情同意。甲硝唑也可通过乳汁排泄，服药后 12～24 小时内避免哺乳；服用替硝唑者，服药后 3 天内避免哺乳。

4. 心理护理 耐心听取患者的倾诉，及时解答患者提问，必要时做好家属思想工作。

5. 健康指导

（1）由于滴虫阴道炎患者再感染率很高，最初治疗后 3 个月内需要追踪、复查。为避免重复感染，应进行内裤、洗涤盆具等用品的清洁消毒。

（2）患病期间不去游泳池游泳，不用公共浴盆、浴巾等，以免交叉感染。

【护理评价】

通过治疗与护理，患者是否：①瘙痒症状减轻，皮肤无破损，舒适感增加；②情绪稳定，焦虑减轻，治愈疾病的信心增加；③能陈述疾病的病因、预防及治疗配合的相关知识。

四、外阴阴道假丝酵母菌病

外阴阴道假丝酵母菌病（vulvovaginal candidiasis，VVC）是由假丝酵母菌引起的一种常见外阴阴道炎症，曾称霉菌性阴道炎、外阴阴道念珠菌病等。有资料显示，约 75% 的妇女一生中至少患过 1 次外阴阴道假丝酵母菌病，45% 的妇女经历过 2 次或 2 次以上的发病。

【病原体及诱发因素】

80%～90% 病原体为白假丝酵母菌，10%～20% 为非白假丝酵母菌（光滑假丝酵母菌、近光滑假丝酵母菌、热带假丝酵母菌等）。酸性环境适宜假丝酵母菌生长，有假丝酵母菌感染的阴道 pH 多在 4.0～4.7，通常 <4.5。白假丝酵母菌有酵母相和菌丝相，为双相菌。酵母相为芽生孢子，在无症状寄居及传播中起作用；菌丝相为芽生孢子伸长形成假菌丝，侵袭能力加强。假丝酵母菌不耐热，当加热至 60℃持续 1 小时即死亡，但对干燥、日光、紫外线及化学试剂等抵抗力较强。此菌为条件致病菌，可寄生于口腔、肠道、阴道中而不发病。但当全身及阴道局部细胞免疫能力下降，在诱发因素影响下，假丝酵母菌大量繁殖并转变为菌丝相，侵袭组织引起炎症反应。

常见发病诱因有：①长期应用广谱抗菌药物，抑制乳杆菌生长，破坏阴道微生态平衡；②妊娠、糖尿病、接受大量雌激素治疗者，阴道组织内糖原增加，酸度增高；③大量应用免疫抑制剂如皮质类固醇激素，或免疫缺陷综合征，机体抵抗力降低；④其他诱因，如：胃肠道假丝酵母菌感染者粪便污染阴道，穿紧身化纤内裤及肥胖使会阴局部温度及湿度增加，利于假丝酵母菌繁殖而致病。

【传染途径】

1. 内源性传染　此为主要途径。寄生于人的阴道、口腔、肠道的假丝酵母菌可互相传染，一旦条件适宜均可发病。

2. 直接传染　少部分患者通过性交直接传染。

3. 间接传染　极少通过接触感染的衣物间接传染。

【护理评估】

（一）健康史

了解患者是否患有糖尿病，是否为妊娠期。有无长期应用广谱抗菌药物、大量应用免疫抑制剂或接受大量雌激素治疗的经历。

（二）身体状况

1. 症状　主要为外阴阴道瘙痒、阴道分泌物增多。外阴阴道瘙痒程度居各种阴道炎之首，严重者坐立不安，夜间更加明显。部分患者有外阴灼痛、性交痛、排尿痛。尿痛特点是排尿时尿液刺激水肿的外阴所致。阴道分泌物特征为白色稠厚呈凝乳状、干酪样或豆腐渣样。

2. 体征　妇科检查可见外阴红斑、水肿，常伴有皮肤抓痕。阴道黏膜充血水肿，小阴唇内侧及阴道黏膜附有白色块状物，擦除后露出红肿黏膜，急性期还可能见到糜烂及浅表溃疡。

根据其发病频率、临床表现、微生物学、宿主情况，VVC 可分为单纯性 VVC 和复杂性 VVC（表 2-1）。约 10%~20% 的患者表现为复杂性 VVC。1 年内有症状并经真菌学证实的外阴阴道假丝酵母菌病发作 4 次或以上，称为复发性外阴阴道假丝酵母菌病（recurrent vulvovaginal candidiasis，RVVC）。VVC 的临床表现按 VVC 评分标准划分（表 2-2），评分 ≥7 分为重度 VVC，而 <7 分为轻、中度 VVC。

表 2-1　VVC 临床分类

分类依据	单纯性 VVC	复杂性 VVC
发病频率	散发	复发性
临床表现	轻到中度	重度
真菌种类	白假丝酵母菌	非白假丝酵母菌
宿主情况	非孕期、免疫功能正常	妊娠、免疫功能低下、应用免疫抑制剂、未控制的糖尿病患者

表 2-2　VVC 临床评分标准

评分项目	0	1	2	3
瘙痒	无	偶有发作，可被忽略	能引起重视	持续发作、坐立不安
疼痛	无	轻	中	重
阴道黏膜充血、水肿	无	轻	中	重
外阴抓痕、皲裂、糜烂	无	/	/	有
分泌物量	无	较正常稍多	量多，无溢出	量多，有溢出

（三）辅助检查

对有阴道炎症状或体征的妇女，若在阴道分泌物中找到假丝酵母菌的芽生孢子或假菌丝即可确诊。

1. 湿片法　可用 10% 氢氧化钾溶液或 0.9% 氯化钠溶液湿片法，或革兰染色涂片，在镜下找芽生孢子和假菌丝。10% 氢氧化钾溶液可溶解其他细胞成分，阳性率高于 0.9% 氯化钠溶液湿片法。

2. 培养法 对于有症状而多次湿片法检查为阴性或治疗效果不好的难治性 VVC 病例，可采用培养法同时行药敏试验。

3. pH 测定 若 VVC 患者阴道分泌物 pH < 4.5，可能为单纯假丝酵母菌感染，若 pH > 4.5 可能存在混合感染，尤其是细菌性阴道病的混合感染。

（四）心理 - 社会支持状况

外阴阴道瘙痒影响患者休息与社会交往，还可导致严重的睡眠障碍，非常痛苦，情绪低落。有些患者不愿就医，不愿言表，内心充满矛盾。

【常见护理诊断/问题】

1. 舒适度减弱 与外阴瘙痒、灼痛及白带增多有关。

2. 焦虑 与治疗效果不佳，反复发作，孕妇担心对胎儿影响有关。

3. 知识缺乏 缺乏阴道炎相关知识。

【护理目标】

1. 患者外阴瘙痒、疼痛减轻，分泌物减少，舒适感增加。

2. 患者愿意交流担心的问题，焦虑情绪减轻缓解。

3. 患者接受医护人员指导，了解疾病的有关知识及注意事项并积极配合治疗。

【护理措施】

1. 一般护理 勤换内裤，用过的内裤、盆及毛巾均应用开水烫洗；保持外阴清洁、干燥，非月经期不使用卫生护垫，选择使用棉质透气性好的内裤；患病期间避免进食辛辣等刺激性的食物。

2. 治疗配合 治疗原则为消除诱因，根据患者情况选择局部或全身应用抗真菌药物，以局部用药为主。

（1）消除诱因 若有糖尿病应给予积极治疗，及时停用广谱抗菌药物、雌激素及皮质类固醇激素。

（2）用药护理 向患者说明用药的目的，取得配合，按医嘱完成正规疗程。根据不同的用药途径，给予患者指导。需要阴道用药的患者应洗手后戴手套，用示指将药沿阴道后壁推进达阴道深部，为保证药物局部作用时间，一般在晚上睡前放置。长期服用抗真菌药物者，应注意监测药物副作用，一旦出现肝、肾功能异常等副作用，立即停药，待副作用消失更换其他药物。

单纯性 VVC 常采用唑类抗真菌药物。可选用下列药物放于阴道深部：①克霉唑栓剂，每晚 1 粒（150mg），连用 7 天；或克霉唑阴道片 1 粒（500mg），单次用药；②咪康唑栓剂，每晚 1 粒（200mg），连用 7 天；或每晚 1 粒（400mg），连用 3 天；或 1 粒（1200mg），单次用药；③制霉菌素栓剂，每晚 1 粒（10 万 U），连用 10 ~ 14 天。对未婚妇女及不宜局部用药者，可选用口服药物。常用药物：氟康唑 150mg，顿服。

重度 VVC 在单纯性 VVC 治疗的基础上延长多一个疗程的治疗时间。RVVC 治疗重点在于积极寻找并去除诱因，预防复发。抗真菌治疗方案分为强化治疗与巩固治疗，根据培养和药物敏感试验选择药物。

妊娠合并 VVC，应采用局部治疗为主，以小剂量长疗程为佳，禁用口服唑类抗真菌药物。

（3）性伴侣管理 性伴侣无需进行常规治疗。约 15% 男性与女性患者接触后患有龟头炎，对有症状男性应进行检查及治疗，预防女性重复感染。男性伴侣包皮过长者，需要每天清洗，建议择期手术。

3. 心理护理　关心理解患者，了解其心理问题，给予耐心解释。采用注意力转移护理，使患者保持乐观的心态，避免过度紧张或焦虑，使其明确良好的心理状态对疾病治疗的重要性。

4. 健康指导

（1）随访在治疗结束的 7 ~ 14 天，建议追踪复查。复查白带前 24 ~ 48 小时禁止阴道用药和同房，以免影响检查结果。若症状持续存在或治疗后复发，可做真菌培养同时行药敏试验。对 RVVC 患者在巩固治疗的第 3 个月及 6 个月时，建议进行真菌培养。

（2）告知患者发病诱因及预防措施，讲解疾病治疗与护理的相关知识。

（3）养成健康的个人卫生习惯，保持局部清洁，便后擦拭应遵循从前到后的顺序，防止粪便污染外阴。勤换内裤，用过的内裤应用开水烫洗。

【护理评价】

通过治疗与护理，患者是否：①接受治疗后，舒适感增加；②情绪稳定，焦虑减轻；③能叙述疾病的有关知识及注意事项并积极配合治疗。

五、细菌性阴道病

细菌性阴道病（bacterial vaginosis，BV）是阴道内正常产生 H_2O_2 的乳杆菌减少或消失，而厌氧菌增多导致的阴道内源性感染。

正常阴道内以乳杆菌占优势，细菌性阴道病时，阴道内乳杆菌减少，阴道 pH 升高，其他微生物大量繁殖，主要有加德纳菌，还有其他厌氧菌，如动弯杆菌、普雷沃菌、紫单胞菌、类杆菌、消化链球菌等，以及人型支原体感染。促使阴道菌群发生变化的原因仍不清楚，可能与频繁性交、多个性伴侣或阴道灌洗使阴道碱化有关。细菌性阴道病可引起妊娠期妇女发生绒毛膜羊膜炎、胎膜早破、早产，非孕妇女发生子宫内膜炎、盆腔炎，子宫切除术后妇女阴道残端发生感染。

【护理评估】

（一）健康史

询问患者的个人卫生习惯，了解使用女性护理液者护理液的酸碱性及使用方法，必要时询问性生活情况。了解患者自觉症状及阴道分泌物改变情况等。

（二）身体状况

1. 症状　主要表现为带有鱼腥臭味的稀薄阴道分泌物增多，可伴有轻度外阴瘙痒或烧灼感，尤其性交后加重。分泌物的臭味是由于厌氧菌繁殖时产生的胺类物质所致。10% ~ 40% 患者无临床症状。

2. 体征　阴道黏膜无明显充血炎症表现，分泌物为灰白色，均匀一致，稀薄状，常黏附于阴道壁，但容易从阴道壁拭去。

（三）辅助检查

主要采用 Amsel 临床诊断标准，当出现下列 4 项中的 3 项阳性指标，即可诊断为细菌性阴道病。多数认为线索细胞阳性为必备条件。

1. 线索细胞阳性　取少许阴道分泌物放在玻片上，加 1 滴生理盐水混合，在高倍显微镜下寻找线索细胞。线索细胞即阴道脱落的鳞状上皮细胞，细胞表面黏附大量细小颗粒，这些颗粒为加德纳菌及其他厌氧菌，使细胞表面毛糙、边缘不清。镜下线索细胞数量占鳞状上皮细胞比例超过 20% 为阳性。

2. 阴道分泌物　pH > 4.5。

3. 胺试验阳性 取阴道分泌物放在玻片上,加入 10% 氢氧化钾溶液 1~2 滴,这时胺遇碱释放氨,产生烂鱼肉样腥臭气味。

4. 分泌物性质 阴道分泌物呈均质、稀薄、灰白色。除上述临床诊断标准外,还可应用微生物病原学诊断标准中 Nugent 革兰染色评分法,根据阴道分泌物的各种细菌相对浓度进行诊断。细菌性阴道病由阴道微生物菌群失调造成,因此细菌培养在诊断中意义不大。

(四)心理 – 社会支持状况

伴有难闻臭味的阴道分泌物引起患者社交障碍、焦虑不安;性生活受影响时可导致夫妻关系紧张、情绪低落等。

(五)细菌性阴道病与其他阴道炎相鉴别

细菌性阴道病与其他阴道炎的鉴别方法见表 2 – 3。

表 2 – 3 细菌性阴道病与其他阴道炎的鉴别

临床表现	细菌性阴道病	滴虫阴道炎	外阴阴道假丝酵母菌病
症状	分泌物增多,瘙痒无或较轻	分泌物增多,瘙痒较轻	瘙痒严重,烧灼感明显
分泌物特点	白色、匀质,腥臭味	稀薄、脓性、泡沫状	白色、豆腐渣样
阴道黏膜	正常	充血,有散在出血点	充血水肿,附有白色块状物,擦除后露出红肿黏膜
显微镜检查	乳杆菌减少 厌氧菌样菌增多 线索细胞 极少白细胞	阴道毛滴虫 多量白细胞	芽生孢子及假菌丝 少量白细胞
氨试验	阳性	可为阳性	阴性
阴道 pH	>4.5	>4.5	<4.5

【常见护理诊断/问题】

1. 舒适度减弱 与外阴瘙痒、疼痛,分泌物增多有关。

2. 焦虑 与疾病反复发作及外阴产生异常气味有关。

【护理目标】

1. 患者舒适感增加。

2. 患者外阴无异味,焦虑减轻。

【护理措施】

1. 一般护理 教会患者自我护理的方法,保持外阴清洁、干燥,停用碱性女性护理液。

2. 治疗配合 有症状者均需进行治疗。治疗原则为选用抗厌氧菌药物。甲硝唑抑制厌氧菌生长,不影响乳杆菌生长,是较理想的治疗药物。细菌性阴道病复发者可选择与初次治疗不同的抗厌氧菌药物,也可局部试用微生态制剂如阴道乳杆菌制剂恢复及重建阴道微生态平衡。

(1)用药护理 ①全身用药:首选甲硝唑 0.4g,口服,每日 2 次,连用 7 天,替代方案:替硝唑 2g,口服,每日 1 次,连服 2 天;或克林霉素 0.3g,每日 2 次,连服 7 天。②局部药物:推荐方案为 0.75% 甲硝唑凝胶 5g,阴道给药,每日 1 次,连用 5 天;或 2% 克林霉素软膏阴道涂抹,每次 5g,每晚 1 次,连用 7 天。指导患者局部用药前、后手的卫生,减少感染的机会。

(2)性伴侣管理 细菌性阴道病虽与多个性伴侣有关,但对性伴侣同时治疗并不能改善治疗效果及降低其复发,因此,性伴侣不需常规治疗。但对于反复发作或难治性患者可给予性伴侣治疗。

(3)妊娠期及哺乳期患者的护理 为妊娠期患者讲解治疗的必要性,消除顾虑配合治疗。细菌性阴道病与多种不良妊娠结局（如胎膜早破、早发宫缩、早产、产后子宫内膜炎等）有关，对妊娠合并 BV 的治疗能减少阴道感染的症状和体征，减少 BV 相关感染的并发症。建议对有症状的妊娠期妇女及无症状但既往有感染相关流产或早产病史等高风险妊娠期妇女均需进行 BV 筛查。妊娠期及哺乳期患者应用甲硝唑及替硝唑需充分知情告知，获得患者同意。哺乳期以选择局部用药为宜。

3. 心理护理　耐心倾听，做好解释工作，鼓励患者积极配合治疗。

4. 健康指导

（1）注意性卫生，治疗期间避免性生活或坚持正确地使用安全套。

（2）养成良好的个人卫生习惯，不用肥皂擦洗外阴，平日切勿自行进行阴道冲洗。

【护理评价】

通过治疗与护理，患者是否：①外阴瘙痒、疼痛减轻，分泌物减少，诉说舒适感增加；②主动诉说病情及担心的问题，情绪稳定。

六、萎缩性阴道炎

萎缩性阴道炎（atrophic vaginitis）是因体内雌激素水平降低、阴道壁萎缩，黏膜变薄，上皮细胞内糖原减少，阴道内 pH 升高（多为 5.0~7.0），乳杆菌不再为优势菌，局部抵抗力降低，引起的以需氧菌感染为主的炎症。多见于自然绝经或人工绝经后的妇女，也可见于产后闭经或药物假绝经治疗的妇女。

绝经过渡期及绝经后期女性雌激素下降不仅引起生殖道感染，还可引起泌尿系统感染及性生活困难，这些症状和体征的集合表现，即绝经生殖泌尿综合征，萎缩性阴道炎仅为绝经生殖泌尿综合征的表现之一。

【护理评估】

（一）健康史

了解患者年龄、月经史和生育史，是否绝经、绝经时间。询问有无药物性闭经、卵巢手术史或盆腔放射治疗史。

（二）身体状况

1. 症状　主要症状为外阴灼热不适、瘙痒及阴道分泌物增多，部分患者自述阴道有干涩感。阴道分泌物呈稀薄淡黄色，严重者呈脓血性白带。常伴有性交痛。

2. 体征　妇科检查见阴道呈萎缩性改变，上皮皱襞消失、菲薄。阴道黏膜充血，有散在小出血点，有时见浅表溃疡，严重者与对侧粘连造成狭窄甚至闭锁，炎症分泌物引流不畅形成阴道积脓或宫腔积脓。

（三）辅助检查

1. 阴道分泌物检查　显微镜下可见大量白细胞及基底层细胞，无滴虫及假丝酵母菌等致病菌。

2. 宫颈细胞学检查　对有血性白带者，应与子宫恶性肿瘤鉴别，必要时行分段诊刮术。

3. 局部活组织检查　对阴道壁肉芽组织及溃疡者，可行此检查与阴道癌相鉴别。

（四）心理－社会支持状况

由于外阴不适、阴道分泌物增多甚至出血、性交痛等，患者出现焦虑、恐惧心理。若患者不愿进行诊治，需进一步评估其不愿就诊的原因。

【常见护理诊断/问题】

1. 舒适度减弱　与外阴瘙痒、灼痛及白带增多有关。

2. 焦虑 与治疗效果不佳，反复发作有关。

3. 知识缺乏 缺乏阴道炎的相关知识。

【护理目标】

1. 患者自述症状减轻，舒适感增加。

2. 患者能叙说自己的焦虑，情绪稳定。

3. 患者能接受和理解医护人员对疾病相关防护知识的宣教。

【护理措施】

1. 一般护理 指导患者保持外阴清洁、干燥，避免搔抓，减少刺激。合理的营养摄入，饮食原则是高蛋白、高纤维的食物，多吃水果和蔬菜，补充维生素，清淡易消化为主。规律而适度的锻炼。对自我护理能力低下、年龄较大的患者，应针对性加强护理及指导。

2. 治疗配合 治疗原则为补充雌激素，增加阴道抵抗力；使用抗菌药物抑制细菌生长。本人局部用药有困难者，指导其家属协助用药或由护士帮助使用。

（1）补充雌激素制剂 首选阴道局部应用雌激素制剂，如雌三醇乳膏、结合雌激素软膏等。若同时需要性激素补充治疗者，可采用口服雌激素补充治疗。遵医嘱完善各项辅助检查，排除使用雌激素的禁忌证，如乳癌及子宫内膜癌者。

（2）抑制细菌生长 阴道局部应用抗菌药物、保妇康栓等中药制剂或微生态调节剂改善阴道微生态。

（3）其他对于阴道局部干涩明显者，指导患者使用润滑剂或阴道保湿剂。

3. 心理护理 了解患者心理情况，根据患者个性化需求给予心理调节，减轻患者心理负担。

4. 健康指导 对在家使用微生态调节剂的患者需指导药品保存方法。指导患者避免使用肥皂等刺激性洗漱用品清洁外阴，以免加重病情；保持外阴清洁，勤换内裤，穿宽大棉质内裤；指导患者注意性生活卫生，必要时可用润滑剂以减少对阴道的损伤；若出现不适症状或用药不良反应及时就诊。

【护理评价】

通过治疗与护理，患者是否：①舒适感增加；②焦虑缓解或消失；③能叙述疾病的有关预防护理知识，并主动实施促进健康的行为。

七、婴幼儿外阴阴道炎

婴幼儿外阴阴道炎（infantile vulvovaginitis）是因婴幼儿外阴皮肤黏膜薄、雌激素水平低及阴道内异物等所致的外阴阴道继发感染。常见于5岁以下幼女，多与外阴炎并存。

【病因】

婴幼儿的解剖、生理及行为特点，是导致其外阴阴道发生炎症的原因。

（1）婴幼儿外阴发育尚未完善，不能遮盖尿道口及阴道前庭，细菌容易侵入。

（2）婴幼儿雌激素水平低，阴道上皮薄，糖原少，乳杆菌为未成为优势菌，抵抗力低，易受其他细菌感染。

（3）婴幼儿卫生习惯不良，外阴不洁、粪便污染或蛲虫感染，均可引起炎症。

（4）阴道误放异物，如放置橡皮、铅笔头、纽扣等异物，造成继发感染。

【病原体】

常见病原体有大肠埃希菌及葡萄球菌、链球菌等。淋病奈瑟球菌、阴道毛滴虫、白假丝酵母菌也成为常见病原体。病原体常通过患病成人的手、衣物、毛巾和浴盆等间接传播。

【护理评估】

（一）健康史

耐心与婴幼儿沟通，由于婴幼儿语言表达能力差，采集健康史常需详细询问其母亲或保育员，同时要了解女孩照护人有无生殖系统炎症病史。

（二）身体状况

1. 症状　主要症状为阴道分泌物增多，呈脓性。临床上多由母亲发现婴幼儿内裤有脓性分泌物而就诊。大量分泌物刺激引起外阴痛痒，患儿哭闹、烦躁不安或用手搔抓外阴。部分患儿伴有尿急、尿频、尿痛等下泌尿道感染症状。

2. 体征　检查可见外阴、尿道口、阴道口黏膜充血水肿，有时可见脓性分泌物从阴道口流出。慢性病程长者可见小阴唇粘连。必要时需要做肛诊排除阴道异物及肿瘤。

（三）辅助检查

用细棉拭子或吸管取阴道分泌物送检作病原学检查，以明确病原体，必要时作真菌及细菌培养。为排除阴道异物及肿瘤，必要时还应做直肠指检及超声检查。

（四）心理–社会支持状况

婴幼儿阴道炎患儿因外阴痛痒，哭闹烦躁。其家长担心孩子的预后，心理压力大，产生自责、焦虑与不安等情绪。

【常见护理诊断/问题】

1. 舒适度减弱　与外阴、阴道瘙痒、疼痛、分泌物增多有关。

2. 皮肤完整性受损　与外阴炎症有关。

3. 知识缺乏　照护者缺乏婴幼儿外阴阴道炎护理的知识。

【护理目标】

1. 患儿哭闹、烦躁不安症状减轻。

2. 患儿局部皮肤受到保护，破损修复。

3. 使照护者了解疾病的相关知识并积极配合治疗。

【护理措施】

1. 一般护理　协助患儿保持双手清洁，避免搔抓引起感染加重。保持外阴清洁、干燥、减少摩擦。专盆专用，给予外阴冲洗或坐浴。

2. 治疗配合

（1）用药护理　针对病原体遵医嘱给予相应口服抗菌药物治疗，或用吸管将抗菌药物溶液滴入阴道内。

（2）对症处理　有蛲虫者，遵医嘱给予驱虫治疗。若阴道有异物积极配合医师及时取出。小阴唇粘连者，遵医嘱外阴部涂雌激素软膏进行松解，严重者应分离粘连，并涂以抗菌药物软膏。

3. 健康指导

（1）婴幼儿避免穿开裆裤，选择柔软宽松的棉质内裤，婴幼儿衣物应单独洗涤，不与成年人衣物混放、混穿。

（2）教会照护者对患儿外阴用药及护理的方法，指导其为患儿局部用药前、后手的卫生，学会对所用物品进行消毒的方法，减少感染机会。

（3）教育照护者及时治疗自身所患疾病，防止将病原体传染给孩子。

【护理评价】

通过治疗与护理，患儿是否：①情绪稳定、能安静作息；②局部皮肤破损改善或修复；③获得照护者正确的治疗配合和护理。

第三节 子宫颈炎

PPT

子宫颈炎（cervicitis）是妇科常见疾病之一，好发于生育期妇女，包括子宫颈阴道部炎症及子宫颈管黏膜炎症。子宫颈阴道部鳞状上皮与阴道鳞状上皮相延续，阴道炎症均可引起子宫颈阴道部炎症。由于子宫颈管黏膜上皮为单层柱状上皮，抗感染能力较差，易发生感染。临床多见的子宫颈炎是急性子宫颈管黏膜炎，若炎症没有得到及时诊治或病原体持续存在，可导致慢性子宫颈炎或病原体上行导致上生殖道感染。

【分类】

1. 急性子宫颈炎　指子宫颈发生急性炎症，包括局部充血、水肿，上皮变性、坏死，局部大量中性粒细胞浸润，腺腔中可有脓性分泌物。急性子宫颈炎常与急性子宫内膜炎或急性阴道炎同时发生。

2. 慢性子宫颈炎　指子宫颈间质内有大量淋巴细胞、浆细胞等慢性炎细胞浸润，可伴子宫颈腺上皮及间质的增生和鳞状上皮化生。

【病因及病理】

正常情况下，宫颈具有多种防御功能，但因宫颈容易受性交、分娩、流产或妇科手术的机械性损伤，同时宫颈管柱状上皮抗感染能力较差容易发生感染。

1. 急性子宫颈炎　可由多种病原体引起，也可由物理因素、化学因素刺激或机械性子宫颈损伤、子宫颈异物伴发感染所致。病原体主要为：①性传播疾病病原体，淋病奈瑟球菌及沙眼衣原体，主要见于性传播疾病的高危人群；②内源性病原体，部分子宫颈炎的病原体与细菌性阴道病原体、生殖支原体感染有关。也有部分患者的病原体不清楚。沙眼衣原体及淋病奈瑟球菌均感染子宫颈管柱状上皮，沿黏膜面扩散引起浅层感染，病变以子宫颈管明显。这两种病原体还常侵袭尿道移行上皮、尿道旁腺及前庭大腺。

2. 慢性子宫颈炎　可由急性子宫颈炎迁延而来，也可为病原体持续感染所致，病原体与急性子宫颈炎相似。

慢性子宫颈炎根据病理组织形态，结合临床可有以下几种类型。

（1）慢性子宫颈管黏膜炎　由于子宫颈管黏膜皱襞较多，感染后容易形成持续性子宫颈黏膜炎，表现为子宫颈管黏液及脓性分泌物，反复发作。

（2）子宫颈息肉　是子宫颈管腺体和间质的局限性增生，并向子宫颈外口突出形成息肉。通常为单个，也可为多个，色红，呈舌型，质软而脆，易出血。可有蒂，蒂宽窄不一，根部可附在子宫颈外口，也可在子宫颈管内。子宫颈息肉极少恶变，但应与子宫颈的恶性肿瘤鉴别。

（3）子宫颈肥大　慢性炎症的长期刺激使腺体及间质增生。此外，子宫颈深部的腺囊肿均可使子宫颈呈不同程度肥大，硬度增加。

知识链接

"子宫颈糜烂"的"真相"与处理

"子宫颈糜烂"曾被认为是慢性子宫颈炎最常见的病理类型之一。此外，子宫颈上皮内病变、早期宫颈癌等病理情况都可表现宫颈糜烂。随着阴道镜技术的发展，对"宫颈糜烂"的认识逐渐深入。青春期、雌激素分泌旺盛者、口服避孕药或妊娠期等生理状态下，雌激素作用使子宫颈管内的柱状上皮生理性外移至子宫颈阴道部，由于柱状上皮菲薄，其下间质透出而成肉眼所见红色，子宫颈局部可呈糜烂样改变外观。因此"宫颈糜烂"只是一个临床征象，并不是病理学上的上皮溃疡或缺失所致的真性糜烂，可为病理性或生理性改变。临床宣教时应避免两种处理误区：①视而不见，遗漏病理问题；②治疗过度，见糜烂就治。妇科医务工作者对每一例宫颈糜烂样改变者是否需要治疗，应根据不同情况认真分析，制定个性化的处理方案，为女性的生殖健康保驾护航。

【护理评估】

（一）健康史

了解患者婚育史、性生活史、阴道分娩史、妇科手术史、宫颈损伤等情况，评估患者日常个人卫生习惯。

（二）身体状况及辅助检查

1. 急性子宫颈炎

（1）症状　大部分患者无症状。有症状者主要表现为阴道分泌物增多，呈黏液脓性，可伴有外阴瘙痒及灼热感。此外，可出现经间期出血、性交后出血等症状。伴腰酸、下腹坠痛。若合并尿路感染，可出现尿急、尿频、尿痛。

（2）体征　妇科检查可见子宫颈充血水肿、黏膜外翻，有黏液脓性分泌物附着子宫颈口甚至从子宫颈管流出，宫颈质脆，触之易出血。若为淋病奈瑟球菌感染，可见尿道口、阴道口黏膜充血、水肿以及多量脓性分泌物。

（3）辅助检查　出现两个特征性体征之一，且显微镜检查子宫颈或阴道分泌物白细胞增多，即可做出急性子宫颈炎的初步诊断。子宫颈炎诊断后，需进一步做性传播疾病病原体及阴道炎的检测。

1）两个特征性体征　①于子宫颈管或子宫颈管棉拭子标本上，肉眼见脓性或黏液脓性分泌物；②用棉拭子擦拭子宫颈管黏膜时，容易诱发出血。

2）白细胞检测　①子宫颈管脓性分泌物涂片作革兰染色，中性粒细胞 >30/高倍视野；②阴道分泌物湿片检查白细胞 >10/高倍视野（需排除引起白细胞增多的阴道炎症）。

3）病原体检测　行性传播疾病病原体的检测；采用阴道微生态评价方法，进行阴道炎症的检查，如细菌性阴道病及滴虫阴道炎。

2. 慢性子宫颈炎

（1）症状　多无症状，少数患者可有淡黄色或脓性阴道分泌物增多，可出现性交后出血、月经间期出血，偶有分泌物刺激引起外阴瘙痒或不适。

（2）体征　妇科检查可见子宫颈黏膜外翻、水肿或子宫颈呈糜烂样改变，少数严重者可在糜烂样改变的表面见到颗粒状或乳头状突起，表面覆有黄色分泌物或子宫颈口可见黄色分泌物流出。或见子宫颈息肉、子宫颈肥大。

（3）辅助检查

1）子宫颈细胞学检查和（或）人乳头瘤病毒（human papilloma virus，HPV）检测　对于子宫颈糜烂样改变者需行此项检查检测。

2）阴道镜及活组织检查　必要时行此检查排除子宫颈上皮内病变或子宫颈癌。对于子宫颈息肉切除后需行病理组织学检查确诊。

（三）心理 - 社会支持状况

患者因宫颈触痛、接触性出血而害怕、拒绝性生活，两性关系或感情受到影响，也可因为病程长，心理压力大，又害怕癌变，引起焦虑与恐惧。

【常见护理诊断/问题】

1. 舒适度减弱　与白带增多、外阴瘙痒有关。

2. 焦虑　与接触性出血、害怕恶变有关。

【护理目标】

1. 患者症状减轻或消失，舒适感增加。

2. 患者焦虑减轻或消失，积极面对未来生活。

【护理措施】

1. 一般护理　加强会阴部护理。保持外阴清洁、干燥、减少局部摩擦。

2. 治疗配合

（1）急性子宫颈炎　遵医嘱及时、足量、规范用药。主要根据不同情况采用经验性抗菌药物治疗及针对病原体的抗菌药物治疗。

1）经验性抗菌药物治疗　对有性传播疾病高危因素的患者（如年龄小于 25 岁，有多性伴侣或过去 60 天有新性伴侣，并且为无保护性交），在未获得病原体检测结果前，采用针对沙眼衣原体和淋病奈瑟球菌的经验性抗菌药物治疗。

2）针对病原体的抗菌药物治疗　对于获得病原体者，选择针对病原体的抗菌药物。①单纯急性淋病奈瑟球菌性子宫颈炎：主张大剂量、单次给药，常用药物有头孢菌素类如头孢曲松钠、氨基糖苷类如大观霉素等。②沙眼衣原体性宫颈炎：治疗主要药物有四环素类、大环内酯类、喹诺酮类抗菌药物。③合并细菌性阴道病者：同时治疗，否则将导致子宫颈炎持续存在。

由于淋病奈瑟球菌感染常伴有衣原体感染，因此若为淋菌性子宫颈炎，治疗时除选用抗淋病奈瑟球菌药物，同时应用抗衣原体感染药物。

3）性伴侣管理　若病原体为淋病奈瑟球菌或沙眼衣原体，应对其性伴侣进行相应的检查及治疗。

（2）慢性子宫颈炎　不同病变采用不同的治疗方法。

1）慢性子宫颈管黏膜炎　对持续性子宫颈管黏膜炎症，需了解有无沙眼衣原体及淋病奈瑟球菌的再次感染、性伴侣是否已进行治疗、阴道微生物群失调是否持续存在。针对病因给予治疗。对病原体不清者，尚无有效治疗方法。对于宫颈糜烂样改变、有接触性出血且反复药物治疗无效者，可试用物理治疗。

物理治疗的原理是将宫颈糜烂面破坏，结痂脱落后，新的鳞状上皮覆盖创面，宫颈恢复光滑外观。向患者说明物理治疗的注意事项如下。①治疗前：应常规行子宫颈癌筛查；无急性生殖系统炎症；治疗时间选在月经干净后 3 ~ 7 天内进行。做好心理疏导消除患者紧张情绪，手术前测血压及体温，并指导术前排空膀胱。②治疗后：物理治疗后有阴道分泌物增多，甚至有大量水样排液，术后 1 ~ 2 周脱痂时可有少许出血。在创面尚未完全愈合期间（4 ~ 8 周）应保持外阴清洁，禁盆浴、性交和阴道冲洗。避免剧烈活动及搬运重物，以免引起出血量增多，如出血量多及时就诊。物理治疗有引起术后出血，子宫颈狭窄、不孕、感染的可能，定期复查，观察创面愈合情况直到痊愈，同时注意有无子宫颈管狭窄。

2）子宫颈息肉　行息肉摘除术，术后将息肉送病理组织学检查。

3）子宫颈肥大　一般无需治疗。

3. 病情观察　由于急性子宫颈炎也可以是上生殖道感染的一个征象，因此对子宫颈炎患者应注意有无上生殖道感染。治疗后症状仍然持续存在者，进一步了解患者有无再次感染性传播疾病、性伴侣是否进行治疗、阴道炎症是否持续存在。

4. 健康指导

（1）教育患者养成良好的卫生习惯，着干净棉质内裤，外阴用盆及毛巾用开水烫洗，专人专用。避免不洁及无保护的性生活。

（2）指导妇女定期接受妇科检查，及时发现疾病并接受治疗

（3）指导育龄妇女正确采取避孕措施，减少人工流产的发生。

【护理评价】

通过治疗与护理，患者是否：①白带增多、外阴瘙痒症状减轻或消失，舒适感增加；②主动配合治疗护理，情绪稳定。

第四节　盆腔炎性疾病及生殖器结核

PPT

情境导入

情境：李女士，女，39岁，因"下腹疼痛伴发热5天"就诊。5天前开始出现下腹疼痛，呈持续性，并向右侧大腿放射，体温38.5℃，无寒战，无恶心呕吐，无腹泻，无异常阴道流血，阴道分泌物多。二便正常。体格检查：心肺未闻及异常，腹肌稍紧张，右下腹压痛明显，麦氏点无压痛及反跳痛，双肾区无叩击痛。妇科检查：外阴已婚型，阴道通畅，分泌物量多，脓性，宫颈光滑、充血，举痛（＋）；子宫后位，大小正常，轻压痛；右侧附件区可及一肿块，约5cm×4cm，活动差，压痛明显；左侧附件区示及明显异常。血常规：白细胞计数$12.3×10^9$/L，中性粒细胞百分比82%，C反应蛋白185mg/L。尿妊娠试验阴性。超声检查见右侧附件区见管状无回声区，约5cm×3cm。子宫直肠窝积液约32mm。拟诊断为"盆腔炎"收入院

思考：1. 对该患者进行护理评估时，健康史还应采集哪些资料？

2. 目前该患者的主要护理问题和相应的护理要点有哪些？

一、盆腔炎性疾病

盆腔炎性疾病（pelvic inflammatory disease，PID）指女性上生殖道的一组感染性疾病，主要包括子宫内膜炎、输卵管炎、输卵管卵巢脓肿、盆腔腹膜炎。炎症可局限于一个部位，也可同时累及几个部位，最常见是输卵管炎、输卵管卵巢炎。盆腔炎性疾病多发生在性活跃的生育期女性，高发年龄为25~44岁。初潮前、绝经后和无性生活妇女很少发生。若未能及时彻底治疗，炎症反复发作，可导致不孕、输卵管妊娠、慢性盆腔痛，严重影响妇女的身心健康和生活质量。

【病原体及其致病特点】

盆腔炎性疾病的病原体有外源性和内源性两个来源，两种病原体可单独存在，但常为混合感染，可能是外源性病原体感染造成生殖道损伤后，容易继发内源性的需氧菌及厌氧菌感染。

1. 内源性病原体 来自原寄居于体内的微生物群,包括需氧菌及厌氧菌,可以仅为需氧菌或仅为厌氧菌的感染,但以两者混合感染多见。主要的需氧菌及兼性厌氧菌有金黄色葡萄球菌、溶血性链球菌、大肠埃希菌;厌氧菌有脆弱类杆菌、消化球菌、消化链球菌。厌氧菌感染的特点是容易形成盆腔脓肿、感染性血栓静脉炎,脓液有粪臭并有气泡。70%～80%盆腔脓肿可培养出厌氧菌。

2. 外源性病原体 主要为性传播疾病的病原体,如沙眼衣原体、淋病奈瑟球菌。其他有阴道毛滴虫、巨细胞病毒、支原体(包括解脲支原体、生殖支原体等,其中以生殖支原体为主)。

【感染途径】

1. 沿生殖道黏膜上行蔓延 病原体由外阴侵入阴道后,或阴道内的病原体沿子宫颈黏膜、子宫内膜、输卵管黏膜,蔓延至卵巢及腹腔,是非妊娠期、非产褥期盆腔炎性疾病的主要感染途径。葡萄球菌、淋病奈瑟球菌、沙眼衣原体多沿此途径扩散(图2-2)。

2. 经血循环传播 病原体先感染人体的其他系统,再经过血液循环感染生殖器官,此为结核菌感染生殖器官的主要途径(图2-3)。

3. 经淋巴系统蔓延 病原体经外阴、阴道、宫颈及子宫体创伤处的淋巴管侵入扩散至盆腔结缔组织及内生殖器其他部分,是产褥感染、流产后感染及放置宫内节育器后感染的主要传播途径。多见于链球菌、大肠埃希菌、厌氧菌等感染(图2-4)。

4. 直接蔓延 腹腔脏器感染后,直接蔓延到内生殖器,如阑尾炎可引起右侧输卵管炎。

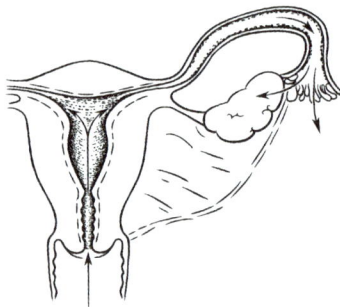

图2-2 炎症经黏膜上行蔓延　　　图2-3 炎症经血循环传播　　　图2-4 炎症经淋巴系统蔓延

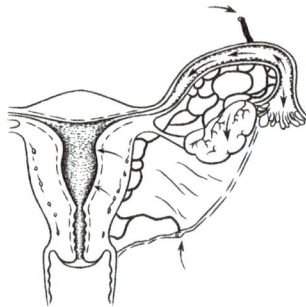

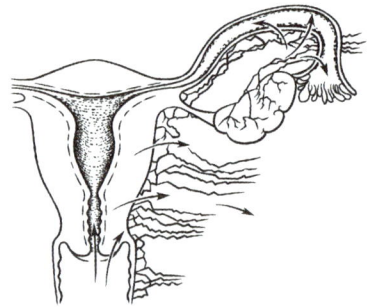

【高危因素】

1. 性活动 盆腔炎性疾病多发生在性活跃期妇女,尤其是初次性交年龄小、有多个性伴侣、性交过频以及性伴侣有性传播疾病者。年轻妇女容易发生盆腔炎性疾病,可能与频繁性活动、子宫颈柱状上皮异位、子宫颈黏液机械防御功能较差有关。

2. 性卫生不良 使用不洁月经垫、经期性交等,可使病原体侵入而引起炎症。此外,不注意性卫生保健,阴道冲洗者盆腔炎性疾病的发生率高。

3. 下生殖道感染 下生殖道感染如淋病奈瑟球菌性子宫颈炎、沙眼衣原体性子宫颈炎及细菌性阴道病,与盆腔炎性疾病的发生有密切相关性。

4. 宫腔内手术操作后感染 如刮宫术、输卵管通液术、子宫输卵管造影术、宫腔镜检查等。由于手术消毒不严格或手术所致生殖道黏膜损伤、出血、坏死,导致下生殖道内源性病原体上行感染。

5. 邻近器官炎症直接蔓延 如阑尾炎、腹膜炎等蔓延至盆腔,病原体以大肠埃希菌为主。

6. 盆腔炎性疾病再次急性发作 盆腔炎性疾病使局部防御能力下降,易再次感染,导致急性发作。

【病理及发病机制】

1. 子宫内膜炎及子宫肌炎 子宫内膜充血、水肿，有炎性渗出物，严重者内膜坏死形成溃疡。炎症向深部侵入形成子宫肌炎。

2. 输卵管炎、输卵管积脓、输卵管卵巢脓肿 急性输卵管炎症因病原体传播途径不同而有不同的病变特点。

（1）沿生殖道黏膜上行蔓延 炎症经子宫内膜向上蔓延，首先引起输卵管黏膜炎，严重者输卵管上皮发生退行性变、脱落及粘连，导致输卵管管腔及伞端闭锁；若有脓液积聚于管腔内则形成输卵管积脓。并可引起盆腔广泛粘连。

（2）经宫颈的淋巴系统播散 病原体通过宫旁结缔组织，首先侵及浆膜层，发生输卵管周围炎，然后累及肌层，而输卵管黏膜层可不受累或受累极轻。病变以输卵管间质炎为主，其管腔常可因肌壁增厚受压变窄，但仍能保持通畅。

卵巢白膜是良好的防御屏障，卵巢很少单独发炎。卵巢常与发炎的输卵管伞端粘连而发生卵巢周围炎，称为输卵管卵巢炎，习称附件炎。当炎症通过卵巢排卵的破孔侵入卵巢实质，可形成卵巢脓肿，脓肿壁与输卵管积脓粘连并穿通，形成输卵管卵巢脓肿。输卵管卵巢脓肿多位于子宫后方或子宫、阔韧带后叶及肠管间粘连处，可破入直肠或阴道，若破入腹腔则引起弥漫性腹膜炎。

3. 盆腔腹膜炎 盆腔内器官发生严重感染时，可直接蔓延到盆腔腹膜，腹膜出现充血、水肿及渗出，导致盆腔脏器粘连。大量脓性渗出液积聚于直肠子宫陷凹处形成盆腔脓肿，较多见。脓肿前面为子宫，后方为直肠，脓肿可破入直肠而使症状突然减轻，也可破入腹膜引起弥漫性腹膜炎。

4. 盆腔结缔组织炎 病原体经淋巴管进入盆腔结缔组织而引起结缔组织充血、水肿及中性粒细胞浸润，以宫旁结缔组织炎最常见，之后呈扇形向两侧盆壁浸润，若组织化脓形成盆腔腹膜外脓肿，可破入直肠或阴道。

5. 脓毒症 当病原体毒性强、数量多、患者抵抗力降低时，感染引起的宿主反应失调导致危及生命的器官功能障碍可发生脓毒症，甚至死亡。

6. 肝周围炎（Fitz – Hugh – Curtis 综合征） 是指肝包膜炎症而无肝实质损害的肝周围炎。常见于淋病奈瑟球菌及衣原体感染。由于肝包膜水肿，吸气时右上腹疼痛。临床表现为继下腹痛后出现右上腹痛，或下腹疼痛与右上腹疼痛同时出现。

若盆腔炎性疾病未得到及时正确的治疗，可能会发生盆腔炎性疾病后遗症（sequelae of PID）。主要病理改变为组织结构破坏、广泛粘连、增生及瘢痕形成，可导致输卵管阻塞、积水，输卵管卵巢囊肿，盆腔结缔组织增生、变厚，当病变广泛，可使子宫固定，整个盆腔呈硬块状，宛如被冰冻了一样，称之为"冰冻骨盆"。

【护理评估】

（一）健康史

了解患者年龄、月经史及月经期卫生习惯、生育史、手术史、流产史及有无下生殖道感染等。询问性卫生情况，了解性伴侣的健康状况。

（二）身体状况

可因炎症轻重及范围大小而有不同的临床表现。

1. 症状 轻者无症状或症状轻微。常见症状为下腹痛，阴道分泌物增多。腹痛为持续性，性交或活动后加重。严重者可出现高热、寒战、头痛、食欲不振。月经期发病可出现经量增多、经期延长。若有腹膜炎，则出现恶心、呕吐、腹胀、腹泻等消化系统症状。若伴有泌尿系统感染，可有尿急、尿频、尿痛症状。

2. 体征 患者体征差异较大，轻者无明显异常发现，或妇科检查仅发现宫颈举痛、宫体压痛或附件区压痛。严重者可出现如下典型体征。

（1）患者呈急性病容，体温升高，心率加快，下腹部有压痛、反跳痛及肌紧张。

（2）妇科检查 阴道可见脓性臭味分泌物；宫颈充血、水肿，将宫颈表面分泌物拭净，若见脓性分泌物从宫颈口流出，说明宫颈管黏膜或宫腔有急性炎症。宫颈举痛；宫体稍大，有压痛，活动受限；子宫两侧压痛明显。若为单纯输卵管炎，可触及增粗的输卵管，压痛明显；若有盆腔脓肿形成且位置较低时，阴道后穹隆触痛明显，可于子宫直肠陷凹处触及包块，并可有波动感。三合诊检查有助于了解盆腔脓肿的情况及与邻近器官的关系。

3. 盆腔炎性疾病后遗症 患者有时出现低热、乏力等，临床多表现为不孕、异位妊娠、慢性盆腔疼痛及盆腔炎性疾病的反复发作。根据病变部位，妇科检查呈现不同特点：若为输卵管病变，则在子宫一侧或两侧触到呈条索状或腊肠样增粗的输卵管，并有轻度压痛；若为输卵管积水或输卵管卵巢囊肿，则在盆腔一侧或两侧触到囊性肿物，活动多受限；若为盆腔结缔组织病变，子宫常呈后倾后屈，活动受限或粘连固定，子宫一侧或两侧增厚、有压痛。

（三）辅助检查

宫颈分泌物行涂片检查，或细菌培养及药敏试验；血液检查示白细胞增高、血沉增快、C反应蛋白增高等感染的表现；怀疑子宫直肠陷凹脓肿者可行阴道后穹隆穿刺检查；超声检查对盆腔脓肿有较好的诊断价值。腹腔镜诊断输卵管炎的准确率高，并可直接采取感染部位的分泌物做细菌培养。

（四）心理 - 社会支持状况

患者可因起病较急或病程发展较快而有焦虑、恐惧的心理。病情反复发作或造成不孕使患者产生无助感，甚至影响家庭关系。

【常见护理诊断/问题】

1. 慢性疼痛 与炎症引起下腹部疼痛、肛门坠痛有关。

2. 体温过高 与盆腔急性感染有关。

3. 焦虑 与炎症反复发作、治疗效果不明显或不孕有关。

【护理目标】

1. 患者疼痛症状减轻或消失。

2. 患者感染得到有效控制。

3. 患者能诉说自己的焦虑，焦虑缓解或消失。

【护理措施】

1. 一般护理

（1）急性期嘱患者卧床休息，取半卧位。半卧位有利于脓液积聚于直肠子宫陷凹而使炎症局限。

（2）评估生命体征，尤其是体温，观察热型及伴随症状。高热时可采用物理降温。出汗后及时更换衣裤，保持内衣清洁、干燥，注意保暖，避免着凉。

（3）给予高热量、高蛋白、高维生素流食或半流食，补充液体，注意纠正电解质紊乱及酸碱失衡。有腹胀者，遵医嘱行胃肠减压。

（4）尽量避免不必要的盆腔检查，以免引起炎症扩散。

2. 治疗配合　本病的治疗主要为抗菌药物治疗，必要时手术治疗。抗菌药物治疗可清除病原体，改善症状及体征，减少后遗症。在抗菌药物的基础上。辅以中药治疗，能减少慢性盆腔痛的后遗症发生。抗菌药物的治疗原则：及时、经验性、广谱、个性化。在盆腔炎性疾病诊断48小时内及时用药将明显降低后遗症发生的概率。手术治疗主要用于治疗抗菌药物控制不满意的输卵管卵巢脓肿或盆腔脓肿。根据情况选择经腹或腹腔镜手术，也可超声或CT引导下穿刺引流。原则以切除病灶为主。年轻妇女应尽量保留卵巢功能，以采用保守性手术为主。

（1）用药护理　配合医师选择抗菌药物给药途径：①患者一般状况好，症状轻，能耐受口服抗菌药物，并有随访条件，可在门诊给口服或肌内注射抗菌药物。盆腔炎性疾病非静脉用药首选方案为β-内酰胺类+甲硝唑+四环素类方案；②若患者一般情况差，病情严重、不能耐受口服抗菌药物或门诊治疗无效应住院治疗，给药途径以静脉滴注收效快，在临床症状改善后，应继续静脉给药至少24小时，然后转为口服药物治疗。盆腔炎性疾病静脉用药首选方案为β-内酰胺类+四环素类（+甲硝唑）方案。用药期间，护士应经常巡视患者，保证药液在体内的有效浓度，并观察患者的用药反应。

（2）手术护理　为患者提供高质量的围手术期护理，积极做好术前准备，术时注意无菌操作，加强术后护理，注意观察引流物的量及性质。

（3）防治盆腔炎性疾病后遗症　根据不同的治疗方案指导患者配合治疗并提供相应的护理：①不孕妇女可选择辅助生育技术达到受孕目的；②对于慢性盆腔痛患者，做好对症护理，使其了解中药、理疗等综合治疗方案可缓解症状，减轻患者的焦虑情绪，积极配合治疗；③盆腔炎性疾病反复发作者，抗菌药物治疗的基础上可根据具体情况，选择手术治疗；④输卵管积水者需行手术治疗。

3. 心理护理　认真倾听患者诉说，及时给予解答，减轻思想顾虑。与患者共同讨论、分析病情，积极给予心理支持，增强患者战胜疾病的信心。

4. 随访指导　对于接受抗菌药物治疗的患者，应在72小时内随诊，以确定疗效，包括评估有无临床症状的改善，如体温下降，腹部压痛、反跳痛减轻，宫颈举痛、子宫压痛、附件区压痛减轻。若此期间症状无改善，则需配合医师进一步检查，重新评估，必要时行腹腔镜或手术探查。对沙眼衣原体及淋病奈瑟球菌感染者，建议在治疗3个月复查病原体。

5. 健康指导

（1）做好经期、孕期及产褥期的卫生。经期不要盆浴、游泳、性交、过度劳累等。

（2）及时治疗下生殖道感染，提高对生殖道感染的认识及预防感染的重要性。

（3）注意性生活卫生，减少性传播疾病。对沙眼衣原体感染的高危妇女（如年龄<25岁，新的性伴侣、多个性伴侣或性伴侣有性传播疾病等）嘱其定期筛查和治疗，以减少盆腔炎性疾病发生率。对于盆腔炎性疾病患者出现症状前60天内接触过的性伴侣进行检查和治疗。如果最近一次性交发生在6个月前，则应对最后的性伴侣进行检查、治疗。在盆腔炎性疾病患者治疗期间应避免无保护性性交。

（4）指导盆腔炎性疾病患者及时接受正规治疗，防止后遗症发生。

（5）指导患者在正规医疗机构进行宫腔内手术，防止因手术前后无菌操作不规范等导致感染。

【护理评价】

通过治疗与护理，患者是否：①疼痛症状减轻或消失；②体温恢复正常，感染症状体征好转；③接受医护人员的指导，情绪稳定。

知识链接

盆腔炎性疾病的诊断标准

（美国疾病控制和预防中心推荐的诊断标准，2021 年）

最低标准

子宫颈举痛或子宫压痛或附件区压痛

附加标准

体温超过 38.3℃（口表）

子宫颈异常黏液脓性分泌物或脆性增加

阴道分泌物生理盐水湿片镜检出现大量白细胞

红细胞沉降率升高

C 反应蛋白升高

实验室证实有子宫颈淋病奈瑟球菌或衣原体阳性

特异性标准

子宫内膜活检组织学证实子宫内膜炎

经阴道超声或磁共振检查显示输卵管管壁增厚、管腔积液，伴有或不伴有盆腔积液、输卵管卵巢包块。

腹腔镜检查发现盆腔炎性疾病征象

二、生殖器结核

由结核分枝杆菌引起的女性生殖器炎症，称为生殖器结核（genital tuberculosis），又称结核性盆腔炎。多见于 20~40 岁女性，也可见于绝经后的老年女性。近年生殖器结核发病率有升高趋势，耐药结核病及艾滋病与结核病共感染是威胁全球结核病防控的两大问题。

【传染途径】

生殖器结核是全身结核的表现之一，常继发于身体其他部位结核，如肺结核、肠结核、腹膜结核等，约 10% 肺结核患者伴有生殖器结核。生殖器结核潜伏期很长，多数患者在发现生殖器结核时，其原发病灶已痊愈。生殖器结核常见的传染途径如下。

1. 血行传播　为最主要的传播途径。青春期时正值生殖器发育，血供丰富，结核菌易通过血行传播。结核杆菌感染肺部后，大约 1 年内可感染内生殖器，结核杆菌首先侵犯输卵管，然后扩散到子宫内膜、卵巢。结核杆菌侵犯宫颈、阴道、外阴者较少。

2. 直接蔓延　腹膜结核、肠结核可直接蔓延到内生殖器。

3. 淋巴传播　较少见。消化道结核可通过淋巴管传播感染内生殖器。

4. 性交传播　极罕见。男性患泌尿系结核，通过性交传播发生上行感染。

【病理】

1. 输卵管结核　占女性生殖器结核的 90%~100%，即几乎所有的生殖器结核均累及输卵管，多系血行传播，故双侧性居多。典型改变为：输卵管增粗肥大，伞端外翻如烟斗嘴状是其特有表现，也可表现为伞端封闭；管腔内充满干酪样物质，管壁内有结核结节，输卵管浆膜面可见多个粟粒结节。在输卵管管腔内见到干酪样物质，有助于同非结核性炎症相鉴别。输卵管常与其邻近器官广泛粘连。

2. 子宫内膜结核　占生殖器结核的 50%~80%，常由输卵管结核蔓延而来。约半数输卵管结核患者同时有子宫内膜结核，宫腔两侧角首先受累，随着病情进展，子宫内膜受到破坏，最后形成瘢痕组织，使宫腔粘连变形、缩小。

3. 卵巢结核　占生殖器结核的 20%~30%，主要由输卵管结核蔓延而来，因有白膜包围，通常仅有卵巢周围炎，侵犯卵巢深层较少。

4. 宫颈结核　较少见，常由子宫内膜结核蔓延而来，或经淋巴或血循环传播。病变可表现为乳头状增生或溃疡，外观易与子宫颈癌混淆。

5. 盆腔腹膜结核　盆腔腹膜结核多合并输卵管结核。根据病变特征不同分渗出型和粘连型。渗出型以渗出为主，渗出物为浆液性草黄色澄清液体，积聚于盆腔；粘连型以粘连为主，特点为腹膜增厚，与邻近脏器之间发生紧密粘连，粘连间的组织常发生干酪样坏死，易形成瘘管。

【护理评估】

（一）健康史

详细了解有无结核病的接触史和家庭史，是否有肺结核、胸膜炎、肠结核等其他部位的结核病史；有无原发不孕、月经稀少或闭经史等。

（二）身体状况

1. 症状　依病情轻重、病程长短而异。多数患者缺乏明显症状。

（1）不孕　多数生殖器结核患者因不孕而就诊，是原发性不孕的常见原因之一。由于输卵管阻塞，或输卵管虽能保持部分通畅，但黏膜纤毛被破坏，输卵管僵硬、蠕动受限，丧失运输功能而致不孕。子宫内膜结核妨碍受精卵的着床与发育，也可致不孕。

（2）月经失调　早期因子宫内膜充血及溃疡，可有经量过多；晚期因子宫内膜不同程度破坏而表现为月经稀少或闭经。多数患者就诊时已为晚期。

（3）下腹坠痛　由于盆腔炎性疾病症和粘连，可有不同程度的下腹坠痛，经期加重。

（4）全身症状　若为活动期，可有发热、盗汗、乏力、食欲不振、体重减轻等结核病一般症状。轻者全身症状不明显。

2. 体征　由于病变程度与范围不同而有较大差异。较多患者因不孕行相关检查时发现患有盆腔结核，而无明显体征和其他自觉症状。妇科检查：子宫往往与周围组织有粘连使活动受限；若附件受累，在子宫两侧可触及条索状的输卵管，或触及输卵管与卵巢等粘连形成的大小不等及形状不规则的肿块，质硬、表面不平，呈结节状突起，有时可触及钙化结节。

（三）辅助检查

1. 子宫内膜病理检查　是诊断子宫内膜结核最可靠的依据。应选择在经前 1 周或月经来潮 6 小时内行刮宫术。由于子宫内膜结核多由输卵管蔓延而来，故刮宫时应注意刮取子宫角部内膜，并将刮出物送病理检查。在病理切片上找到典型结核结节，诊断即可成立，但阴性结果并不能排除结核的可能。若有条件应将部分刮出物或分泌物作结核菌培养。遇有宫腔小而坚硬，无组织物刮出，结合临床病史及症状，也应考虑为子宫内膜结核，并做进一步检查。若子宫颈可疑结核，应做活组织检查确诊。

2. 影像学检查

（1）子宫输卵管碘油造影　可能见到宫腔呈不同形态和不同程度狭窄或变形，边缘呈锯齿状；输卵管管腔有多个狭窄部分，呈典型串珠状；若碘油进入子宫一侧或两侧静脉丛，则有子宫内膜结核的可能。子宫输卵管造影对生殖器结核的诊断帮助较大，但也可能将干酪样物质及结核菌带到腹腔，故造影前后应使用链霉素及异烟肼等抗结核药物。

（2）X 线摄片　①胸部 X 线摄片，必要时行消化道或泌尿系统 X 线检查，以发现原发病灶。②盆腔 X 线摄片发现孤立钙化点，提示曾有盆腔淋巴结结核病灶。

（3）超声检查　经阴道超声检查可发现分隔状腹腔积液、双侧附件散在小钙化灶、网膜增厚、腹膜增厚等。

3. 腹腔镜检查　能直接观察子宫、输卵管浆膜面有无粟粒结节，并可取腹腔积液行结核菌培养，或在病变处做活组织检查。做此项检查时应注意避免肠道损伤。

4. 结核分枝杆菌检查　取月经血或宫腔刮出物或腹腔液做结核菌检查。

5. 结核菌素试验　结核菌素试验阳性说明体内曾有结核分枝杆菌感染，若为强阳性说明目前仍有活动性病灶，但不能说明病灶部位。

6. 其他　γ 干扰素释放试验是诊断结核病的方法之一，其中结核感染 T 细胞斑点试验灵敏度和特异度高。血常规白细胞计数不高，分类中淋巴细胞增多，不同于化脓性盆腔炎性疾病；活动期红细胞沉降率增快，但正常也不能除外结核病变。

（四）心理 – 社会支持状况

患者担心是否能恢复健康和生育能力，不孕患者则容易产生悲观情绪。此外，可因病程长，药物反应重而有焦虑、恐惧的心理。

【常见护理诊断/问题】

1. 知识缺乏　缺乏结核病防治的有关知识。

2. 营养失调：低于机体需要量　与发热、食欲不振、消耗增加有关。

3. 焦虑　与病情迁延，担心不能生育有关。

【护理目标】

1. 患者积极配合治疗，按要求服药，学会正确的护理方法。

2. 患者遵循饮食计划，体重增加。

3. 患者及家属接受不孕的事实，情绪稳定。

【护理措施】

1. 一般护理　指导急性患者至少应休息 3 个月，慢性患者可适当从事部分工作和学习，但需要劳逸结合，加强营养，适当参加体育锻炼，增强体质。

2. 检查配合　根据不同检查方法指导患者选择适当的检查时间。为防止因检查引起病灶扩散，子宫内膜病理检查患者在刮宫术术前 3 天及术后 4 天、子宫输卵管造影者在造影前后，遵医嘱肌内注射链霉素及口服异烟肼等抗结核药物。

3. 治疗配合　治疗原则为：抗结核药物治疗为主，休息、营养为辅，必要时手术治疗。虽然生殖器结核经药物治疗可取得良好疗效，但治疗后的妊娠成功率极低，对部分希望妊娠者，可行辅助生育技术助孕。

（1）用药护理　抗结核药物治疗对 90% 患者有效。生殖器结核抗结核药物的 选择、用法、疗程常参考肺结核病。药物治疗应遵循早期、联合、规律、适量、全程的原则。采用异烟肼、利福平、乙胺丁醇及吡嗪酰胺等抗结核药物联合治疗，可取得良好疗效。用药前应询问患者用药史、过敏史等，详细告知患者可能发生的药物不良反应，用药过程中注意观察，定期复查肝肾功能、血常规、尿常规等指标，发现异常及时汇报医师。

（2）手术治疗配合　出现以下情况医师可能会考虑手术治疗：①盆腔包块经药物治疗不能完全消退；②治疗无效或治疗后又反复发作者，或难以与盆腹腔恶性肿瘤鉴别者；③盆腔结核形成较大的包块或较大的包裹性积液者；④子宫内膜结核严重，内膜破坏广泛，药物治疗无效者。为避免手术时感染扩散，手术前后需应用抗结核药物治疗。手术以全子宫及双侧附件切除术为宜，对年轻妇女应尽量保留卵巢功能；对病变局限于输卵管，而又迫切希望生育者，可行双侧输卵管切除术，保留卵巢及子宫。由于生殖器结核所致的粘连常较广泛而紧密，术前应做好肠道准备，指导患者口服肠道抗菌药物，术日行清洁灌肠。

4. 心理护理 耐心倾听患者的诉说，了解其心理状况，向患者提供疾病相关信息，增强对治疗的信心。

5. 健康指导

（1）增强体质，做好卡介苗接种，积极防治肺结核、淋巴结结核和肠结核等。

（2）早期发现并进行及时、正规的抗结核治疗。

（3）坚持院外药物巩固治疗，按时复查肝肾功能，发生不良反应及时就诊。

【护理评价】

通过治疗与护理，患者是否：①获得结核病治疗及护理的有关知识；②保证营养物质的摄入；③主动寻求帮助采取辅助生育技术等措施、增强康复信心、焦虑减轻。

第五节　性传播疾病

PPT

情境导入

情境：孙女士，27 岁。有冶游史，性生活后白带呈黄色脓性，有尿急、尿痛、排尿困难，患者焦虑不安。妇科检查：外阴部红肿，宫颈充血、水肿，并有脓性分泌物自宫颈口流出，压迫尿道及尿道旁腺有脓液外溢。

思考：1. 患者可能为何种疾病？对其进行护理评估时，还应收集哪些方面的资料？

　　　　2. 如何指导患者配合医师进行检查和治疗？

性传播疾病（sexually transmitted disease，STD）是指主要通过性接触、类似性行为及间接性接触传染的一组疾病。女性常见的性传播疾病有淋病、梅毒、尖锐湿疣、生殖器疱疹、沙眼衣原体感染、支原体感染和艾滋病等，本节重点介绍其中的 4 种疾病。

一、淋病

淋病（gonorrhea）是由淋病奈瑟球菌（Neisseria gonorrhoeae，简称淋球菌）感染引起的泌尿生殖系统黏膜化脓性炎症，近年在我国性传播疾病中发病率居首位。

【病因】

淋病奈瑟球菌是一种革兰阴性双球菌，卵圆形或肾形，成对排列。最适宜的培养温度为 35 ~ 36℃，淋病奈瑟球菌抵抗力弱，对热、冷、干燥和消毒剂极度敏感。

淋病奈瑟球菌主要侵犯黏膜，尤其对柱状上皮和移行上皮有亲和力。感染后，淋病奈瑟球菌侵入女性尿道及宫颈等处，通过其表面菌毛含有的黏附因子黏附到柱状上皮的表面进行繁殖，并通过柱状上皮细胞的吞噬作用进入细胞内繁殖，进而侵入黏膜下层。

【传播途径】

淋病主要是通过性接触传播。间接传播比例较少，可通过接触带菌衣物、毛巾、床单、浴盆等物品及消毒不彻底的检查器械等感染。新生儿在分娩时可经产道被感染。

【护理评估】

（一）健康史

评估患者年龄、职业等情况，注意了解有无不洁性生活史。询问发病时间、病情发展经过、程度、治疗经过及疗效等。

（二）身体状况

1. 症状与体征　潜伏期 1～10 天，平均 3～5 天。约 60% 女性患者感染后可无症状，易被忽视，但是仍具有传染性。

（1）生殖道感染　感染初期病变局限于下生殖道、泌尿道，随病情发展可累及上生殖道。感染淋病后 1～14 天出现尿频、尿急、尿痛等急性尿道炎的症状，白带增多呈黄色、脓性，外阴部红肿、有烧灼样痛。继而出现前庭大腺炎、急性宫颈炎的表现。如病变发展至上生殖道时，可发生子宫内膜炎、急性输卵管炎及积脓、输卵管卵巢囊肿、盆腔脓肿、弥漫性腹膜炎，甚至中毒性休克。患者表现为发热、寒战、恶心、呕吐、白带增多、下腹两侧疼痛等。妇科检查见宫颈充血、水肿、糜烂，并有脓性分泌物自宫颈口流出，有宫颈举痛；有输卵管脓肿时，可触及附件囊性包块；前庭大腺炎时，可见腺管开口处红肿、触痛、有脓液溢出；下腹部两侧有深压痛，若出现盆腔腹膜炎可有腹壁肌紧张及反跳痛。若治疗不彻底，可转为慢性，引起输卵管积水、堵塞及不孕。

（2）播散性淋病　淋病奈瑟球菌通过血循环传播，引起全身性疾病，病情严重，若不及时治疗可危及生命。1%～3% 的淋病可发生播散性淋病，早期菌血症可出现高热、寒战、皮损、不对称的关节受累以及全身症状，晚期则表现为永久性损害，例如关节炎、心内膜炎、心包炎、胸膜炎、肺炎、脑膜炎等全身病变。确诊主要根据临床表现和血液、关节液、皮损部位渗出物淋菌培养阳性。

2. 对母儿的影响　妊娠期各个阶段感染淋病奈瑟球菌后对妊娠及预后均有影响。妊娠早期引起淋菌性宫颈炎，可导致自然流产、流产合并感染；妊娠晚期可致胎膜脆性增加，造成胎膜早破，易发生绒毛膜羊膜炎、宫内感染；分娩后产妇抵抗力下降，易发生淋菌播散，导致子宫内膜炎、输卵管炎，甚至发生播散性淋病。感染可引起胎儿宫内窘迫、死胎、死产等；经产道分娩者，可发生新生儿淋菌性结膜炎、肺炎，严重者会造成淋菌性败血症，围产儿死亡率高。

（三）辅助检查

1. 核酸扩增试验　敏感性及特异性高。

2. 淋病奈瑟球菌培养　诊断淋病的"金标准"。

3. 分泌物检查　取尿道或宫颈分泌物进行革兰染色，如在镜下见到多形核白细胞内有革兰阴性双球菌，可初步诊断，但阴性并不能排除淋病的诊断。

（四）心理－社会支持状况

患者如有不洁性生活史，担心影响家庭关系，害怕周围人群的歧视，往往存在紧张、焦虑、恐惧、害怕、后悔等情绪。有时因隐瞒病情，导致延误治疗时机。

【常见护理诊断/问题】

1. 舒适度减弱　与淋病奈瑟球菌侵犯尿道致烧灼痛等炎症改变有关。

2. 有人格尊严受损的危险　与因疾病导致的被遗弃感、夫妻不和及歧视有关。

【护理目标】

1. 患者炎症控制，舒适度增强。

2. 患者自尊感提高，夫妻关系改善。

【护理措施】

1. 一般护理 适当休息，避免进食刺激性食物，如酒、浓茶、咖啡等，鼓励患者多饮水。加强对公用生活用品及公用医疗器械的消毒，推广一次性医疗用品，对患者使用过的物品及医疗器械应进行严格的消毒，防止医源性传播。

2. 治疗配合 治疗原则应遵循及时、足量、规范应用抗菌药物。推荐联合使用头孢菌素和阿奇霉素。首选头孢曲松钠250mg单次肌内注射加阿奇霉素1g顿服。配偶及性伴侣同时治疗，治疗期间禁止性生活。协助医师做好标本的采样及送检工作。解释药物治疗的作用和效果，提高患者的依从性，以防疾病转为慢性。

淋病产妇分娩的新生儿，应尽快使用0.5%红霉素眼膏预防淋菌性眼炎，单次肌内注射或静脉注射头孢曲松钠25~50mg/kg（最大剂量不超过125mg），预防新生儿淋病。

3. 病情观察 观察尿道口有无红肿、尿道分泌物的量及性状、阴道脓性分泌物有无增多现象。

4. 心理护理 护理人员应关心和体贴患者，与其多沟通，维护其隐私权；评估患者及家属对淋病的临床表现、治疗过程、治愈情况等方面的了解程度；促进和改善患者家庭人员间的信任关系，避免负面评论。

5. 健康指导

（1）加强性道德教育，注意性卫生。使用安全套避孕，降低淋病奈瑟球菌感染发生率。

（2）治疗期间严禁性生活，指导治愈后随访。一般治疗后7天复查分泌物，以后每月查1次，连续3次阴性，方能确定治愈。因为淋病患者有同时感染梅毒和滴虫的可能，所以随访应同时监测梅毒血清反应及有无阴道滴虫的感染。

（3）保持良好心态，加强营养，适当锻炼，使患者早日恢复健康。

【护理评价】

通过治疗与护理，患者是否：①炎症控制，舒适度增强；②在家庭中获得更多情感交流和支持，自尊感逐渐提高。

二、尖锐湿疣

尖锐湿疣（condyloma acuminate，CA）又称为生殖器疣，是由人乳头瘤病毒（HPV）感染引起的鳞状上皮疣状增生病变。近年发病率明显升高，仅次于淋病居第二位，常与多种性传播性疾病同时存在。

【病因】

HPV病毒属环状双链DNA病毒，是最小的DNA病毒，目前发现约100多个型别。其中40余种HPV型别与生殖道感染有关，引起尖锐湿疣的主要是HPV6型和HPV11型。

【传播途径】

1. 性接触传播 主要的传播途径。性伴侣中约60%发生HPV感染。性伴侣数多及过早性生活是造成发生HPV感染的主要因素。

2. 间接传播 通过污染的衣物、器械间接传播。

3. 母婴传播 婴幼儿尖锐湿疣或喉乳头瘤病和儿童的尖锐湿疣，可能是分娩过程中胎儿经过感染 HPV 的产道或在出生后与母亲密切接触而感染。

【护理评估】

（一）健康史

评估患者年龄、职业等情况。询问有无过早性生活、多个性伴侣、免疫力低下、吸烟及高性激素水平等高危因素。患者本次发病过程及治疗经过。

（二）身体状况

1. 症状与体征 潜伏期 2 周至 8 个月，平均 3 个月。尖锐湿疣多见于性活跃的中青年男女。好发于大、小阴唇，阴道口，阴道，尿道，宫颈，会阴，阴阜等处。临床症状常不明显，部分患者有外阴瘙痒、烧灼痛或性交后疼痛。典型体征是初起为微小散在的乳头状疣，柔软，其上有细小的指样突起，或为小而尖的丘疹，质地稍硬，孤立、散在或呈簇状，粉色或白色。病灶逐渐增大、增多，互相融合成鸡冠状或菜花状，顶端可有角化或感染溃烂。阴道、子宫颈尖锐湿疣可出现白带增多或性交后出血。

2. 对母儿的影响 妊娠期甾体激素水平增高，会阴部局部血液循环丰富，使疣体较之非孕期妇女生长迅速，因此具有数目多、体积大、多区域、多形态、组织松脆等特点，巨大疣体可阻塞产道，阴道分娩时疣体破损引起出血，阴道分娩易导致大出血。孕妇患尖锐湿疣，有垂直传播的危险，但临床上宫内感染极为罕见；婴幼儿有发生呼吸道乳头状瘤的危险。

（三）辅助检查

典型的尖锐湿疣肉眼即可诊断。如果症状不典型、诊断不明确、病情加重，建议行活组织病理检查以明确诊断。不建议行 HPV 检查。

（四）心理 - 社会支持状况

评估患者对疾病认知程度及心理反应。患者可能担心影响家庭关系，害怕周围人群的歧视，出现紧张、焦虑、恐惧、后悔等情绪。

【常见护理诊断/问题】

1. 舒适度减弱 与疣状物侵犯皮肤、黏膜有关。

2. 焦虑 与本病具有传染性及反复发作有关。

3. 知识缺乏 缺乏本病的感染途径及预防措施的相关知识。

【护理目标】

1. 患者症状消失，舒适感增强。

2. 患者获得疾病相关知识，学会应对策略，焦虑情绪减轻。

3. 患者具备一定的疾病预防及护理知识。

【护理措施】

1. 一般护理 注意休息、缓解压力，增加营养、提高机体抵抗力。

2. 治疗配合 原则上以局部治疗为主，个别有蒂的单发或大的疣体，则可进行手术治疗。治疗主要目的是缓解症状，减少复发。配偶或性伴侣需同时接受检查和治疗。

（1）诊疗的护理 熟悉各种治疗方法，备齐用物配合医师进行换药。

（2）用药护理 注意用药后局部皮损的变化，及时观察治疗效果。

3. 病情观察 观察疣体形状、大小及气味变化，嘱其少活动，减少对局部的摩擦，防止出血和感染。

4. 心理护理　尊重患者现状以耐心、热情、诚恳的态度对待患者，了解并解除其思想顾虑、负担，使患者做到患病后及早到医院接受正规诊断和治疗。

5. 健康指导

（1）贯彻预防为主的原则　孕前接种四价或九价 HPV 疫苗可预防 HPV 感染和尖锐湿疣的发生。孕妇不推荐使用 HPV 疫苗。哺乳期可注射 HPV 疫苗推荐使用。推荐使用避孕套避孕。避孕套阻断传播途径。避孕套可以很大程度减少 HPV 对生殖器的感染，降低 HPV 相关疾病的风险，但在避孕套未覆盖或保护区（如阴囊、外阴或肛周），HPV 感染仍有可能发生。

（2）保持外阴清洁卫生，被污染的衣裤、生活用品要及时消毒。

（3）定期随访，做好药物的院外指导，完全治愈前禁止性生活。

（4）卫生洁具专人专用，进行定期煮沸消毒，避免交叉感染。

（5）按照医师要求定期随访。

【护理评价】

通过治疗与护理，患者是否：①瘙痒症状减轻，皮肤无破损，舒适感增加；②情绪稳定，焦虑减轻，治愈疾病的信心增加；③能陈述疾病的病因、预防及治疗配合的相关知识。

三、梅毒

梅毒（syphilis）是由梅毒螺旋体引起的慢性全身性的性传播疾病。临床上表现复杂、多样，早期可侵犯皮肤和黏膜，晚期可侵犯心脏和中枢神经系统等多种脏器产生相应的症状和体征；也可多年处于无症状的潜伏状态。患梅毒孕妇能通过胎盘将螺旋体传给胎儿引起晚期流产、早产、死产或分娩先天梅毒儿。

【病因】

梅毒螺旋体又称苍白螺旋体，在体外不易生存，煮沸、干燥、肥皂水以及一般的消毒剂如苯酚、乙醇等很容易将其杀死。但在低温（-78℃）保存数年，仍可保持螺旋体的形态。梅毒螺旋体对青霉素敏感。

【传播途径】

1. 性接触传播　主要的传播途径，约95%以上通过性接触由皮肤黏膜破损处传染。

2. 垂直传播　患有梅毒的孕妇通过胎盘及脐静脉传染给胎儿，可引起流产、早产、死产或胎传梅毒。若孕妇软产道有梅毒病灶，新生儿可通过产道时皮肤擦伤处发生接触性感染。患梅毒的孕妇即使病期超过 4 年，仍可通过胎盘感染给胎儿，引起先天梅毒。

3. 其他　少数可通过医源性途径、接吻、哺乳或因接触被梅毒患者污染的器物等而被感染。

> **知识链接**
>
> **妊娠期梅毒**
>
> 2021 年美国疾病控制和预防中心（Centers for Disease Control and Prevention，CDC）性传播感染诊疗指南指出了以下危险因素会增加孕妇感染梅毒的机会，包括：①多性伴的性行为；②吸毒或性交易相关的性行为；③产前检查较晚（即首次产前检查在孕中、晚期）或未作产前检查；④使用甲基苯丙胺或海洛因；⑤监禁中妇女或其性伴；⑥无稳定住房或无家可归。此外，还明确指出了妊娠患者两次给药间隔超过 9 天应重复整个疗程。如果梅毒是在孕 24 周及以前诊治的，在治疗后 8 周内不应

重复检测滴度，但在分娩时应再次检测。如果怀疑再次感染或治疗失败，应尽早重复滴度检测。妊娠24周后诊治的梅毒，也应在分娩时重复滴度检测。

【护理评估】

（一）健康史

询问患者有无不洁性生活史，吸毒史，婚姻配偶或性伴侣有无梅毒，了解有无早产、流产、死产史。有无皮肤黏膜受损情况。

（二）身体状况

根据传播途径不同分为胎传（先天性）梅毒与获得性（后天）梅毒，又可根据病程的发展分为早期梅毒、晚期梅毒。

1. 潜伏梅毒　感染梅毒后经过一定的活动期，由于机体免疫力增强或不规则治疗的影响，症状暂时消退，但未完全治愈，梅毒血清反应仍阳性，且脑脊液检查正常，此阶段称为潜伏梅毒，感染2年以内者称早期潜伏梅毒，感染2年以上者称晚期潜伏梅毒。先天性梅毒未经治疗，无临床症状，而血清反应呈阳性，为先天潜伏梅毒。

2. 获得性梅毒　梅毒的发病是梅毒螺旋体与机体免疫力互相作用的复杂过程。随梅毒螺旋体与免疫力的消长，梅毒的表现多种多样，症状和体征时隐时现，进展缓慢，病程长。获得性梅毒潜伏期一般为9~90天。一期梅毒以硬下疳及硬化性淋巴结炎为主要表现；二期梅毒以皮肤梅毒疹为主要表现，还可出现骨关节病变、眼部病变、神经系统病变等多系统表现；三期梅毒以永久性皮肤黏膜损害，多组织、器官侵害为主要表现，病情严重者危及生命。

3. 先天性梅毒　孕妇感染梅毒后，可通过胎盘将梅毒螺旋体传给胎儿，引起晚期流产、死产或先天梅毒。先天梅毒儿早期表现为皮肤大疱、皮疹、鼻炎、鼻塞、肝脾肿大等；晚期多出现在2岁以后，典型表现楔状齿、鞍鼻，还有间质性角膜炎、骨膜炎、神经性耳聋等表现，死亡率及致残率较高。

（三）辅助检查

1. 梅毒螺旋体检查　用暗视野显微镜、银染色找到梅毒螺旋体即可确诊。

2. 梅毒血清学检查　根据所用抗原不同，梅毒血清试验分为非梅毒螺旋体血清试验和梅毒螺旋体血清试验两大类。前者一般用于初筛、疗效观察和判断病情；后者测定血清特异性IgG抗体，因IgG抗体终身阳性，故不能用于判断疗效、鉴别复发或再感染。

3. 脑脊液检查　用于诊断神经梅毒，包括性病研究实验室试验、白细胞计数及蛋白测定等。

（四）心理－社会支持状况

评估患者有无因皮疹而恐惧与焦虑；患者及其家属对梅毒的临床表现、治疗过程、治愈情况等方面的了解程度；对消毒隔离制度的了解情况。

【常见护理诊断/问题】

1. 舒适度减弱　与梅毒螺旋体引起皮肤、黏膜损伤有关。

2. 焦虑　与疾病病程长，社会舆论导致心理负担加重有关。

【护理目标】

1. 患者舒适度增强。

2. 患者焦虑消失或减轻。

【护理措施】

1. 一般护理　患者出现全身症状时应注意卧床休息，加强营养，增强机体免疫力。患者的衣物、毛巾、被褥、马桶、浴缸等都应该进行及时的单独清洗、消毒。晚期梅毒患者因为内脏器官累及常出现感染和衰竭症状，应当进行保护性的隔离。保持皮肤清洁干燥，避免继发感染。

2. 治疗配合　处理原则是早诊断，早治疗，疗程规范，剂量足够。首选青霉素治疗，头孢曲松可作为对青霉素过敏者的优先选择药物。为患者提供相应的用药护理，使患者了解治疗方案，用药目的、原则及注意事项，取得配合，严格按医嘱完成治疗方案。指导患者在治疗期间应避免性生活。同时，配偶或性伴侣也应接受检查及治疗。

3. 孕妇的护理　建议所有孕妇在首次产前检查时做梅毒血清学筛查，必要时在妊娠末期或临产前重复检查，以明确诊断及时治疗。孕妇禁用四环素或红霉素。青霉素用药前，应特别告知孕妇及家属青霉素治疗可能出现妊娠期吉–海反应，表现为：发热、子宫收缩、胎动减少、胎心监护出现暂时性晚期胎心率减速等。所有已确诊为胎传梅毒的新生儿均需按医嘱接受治疗。

4. 病情观察　应密切观察生命体征及神志状态；观察患者有无发热、疼痛、全身不适、皮肤黏膜损害。

5. 心理护理　讲解传播途径及治疗过程，使患者了解疾病，正确认识疾病。消除患者的心理障碍，让患者有安全感、信任护理人员、对治疗有信心、能够很好地配合治疗和护理。

6. 健康指导　加强性道德教育，检查其配偶及性伴侣的健康状况。教会患者消毒隔离的方法。梅毒常规治疗后应随访 2～3 年，第一年每 3 个月复查一次，以后每半年复查一次。

【护理评价】

通过治疗与护理，患者是否：①皮肤损害有改善，全身症状减轻；②焦虑消失或减轻，对疾病认知程度提高，获得家属足够的关心和支持，情绪稳定。

四、生殖器疱疹

生殖器疱疹（genital herpes）是由单纯疱疹病毒（herpes simplex virus, HSV）引起的性传播疾病。生殖器疱疹还可通过胎盘及产道感染新生儿，导致新生儿先天性感染。

【病因】

HSV 属于双链 DNA 病毒，分为 HSV–1 和 HSV–2 两个血清型。70%～90% 生殖器疱疹由 HSV–2 型引起，近年来，口–生殖器性行为方式导致 HSV–1 引起的生殖器疱疹比例逐渐增加至 10%～30%。

【传播途径】

1. 性接触传播　HSV–2 存在于皮损渗液、子宫颈和阴道分泌物、精液和前列腺液中，主要通过性接触传播。

2. 垂直传播　妊娠期生殖器疱疹致新生儿受累者，85% 是产时通过产道而感染，10% 为产后感染，仅 5% 为宫内感染，后者主要经胎盘或生殖道上行感染所致。

【护理评估】

（一）健康史

询问患者有无不洁性生活史，评估有无机体免疫力下降的因素。反复发作者了解疾病发生发展和诊疗过程。

（二）身体状况

1. 症状与体征 生殖器及肛门皮肤散在或簇集小水疱，破溃后形成糜烂或溃疡，自觉疼痛，常伴腹股沟淋巴结肿痛、发热、头痛、乏力等全身症状。

2. 对母儿的影响 妊娠早期原发生殖器疱疹多数不会导致流产或死胎，而妊娠晚期原发感染可能与早产和胎儿生长受限有关。严重宫内感染病例罕见。新生儿感染表现形式多样，40%感染局限在皮肤、眼或口，30%发生脑炎等中枢神经系统疾病，32%出现播散性疾病，在播散性感染或颅内感染的幸存者中，20%~50%可出现严重发育障碍和中枢神经系统后遗症。

（三）辅助检查

1. 病毒培养 从皮损处取标本行病毒培养、分型和药物敏感试验。

2. 核酸扩增试验 检测皮损标本、血液、脑脊液和子宫颈分泌物 HSV DNA，可提高诊断敏感性，并可分型。

3. 抗原检测 直接免疫荧光法或酶联免疫试验检测皮损标本 HSV 抗原，是临床常用快速诊断方法。

4. 血清学检查 用 ELISA 检测孕妇血清及新生儿脐血中特异性 HSV IgG、IgM，以判断孕妇感染状态；脐血中 HSV IgM 阳性，提示宫内感染。

（四）心理－社会支持状况

患者外阴部出现疱疹甚至溃疡形成，导致患者局部不适。此病反复发作，病情的迁延给患者造成心理压力和家庭压力，威胁患者的身心健康。

【常见护理诊断/问题】

1. 舒适度减弱 与病变引起局部疼痛、全身不适有关。

2. 知识缺乏 缺乏本病的感染途径及预防措施的相关知识。

【护理目标】

1. 患者症状消失，舒适感增强。

2. 患者具备一定的疾病预防及护理知识。

【护理措施】

1. 一般护理 注意休息、缓解压力，增加营养、提高机体抵抗力。

2. 治疗配合 治疗原则是减轻症状，缩短病程，减少 HSV 排放，控制其传染性。

（1）抗病毒治疗 以全身抗病毒治疗为主。选用阿昔洛韦口服，也可阿昔洛韦软膏或霜剂局部涂布，但局部用药较口服用药疗效差。

（2）保持局部清洁、干燥 每日可用等渗生理盐水清洗，疼痛者可口服止痛药，给予精神安慰。嘱其少活动，减少对局部的摩擦，防止出血和感染。

（3）妊娠期生殖器疱疹的护理 早期妊娠遵医嘱应用阿昔洛韦；分娩时避免有创干预措施如人工破膜、使用胎头吸引器或产钳助产术等，减少新生儿暴露 HSV 的机会。对软产道有活动性疱疹病变者排除胎儿畸形后，应在未破膜或破膜 4 小时以内行剖宫产术；即使病变已痊愈，初次感染发病不足一个月者，仍以剖宫产结束分娩为宜。HSV 活动性感染产妇，乳房若无活动性 HSV 损伤可哺乳，但应严格洗手。哺乳期可以用阿昔洛韦和代昔洛韦，因为该药在乳汁中的药物浓度很低。

3. 病情观察 观察和评估皮损情况，有无溃疡、糜烂。监测患者的体温，有无发热、头痛、乏力等全身症状。

4. 心理护理 尊重患者，以耐心、热情、诚恳的态度对待患者，了解并解除其思想顾虑、负担，说明疾病的性质、复发的原因和如何治疗及处理，增强与疾病斗争的信心。

5. 健康指导

（1）改变性行为方式，避免非婚性行为，杜绝多个性伴侣，是预防生殖器疱疹的根本措施。

（2）提倡避孕套等屏障式避孕措施，避孕套可减少生殖器疱疹传播的危险性，但皮损出现时性交，即使使用避孕套也可能发生 HSV 性传播。强调患者将病情告知其性伴侣，取得性伴侣的谅解和合作。

（3）定期随访，做好药物的院外指导，完全治愈前禁止性生活。

【护理评价】

通过治疗与护理，患者是否：①疼痛症状减轻，皮肤无破损；②能陈述疾病的病因、预防及治疗配合的相关知识。

●●●● 目标检测

答案解析

A 型题

1. 外阴阴道假丝酵母菌病的诱发因素，下列不正确的是
   A. 长期使用激素类药物　　　B. 妊娠　　　C. 糖尿病
   D. 月经来潮　　　E. 长期应用广谱抗菌药物

2. 患者，女性，30 岁，外阴不适，辅助检查：胺试验有烂鱼样腥臭味，线索细胞 >20%。阴道 pH 5.5，其所患疾病最可能是
   A. 外阴阴道假丝酵母病　　　B. 滴虫阴道炎　　　C. 外阴瘙痒症
   D. 非特异性阴道炎　　　E. 细菌性阴道病

3. 患儿，女性，3 岁，医师诊断为婴幼儿外阴阴道炎。护士向其家属宣教正确的叙述是
   A. 蛲虫感染与本病发生无关
   B. 雌激素水平低是该病发生的原因之一
   C. 病因与饮食习惯不良有关
   D. 婴幼儿阴道 pH 在 4.0~5.0
   E. 婴幼儿外阴阴道炎一般不用治疗

4. 患者，女性，39 岁，已婚，孕 1 产 1。经检查诊断为慢性子宫颈炎，需局部物理治疗宫颈。护士指导其来院治疗的时间是
   A. 月经来潮前 3~7 天　　　B. 月经干净后 3~7 天内　　　C. 患者方便的时间
   D. 确诊后　　　E. 排卵期

5. 关于梅毒的描述，错误的是
   A. 由梅毒螺旋体引起
   B. 大多数通过医用器械传染
   C. 梅毒是慢性全身性传染病
   D. 梅毒螺旋体对青霉素敏感
   E. 可通过胎盘及脐静脉传染给胎儿

B 型题

（6~7 题共用题干）

已婚女性，30 岁，诉阴道分泌物增多呈稀薄的泡沫状、外阴瘙痒，疼痛。妇科检查：阴道黏膜

充血，白带呈灰白色泡沫状。

6. 下述何项检查有助于诊断
  A. 阴道分泌物检查　　　　　B. 子宫颈刮片　　　　　　　C. 子宫颈管涂片
  D. 阴道侧壁涂片　　　　　　E. 阴道窥器检查

7. 该患者可能为
  A. 外阴阴道假丝酵母病　　　B. 滴虫阴道炎　　　　　　　C. 慢性子宫颈炎
  D. 细菌性阴道病　　　　　　E. 萎缩性阴道炎

X 型题

8. 关于盆腔炎性疾病，下列处理正确的是
  A. 立即行手术治疗
  B. 半卧位休息
  C. 高热量、高蛋白、高维生素流质饮食
  D. 静脉滴注抗菌药物
  E. 补液及纠正电解质失衡

9. 关于淋病的描述，以下说法正确的是
  A. 可通过污染的衣物传播
  B. 分娩时可感染新生儿
  C. 淋病奈瑟球菌在潮湿环境中可生存较长时间
  D. 目前发生率较高的性传播疾病
  E. 主要侵犯泌尿生殖系统黏膜

（陈顺萍　王博巧）

书网融合……

| 重点小结 | 微课 | 习题 |

第三章 女性生殖系统肿瘤患者的护理

学习目标

知识目标：

通过本章学习，应能掌握子宫颈上皮内病变和子宫颈癌、子宫肌瘤、子宫内膜癌、卵巢肿瘤的护理评估及护理措施；熟悉女性生殖系统肿瘤的病因及治疗原则；了解女性生殖系统肿瘤的病理和临床分期，外阴肿瘤、子宫肉瘤的护理评估和护理措施。

技能目标：

1. 能运用所学知识对女性生殖系统肿瘤患者提出相应的护理问题，实施个性化的整体护理。

2. 能对女性生殖系统肿瘤患者进行相应的健康教育。

素质目标： 具有较强的责任心，善于与患者沟通交流，能理解妇科肿瘤患者的心理状况，关心、体贴患者，保护隐私。

第一节 外阴肿瘤

PPT

情境导入

情境：患者，女性，62岁，已婚，因外阴瘙痒，搔抓后破溃出血就诊。查体：大阴唇见菜花状结节伴搔抓后破溃、出血；腹股沟淋巴结肿大、质硬。

思考：1. 为进一步确诊疾病，护士应配合医师为患者做何种检查？

2. 张女士可能存在哪些护理问题？

3. 针对张女士存在的护理问题，应采取哪些相应的护理措施？

一、外阴良性肿瘤

外阴良性肿瘤较少见，一般不大，多呈结节状，主要有外阴乳头瘤、纤维瘤、汗腺瘤、平滑肌瘤、脂肪瘤和神经纤维瘤，而淋巴管瘤、血管瘤等罕见。

1. 外阴乳头瘤（vulvar papillomatosis） 常见于围绝经期和绝经后妇女，肿物多生长在大阴唇，呈多个或单个乳头状突起。患者常无明显症状，如肿瘤较大，因反复摩擦可破溃、出血、感染。2%～3%有恶变倾向，应行局部肿瘤切除，术时行快速病理检查，有恶变者应扩大手术范围。

2. 纤维瘤（fibroma） 由成纤维细胞增生而成，少见恶变。多位于大阴唇，常单发，一般无症状，检查可见光滑、质硬的带蒂肿块，大小不一，表面可因摩擦发生溃疡，严重可出现下坠及疼痛症状。应沿肿瘤局部行手术切除。

3. 汗腺瘤（hidradenoma） 较少见，常发生于青春期，由汗腺上皮增生而成，极少恶变。多位于大阴唇，边界清楚，隆起于皮肤表面，直径常在1～2cm。患者多无症状，有时可破溃于壁外，可有少量出血，感染可有疼痛，瘙痒。确诊需活检。明确诊断后行局部切除。

4. 平滑肌瘤（leiomyoma） 多发于生育期妇女，来源于外阴平滑肌、毛囊立毛肌或血管平滑肌。

位于大阴唇、阴蒂或小阴唇，突出于皮肤表面，质硬，表面光滑，可活动。应行肌瘤切除术。

5. 脂肪瘤（lipoma） 来自大阴唇或阴阜脂肪细胞，生长缓慢。位于皮下组织内，质软，有包膜，大小不一，呈分叶状，与周围组织界限清晰。脂肪瘤较大时可引起行动不便和性生活困难，应手术切除；较小时观察，无需特殊处理。

二、外阴鳞状上皮内病变

外阴鳞状上皮内病变是指与人乳头瘤病毒（HPV）感染相关的局限于外阴鳞状上皮内的一组病变，有进展为浸润癌的潜在风险。多见于 45 岁左右女性，近年来在年轻女性中有增加趋势。约半数患者伴有其他部位的上皮内病变，部分病例可进展为外阴浸润癌。

【病因与分类】

病因尚不完全清楚。多数外阴鳞状上皮内病变与高危型 HPV 持续感染相关，主要为 HPV16、18、31、33 型。

根据 WHO 女性生殖系统肿瘤组织学分类（2020 年），发生在下生殖道（包括子宫颈、阴道及外阴）的鳞状上皮内病变均分为 HPV 相关和非 HPV 相关两类。其中 HPV 相关病变包括低级别鳞状上皮内病变（low – grade squamous intraepithelial lesion，LSIL），高级别鳞状上皮内病变（high – grade squamous intraepithelial lesion，HSIL）。非 HPV 相关病变又称分化型外阴上皮内瘤变。鳞状上皮内病变的主要病理特征为上皮内细胞有不同程度的增生伴核异型性、核分裂增加，排列紊乱。

【护理评估】

（一）健康史

询问患者年龄，有无高危型 HPV 感染、吸烟嗜好、免疫抑制诱因、性传播疾病以及肛门 – 生殖道瘤样病变等。

（二）身体状况

1. 症状 无特异性，多表现为外阴瘙痒、皮肤破损及溃疡。

2. 体征 可在外阴见丘疹、斑点、斑块或赘疣，灰色或粉红色，单个或多个融合或分散。偶见略高出皮肤的色素沉着。

（三）辅助检查

病理检查为确诊依据。对可疑病灶作多点活组织病理检查，可在阴道镜下定点活检。取材要注意深度，避免遗漏浸润癌，于外阴病变皮肤涂抹 1% 甲苯胺蓝或 3%～5% 醋酸，有助于提高病灶活检准确率。

（四）心理 – 社会支持状况

患者面对疾病感到焦虑、恐惧甚至悲哀、绝望。担心疾病的预后，担心治疗带来身体结构的变化，从而产生自尊和身体形象的改变。患者家属的关心和支持有助于缓解压力，利于治疗。

【常见护理诊断/问题】

1. 舒适度改变 与外阴瘙痒、破溃有关。

2. 焦虑 与担心疾病预后有关。

3. 知识缺乏 缺乏本病康复与预后相关知识。

【护理目标】

1. 患者外阴瘙痒减轻或消失，舒适度增加。

2. 患者焦虑程度减轻或消失。

3. 患者对疾病相关知识有所了解。

【护理措施】

1. 一般护理　保护外阴皮肤清洁干燥，禁用肥皂或刺激性药物擦洗，避免搔抓。着纯棉宽松内裤。忌食辛辣刺激食物。

2. 治疗配合　本病的治疗原则为缓解症状、消除病灶和阻断浸润癌发生。应根据患者年龄、症状、病变情况等制订个体化方案。

（1）用药护理　低级别鳞状上皮内病变若无明显症状可暂不予治疗，定期随访。有症状者，可选择局部用药，如氟尿嘧啶软膏、咪喹莫特软膏、1% 西多福韦。

（2）物理治疗　冷冻、电灼、激光或光动力学治疗，治疗后能保留外阴外观，尤其适用于累及小阴唇的病灶。

（3）手术护理　根据患者年龄、病变范围和分类决定手术方式。局限的高级别鳞状上皮内病变可采用病灶局部表浅切除术；分化型外阴上皮内瘤变的老年、病灶广泛患者可行单纯外阴切除术，保留会阴筋膜。按外阴、阴道手术护理进行术前、术中、术后护理。

3. 缓解疼痛　术前指导患者练习床上翻身、深呼吸、咳嗽等，术后协助患者取平卧双腿外展屈膝体位，双侧腘窝下垫软枕。遵医嘱给予止痛剂或使用自控镇痛泵，疼痛较重者，应观察有无感染。

4. 心理护理　为患者讲解疾病及围手术期照护的相关知识，指导患者采用有效的应对方式消除紧张、焦虑心理。做好患者及家属思想工作，给予患者足够的支持。

5. 健康指导

（1）保持外阴清洁，避免长期使用刺激性药液清洗外阴。

（2）宣传与外阴鳞状上皮内病变相关的危险因素。对于外阴瘙痒或发现外阴肿物应及时就医。

（3）指导患者出院后定期随访。

【护理评价】

通过治疗与护理，患者是否：①自诉外阴不适感症状减轻或消失，治疗效果理想；②情绪稳定，焦虑减轻；③能了解疾病相关知识，配合治疗。

三、外阴恶性肿瘤

外阴恶性肿瘤占女性生殖道原发恶性肿瘤的 3%～5%。以外阴鳞状细胞癌最常见，其他包括基底细胞癌、恶性黑色素瘤、前庭大腺癌、疣状癌等。

外阴鳞状细胞癌占全部外阴恶性肿瘤的 80%～90%，好发于绝经后妇女。近年来，年轻女性发病率有升高趋势。

【病因】

尚不完全明确，与下列因素有关：① HPV 感染，40%～60% 的外阴癌与 HPV 感染相关；②非 HPV 感染相关因素，种族、高龄、吸烟、外阴苔藓类病变或外阴炎症、人类免疫缺陷病毒感染等。

【病理】

外阴鳞状细胞癌可表现为小的质硬结节或者高于皮肤的浅表溃疡，也可呈现大片融合病灶伴出血、感染或坏死。镜下见多数分化较好，前庭和阴蒂部位的病灶多分化差或未分化，常见神经周围和淋巴管的侵犯。

【转移途径】

直接浸润、淋巴转移较常见，晚期可经血行播散至肺、骨等。

【护理评估】

（一）健康史

收集与发病有关的高危因素，如年龄，既往有无不明原因的外阴瘙痒史、外阴赘生物史和病毒感染史等。

（二）身体状况

1. 症状 早期外阴皮肤局部可有结节隆起，伴持续性久治不愈瘙痒和轻微灼痛，搔抓后出血、破溃。晚期随着癌肿向深部组织浸润，患者出现持续性疼痛，若合并感染可有渗液。若癌肿浸润血管可有大出血的危险，侵犯直肠产生便秘、便血等症状，侵犯尿道产生尿频、尿急、尿痛、血尿等症状。

2. 体征 癌灶以大阴唇最多见，其次为小阴唇、阴蒂、阴道前庭、肛门周围等。早期局部可有不同形态肿物，呈不规则的结节状、菜花状或溃疡状；若已转移至腹股沟淋巴结，可扪及增大、质硬、固定淋巴结。

（三）辅助检查

1. 组织病理学检查 是确诊外阴癌的唯一方法。对赘生物、溃疡和可疑病灶均需尽早行活体组织检查。

2. 其他 外阴细胞学检查、影像学检查、直肠镜、膀胱镜检查等有助于诊断。

（四）心理－社会支持状况

当患者确诊外阴癌会感到悲哀、恐惧、绝望。担心手术和放化疗的副反应，担心治疗带来的经济负担，治疗会带来身体结构的变化，患者家属的关心和支持有助于缓解压力，利于疾病的治疗。

【常见护理诊断/问题】

1. 焦虑 与外阴部不适和手术治疗有关。

2. 皮肤完整性受损 与外阴皮肤破溃、手术有关。

3. 知识缺乏 缺乏本病康复与预防相关知识。

【护理目标】

1. 患者能描述自己的焦虑心态和应对方法。

2. 患者住院期间皮肤完整性逐步修复、未发生新的破溃。

3. 患者了解疾病相关知识。

【护理措施】

1. 一般护理 指导患者保持外阴皮肤清洁干燥，避免搔抓。遵医嘱局部用凡士林软膏或氧化锌软膏涂抹。

2. 治疗配合 治疗原则：早期肿瘤以手术为主，局部晚期肿瘤手术结合放化疗，转移病例姑息、对症及支持治疗。对早期患者在不影响预后的前提下，尽量缩小手术范围，最大限度保留外阴的正常结构，以提高生活质量。

（1）手术护理 按外阴、阴道手术护理进行术前、术中、术后护理。①术前给予 1∶5000 高锰酸钾溶液坐浴，外阴皮肤有感染者，遵医嘱抗感染治疗。②若患者伴糖尿病、高血压、冠心病，应协助做好相应检查和治疗后手术。③需外阴植皮者，还应将供皮区进行清洁，并嘱患者保护皮肤完整性。

④术后保持会阴局部清洁干燥，使伤口敷料处于干燥状态。遵医嘱会阴部、腹股沟用红外线照射，促进切口的愈合。⑤各引流管保持通畅，注意观察引流物的量、色与性状等。⑥观察伤口有无渗血，有无红、肿、热、痛等感染征象以及移植皮瓣的温度、湿度、颜色。⑦指导患者上半身活动，鼓励患者翻身，协助下肢及足部的被动运动，以预防压疮。⑧指导患者合理饮食，预防便秘。

（2）放疗护理　外阴癌放射治疗常用于初始手术后的辅助治疗、局部晚期疾病的初始治疗和复发、转移疾病的二线治疗或姑息性治疗。放疗患者常在照射后 8～10 天出现皮肤反应，故应特别注意皮肤护理。放疗期间需仔细观察放射区皮肤变化，询问有无疼痛、干燥及瘙痒等不适。若出现红斑或脱屑等轻度损伤可在保护皮肤的基础上继续照射。若出现水泡，组织坏死，形成顽固性溃疡，伴剧痛等中重度损伤应停止照射，局部皮肤保持干燥清洁，避免刺激，遵医嘱涂抹抗菌药物软膏等。

（3）化疗或靶向治疗护理　多用于同步放化疗及晚期癌或复发癌的综合治疗。化疗患者的护理详见本教材第四章第三节"化疗患者的护理"。

3. 缓解疼痛

（1）术前指导患者练习床上翻身、深呼吸、咳嗽等，术后协助患者取平卧双腿外展屈膝体位，双侧腘窝下垫软枕。

（2）遵医嘱给予止痛剂或使用自控镇痛泵，疼痛较重者应观察有无感染。

4. 心理护理　为患者讲解疾病相关知识、手术前后注意事项等，指导患者采用积极应对缓解紧张、焦虑情绪，帮助患者恢复自尊。做好患者家属思想工作，建立社会支持系统。

5. 健康指导

（1）术后应定期随访。

（2）若出现外阴部瘙痒、结节、溃疡或其他病变及时就医，积极治疗。

【护理评价】

通过治疗与护理，患者是否：①能说出减轻焦虑的措施，并能积极应对；②出院时皮肤破溃修复；③能了解疾病发生和治疗的相关知识。

■ **知识链接**

阴道恶性肿瘤

阴道恶性肿瘤分为原发性和继发性两类，以继发性多见，多来自相邻器官恶性肿瘤的直接蔓延、浸润以及淋巴转移。原发性阴道癌罕见，仅占女性生殖道恶性肿瘤的 1%～2%。多数阴道癌与高危型 HPV 持续感染相关，主要为 HPV16 和 HPV18 型。另外，还与阴道壁反复损伤、免疫抑制剂应用、吸烟、子宫颈放射治疗史、长期异常阴道分泌物刺激等相关。阴道癌早期可表现为阴道分泌物增多或不规则流血、接触性出血。由于肿瘤位于阴道，手术治疗和放射治疗等方法可能会影响生育功能和性功能。因此在诊治中医务人员应重视患者的精神需求，在基于肿瘤病理、分期及患者年龄等因素而采取不同治疗措施的同时，还需提供必要的心理支持和指导，帮助患者更好地应对疾病带来的挑战，减轻疾病对患者家庭关系的影响。

第二节　子宫颈肿瘤

PPT

子宫颈肿瘤包括良性肿瘤和恶性肿瘤。子宫颈良性肿瘤以肌瘤为常见，子宫颈癌是我国最常见的妇科恶性肿瘤。

一、子宫颈上皮内病变

情境导入

情境：患者，女，42 岁，已婚，近期出现白带增多，呈脓性并带有血丝，到医院就诊，行子宫颈细胞学检查，检查结果显示低级别鳞状上皮内病变。患者认为自己的病情严重，可能会发展成子宫颈癌，感到恐惧与无助。

思考：1. 目前患者主要存在哪些护理问题？

2. 护士应如何配合医师对患者进行解释与指导？

子宫颈上皮内病变（cervical squamous intraepithelial lesion），是与子宫颈浸润癌密切相关的一组子宫颈病变，包括经组织学确认的子宫颈鳞状上皮内病变和腺上皮内病变，是子宫颈癌的前驱病变。筛查子宫颈上皮内病变并进行严格管理是预防子宫颈癌的有效措施。

【子宫颈组织学特点】

子宫颈上皮由子宫颈阴道部鳞状上皮和子宫颈管柱状上皮组成，鳞-柱状交接部位于子宫颈外口，称为转化区，也称移行带。转化区表面被覆盖的柱状上皮被鳞状上皮替代有鳞状上皮化生和鳞状上皮化两种机制。转化区成熟的化生鳞状上皮对致癌物的刺激相对不敏感，但未成熟的化生鳞状上皮却代谢活跃，在病毒或精液蛋白及其他致癌物质的刺激下，可发生不同程度的细胞分化不良、排列紊乱、细胞核异常、有丝分裂增加，最终形成子宫颈鳞状上皮内病变。因此，转化区是子宫颈癌的好发部位。

子宫颈管柱状上皮可以发生腺上皮内病变。

【病因】

高危型 HPV 持续感染是子宫颈癌和癌前病变最重要的致病因素，已在近 90% 的子宫颈上皮内病变和子宫颈癌组织中发现高危型 HPV 感染。感染通常是一过性的，感染后一般没有症状，并且大多数 HPV 会在 2 年内被清除，仅不到 5% 的持续性感染最终发展为癌前病变和浸润性癌。

发病相关的危险因素包括多个性伴侣、吸烟、性生活过早（<16 岁）、性传播疾病、免疫功能低下或抑制、口服避孕药等因素相关。

【分类】

2020 年 WHO 女性生殖器官肿瘤分类中，按上皮来源分为鳞状上皮和腺体病变。鳞状上皮病变包括低级别鳞状上皮内病变（low - grade squamous intraepithelial lesion，LSIL）和高级别鳞状上皮内病变（high - grade squamous intraepithelial lesion，HSIL）。腺体病变主要是原位腺癌（adenocarcinoma in situ，AIS）。

1. LSIL 也称子宫颈上皮内瘤变（LSIL/CIN Ⅰ），鳞状上皮基底及副基底样细胞增生，细胞核极性轻度紊乱，有轻度异型性，核分裂象少，局限于上皮下 1/3。P16 染色阴性或在上皮内散在点状阳性。

2. HSIL 包括 HSIL（CIN Ⅱ）和 HSIL（CIN Ⅲ），细胞核极性紊乱，核浆比例增加，核分裂象增多，异型细胞扩展到上皮下 2/3 层甚至全层。免疫组化 P16 呈强而弥漫的片状染色。

3. AIS HPV 相关性原位腺癌多见，主要为 HPV18 和 HPV16，常与 HSIL 同时存在。病变主要位于子宫颈管，累及子宫颈表面上皮和腺体，仍有正常小叶结构。AIS 是子宫颈腺癌的癌前病变，如不治疗，有进展为浸润性腺癌的风险。

【护理评估】

（一）健康史

询问患者的月经史、婚育史、性生活史，既往有无慢性子宫颈炎病史及其诊疗经过等。了解患者有无接触性出血，老年患者是否有绝经后的阴道流血情况。

（二）身体状况

1. 症状 无特殊症状。偶有阴道排液增多，伴或不伴臭味。也可在性生活或妇科检查后发生接触性出血，老年患者可表现为绝经后阴道流血。

2. 体征 子宫颈可光滑，或仅见局部红斑、白色上皮，或子宫颈糜烂样表现，未见明显病灶。

（三）辅助检查

采用"三阶梯式"检查流程：宫颈细胞学检查和（或）HPV 检测、阴道镜检查、子宫颈活组织检查。子宫颈细胞学检查是用于 <25 岁女性的初筛，也可单独或与 HPV 检测联合用于≥25 岁女性的筛查，以及 HPV 初筛阳性人群的分流。阴道镜检查是子宫颈上皮内病变及早期子宫颈癌诊断的重要步骤，可明确病变部位并指导活检和治疗。确诊依靠组织病理学检查。

（四）心理 - 社会支持状况

子宫颈上皮内病变患者是子宫颈癌的高危人群，由于人们对癌症的恐慌，使患者自诊断起就承受着沉重的心理负担，恐惧、焦虑或抑郁状态影响着患者的生活质量，也给其家庭成员带来不同程度的心理压力。

【常见护理诊断/问题】

1. 焦虑 与子宫颈上皮内病变的确诊有关。

2. 恐惧 与可能的预后不良有关。

3. 知识缺乏 缺乏子宫颈上皮内病变的相关知识。

【护理目标】

1. 患者焦虑消失或减轻，以积极的心态正确面对疾病。

2. 患者相信子宫颈上皮内病变早诊、早治，预后良好。

3. 患者了解子宫颈上皮内病变有关的预防、诊治及保健知识。

【护理措施】

1. 一般护理 给患者提供安静舒适的休息环境，合理饮食，协助患者保持局部清洁卫生。

2. 治疗配合 治疗原则：综合疾病情况（如 SIL 级别、部位、范围，HPV 检测）、患者状况（年龄、有无合并其他手术指征、生育要求）、技术因素和随访条件等因素制订个体化的治疗方案。

（1）LSIL 约 60% 会自然消退，细胞学检查为 LSIL 及以下者可仅观察随访。在随访过程中病变发展或持续存在两年者宜进行治疗。

（2）HSIL 及 AIS 建议行子宫颈锥切术，手术时间应选择在月经干净后 3~7 天内，做好围手术期护理。经子宫颈锥切术后确诊，可行全子宫切除术，若有生育需求，手术切缘阴性的患者可随访观察。

3. 心理护理 理解患者心理顾虑，做好疾病相关知识的解释工作，使之认识到早诊、早治有利于改善子宫颈上皮内病变预后，增强治愈的信心。

4. 健康指导

（1）出院宣教 子宫颈锥切术后遵医嘱复查，2 个月内禁性生活及盆浴。如阴道流血量增多，及时就诊。

（2）开展性卫生教育　提倡健康性生活，积极防治 HPV 感染和性传播疾病。

（3）做好普查工作　对于有性生活的女性开展宫颈细胞学和 HPV 联合筛查，有接触性出血或绝经后有阴道出血者应及时就诊，有利于及早发现并治疗子宫颈上皮内病变，预防子宫颈癌的发生。

【护理评价】

通过治疗与护理，患者是否：①情绪稳定，焦虑减轻；②治愈疾病的信心增加；③能陈述疾病的病因、预防及治疗配合的相关知识。

二、子宫颈癌

▶▶ 情境导入 ◢◢

情境：患者，女，42 岁，近 1 个月，性生活后出现阴道少量流血，阴道分泌物稀薄如水样来院就诊。平素月经周期规律，经期、经量正常。妇科检查：外阴已婚经产型；阴道通畅，有血迹；宫颈下唇见菜花样肿物，触之易出血，子宫大小正常，活动良，宫旁无明显增厚；双附件区未扪及包块。宫颈活组织检查确诊为子宫颈癌，收入院。患者得知检查结果，内心焦虑不安。

思考：1. 子宫颈癌常见病因有哪些？

　　　2. 患者主要存在哪些护理问题？怎样实施护理？

子宫颈癌（cervical cancer）是我国最常见的妇科恶性肿瘤。高发年龄为 50～55 岁，近年来，子宫颈癌有年轻化倾向。由于防癌宣传的广泛开展和子宫颈细胞学筛查的普遍应用，使子宫颈癌和癌前病变得以早期诊断和早期治疗，有效地控制了子宫颈癌的发生、发展，子宫颈癌的死亡率明显下降。

【病因】

高危型 HPV 持续感染是子宫颈癌主要病因，其他高危因素包括多个性伴侣、免疫功能低下、吸烟、口服避孕药和营养不良等。

【组织发生和发展】

子宫颈的转化区为子宫颈癌好发部位。随着子宫颈上皮内病变的继续发展，突破上皮下基底膜，浸润间质，形成子宫颈浸润癌。

【病理】

1. 浸润性鳞状细胞癌　占子宫颈癌的 75%～85%。

（1）巨检　微小浸润性鳞状细胞癌肉眼观察无明显异常，或类似子宫颈柱状上皮异位。随病变发展，可形成 4 种类型（图 3 - 1）

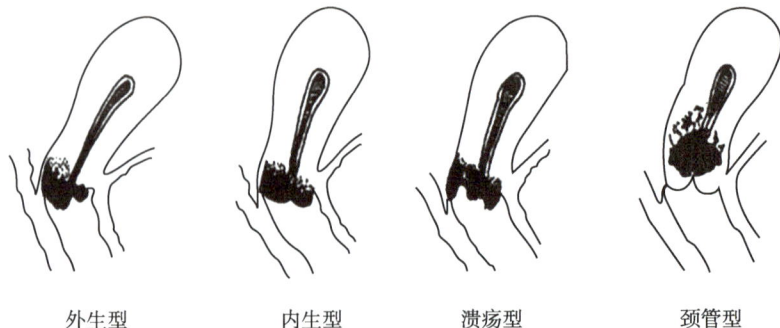

外生型　　　内生型　　　溃疡型　　　颈管型

图 3 - 1　子宫颈癌类型（巨检）

1）外生型 最常见，癌灶向外生长，如乳头状或菜花样，质脆，触之易出血。常累及阴道。

2）内生型 癌灶向子宫颈深部组织浸润，子宫颈肥大如桶状，质硬，子宫颈表面光滑或仅有柱状上皮异位，常累及宫旁组织。

3）溃疡型 上述两型癌组织继续发展合并感染坏死，脱落后形成溃疡或空洞，火山口状。

4）颈管型 癌灶发生于颈管内，常侵入子宫颈管和子宫峡部供血层，并转移至盆腔淋巴结。

（2）显微镜检

1）微小浸润性鳞状细胞癌 指在 HSIL（CIN3）基础上镜检发现小滴状或锯齿状癌细胞团突破基底膜，浸润间质。

2）浸润性鳞状细胞癌 癌灶浸润间质的范围已超过微小浸润癌，多呈网状或团块浸润间质。

2. 腺癌 近年子宫颈腺癌的发生率有上升趋势，占子宫颈癌的 15%～20%。来自子宫颈管内，浸润管壁；或自子宫颈管内向子宫颈外口突出生长，常侵犯宫旁组织。组织学类型主要有普通型宫颈腺癌和黏液性腺癌两种。

3. 其他 少见类型如腺鳞癌、腺样基底细胞癌、绒毛状管状腺癌、内膜样癌等上皮性癌、神经内分泌肿瘤和间叶性肿瘤等。

【转移途径】

以直接蔓延和淋巴转移为主。其中直接蔓延最常见，癌组织向邻近器官及组织扩散，常向下累及阴道壁，向两侧扩散直至骨盆壁，极少向上累及宫腔。晚期可向前、后蔓延侵及膀胱或直肠。血行转移很少见，多发生在晚期，可转移至肺、肝或骨骼等处。

【临床分期】

子宫颈癌的临床分期采用国际妇产科联盟（FIGO，2018 年）的临床分期标准（表 3－1）。初治患者手术前后的分期可以改变，复发、转移时不再分期（图 3－2）。

表 3－1 子宫颈癌临床分期（FIGO，2018 年）

分期	描述
Ⅰ期	癌灶局限在子宫颈（包括累及子宫体）
ⅠA	镜下浸润癌，最大间质浸润深度≤5mm[a]
ⅠA1	间质浸润深度≤3mm
ⅠA2	间质浸润深度＞3mm，但≤5mm
ⅠB	癌灶局限于子宫颈，间质浸润深度＞5mm（超过ⅠA期）[b]
ⅠB1	癌灶浸润深度＞5mm，最大径线≤2cm
ⅠB2	癌灶最大径线＞2cm，但≤4cm
ⅠB3	癌灶最大经线＞4cm
Ⅱ期	癌灶已超出子宫，但未达阴道下 1/3 或骨盆壁
ⅡA	癌灶累及阴道上 2/3，无子宫旁受累
ⅡA1	癌灶最大经线≤4cm
ⅡA2	癌灶最大经线＞4cm
ⅡB	有子宫旁受累，但未达骨盆壁
Ⅲ期	癌灶累及阴道下 1/3 和（或）扩展到骨盆壁和（或）导致肾盂积水或无功能肾和（或）累及盆腔和（或）主动脉旁淋巴结
ⅢA	癌灶累及阴道下 1/3，但未达到骨盆壁
ⅢB	癌灶已达到骨盆壁和（或）导致肾盂积水或无功能肾（除外已知其他原因）
ⅢC	不论肿瘤大小和扩散范围，癌灶累及盆腔和（或）主动脉旁淋巴结（标注明 r 或 p）[c]

续表

分期	描述
ⅢC1	仅盆腔淋巴结转移
ⅢC2	腹主动脉旁淋巴结转移
Ⅳ期	癌灶浸润膀胱黏膜或直肠黏膜（活检证实）和（或）超出真骨盆（泡状水肿不属于Ⅳ期）
ⅣA	癌灶侵袭邻近盆腔器官
ⅣB	癌灶扩散至远处器官

注：当有疑问时，应归入较低的分期。[a]所有分期均可用影像学和病理学资料来补充临床表现，评估肿瘤大小和扩散程度，形成最终分期。[b]淋巴脉管间隙浸润不改变分期。浸润宽度不再作为分期标准。[c]对用于诊断ⅢC期的证据，需注明所采用的方法是 r（影像学）还是 p（病理学）。例：若影像学显示盆腔淋巴结转移，分期为ⅢC1r；若经病理证实，分期为ⅢC1p。所采用的影像学类型或病理技术需始终注明。

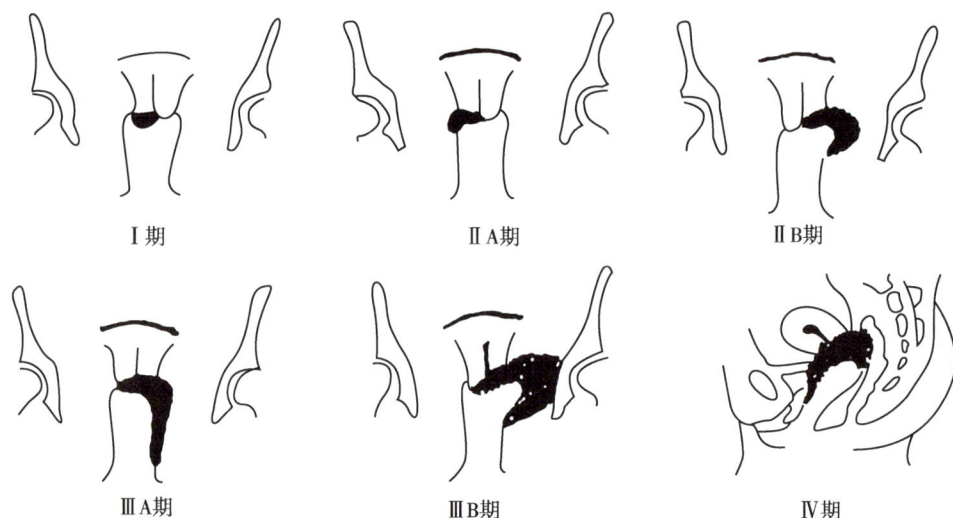

图 3-2　子宫颈癌临床分期示意图

【护理评估】

（一）健康史

询问患者的婚育史、性生活史、性伴侣健康状况，有无性传播疾病，有无吸烟史等子宫颈癌发生危险因素。详细记录既往妇科检查和子宫颈细胞学检查的结果和处理经过。了解患者有无子宫颈上皮内病变的病史，治疗经过及治疗效果。评估阴道流血情况，有无接触性阴道出血或阴道不规则流血。

（二）身体状况

早期子宫颈癌患者一般无自觉症状，也无明显体征，患者多因子宫颈细胞学检查结果异常就诊。随病程进展，子宫颈癌患者可出现如下表现。

1. 症状

（1）阴道流血　常表现为接触性出血，即性生活后或妇科检查后出血；部分患者可表现为经期延长、经量增多等；老年患者常表现为绝经后不规则阴道流血。患者若合并妊娠，常因阴道流血就医。阴道出血量的多少视病灶大小、侵入间质内血管情况而定。若侵蚀大血管可引起大出血。一般外生型癌出血较早，量多；内生型癌出血较晚。

（2）阴道分泌物增多　患者阴道分泌物增多，白色或血性，稀薄如水样或米泔样，伴腥臭。晚期癌组织发生坏死继发感染时则出现大量脓性或米汤样恶臭味阴道分泌物。

（3）疼痛　多见于晚期患者。累及或压迫神经时可出现顽固性疼痛。

（4）其他 根据癌灶累及范围可引起不同的继发症状，如尿频、尿急、肛门坠胀、里急后重、下肢肿痛等症状，严重可致输尿管梗阻、肾盂积水及尿毒症。晚期患者可出现贫血、恶病质等全身衰竭症状。

2. 体征 早期无明显症状，子宫颈光滑或呈糜烂样改变。随病灶的发展可出现不同体征。

（1）子宫颈 外生型可见子宫颈赘生物向外生长，呈息肉状或乳头状突起，合并感染时表面覆盖灰白色渗出物，触之易出血；内生型则表现为子宫颈肥大、质硬，子宫颈管膨大如桶状；癌组织坏死脱落时，子宫颈表面形成凹陷性溃疡或被空洞替代，有恶臭。

（2）子宫体 一般大小正常。

（3）阴道和宫旁组织 癌灶浸润阴道壁时，阴道局部可见赘生物或阴道壁变硬；浸润宫旁组织，可致子宫颈组织增厚呈结节状或形成"冰冻骨盆"。

（三）辅助检查

1. 子宫颈细胞学检查 是子宫颈上皮内病变和早期子宫颈癌筛查的基本方法，也是诊断的必须步骤。筛查应在性生活开始 3 年后开始，或 21 岁以后开始，并定期复查。目前推荐使用 TBS（the bethesda system）分类系统。

2. HPV 检测 该检测相对于细胞学检查其敏感度较高，特异性较低。可与细胞学检查联合应用于 25 岁以上女性的子宫颈癌筛查。

3. 阴道镜检查 筛查有发现异常，如子宫颈细胞学检查 LSIL 及以上或意义未明的不典型鳞状细胞（ASCUS）伴高危型 HPV 阳性、HPV16 或 HPV18 型阳性者，阴道镜下选择可疑部位进行子宫颈活组织检查，以提高诊断准确率。

4. 子宫颈活组织检查 组织学病理检查是确诊依据。在肉眼可疑病灶或选择子宫颈鳞－柱状交界部的 3、6、9、12 点处或在碘试验不染色区取材，早期病例最好在阴道镜指导下取材做病理检查。若需要了解子宫颈管的病变情况，应行子宫颈管搔刮术。

5. 子宫颈锥切术 当子宫颈细胞学检查多次为阳性，而子宫颈活检为阴性时；活检为 HSIL，不能排除浸润癌时；早期浸润癌但不能确定浸润范围时，应做子宫颈锥切手术行病理检查以确诊。

（四）心理－社会支持状况

子宫颈癌确诊初期，患者会感到震惊和恐惧，害怕疼痛，担心死亡。继而会经历否认、愤怒、忧郁、接受等心理反应阶段。患者家属的关心和支持对缓解压力、配合治疗起着至关重要的作用。

【常见护理诊断/问题】

1. 恐惧 与确诊子宫颈癌需要手术治疗、担心疾病预后有关。

2. 知识缺乏 缺乏有关疾病及其治疗的相关知识。

3. 营养失调 低于机体需要量与癌肿慢性消耗有关。

4. 排尿障碍 与手术涉及范围广，影响膀胱正常张力有关。

5. 有感染的危险 与阴道流血、阴道分泌物、手术操作及留置尿管有关。

【护理目标】

1. 患者情绪稳定，焦虑、恐惧缓解，能够配合治疗和护理。

2. 患者了解所患疾病的基本知识和治疗结果。

3. 患者日常营养供给能满足机体需要。

4. 患者恢复正常排尿功能，适应术后生活方式。

5. 患者体温正常，阴道分泌物无臭味。

【护理措施】 微课1

1. 一般护理

（1）休息与活动　给患者提供安静舒适的环境，注意室内空气流通。指导患者卧床期间进行适当的肢体活动，预防压疮、深静脉血栓、坠积性肺炎等并发症的发生。

（2）饮食与营养支持　评估患者身体状况、饮食习惯和对合理膳食摄入的认知程度，协助患者和家属制订合适的饮食计划。必要时联系营养师，给予专业指导，制订多样化食谱以满足患者的需求。患者有贫血者及时给予治疗，改善和纠正贫血状态。

（3）预防感染　协助患者保持局部清洁卫生，每日用消毒棉球擦洗外阴2～3次，经常换会阴垫，协助患者取半卧位。出血期间禁止盆浴和性生活。严密观察体温、腹痛、伤口、阴道出血及分泌物性状与气味、白细胞计数和分类情况等，如有感染征象，应及时联系医师并按医嘱给予处理。

2. 治疗配合　子宫颈癌的治疗应根据临床分期、患者年龄、生育要求、全身状况和医疗条件等因素制定个体化的治疗方案。治疗原则：手术和放疗为主、化疗为辅的综合治疗方案。

（1）手术治疗患者的护理　主要适用于早期子宫颈癌（ⅠA～ⅡA1期）患者，手术优点是年轻患者可保留卵巢及阴道功能。手术治疗护理参见相关章节（妇科手术患者的护理）。

1）术前准备　①阴道准备充分，为防止病原体至阴道侵入手术部位，术前3天需消毒宫颈和阴道，每日1～2次，动作轻柔，以免损伤质脆的肿瘤组织导致大出血。有活动性出血的患者，需要消毒纱条填塞止血，并认真交班、按医嘱及时取出或更换。②教会患者进行肛门、阴道肌肉的缩紧与舒张练习，以促进术后盆底功能的恢复。③训练患者床上翻身及四肢活动，预防术后血栓形成，并强调术后早期下床活动的意义，以利于康复。④手术前认真做好清洁灌肠，保证肠道呈清洁、空虚状态。

2）术后护理　①子宫颈癌根治术涉及范围广，有可能损伤支配膀胱的神经组织或输尿管，术后尿量观察极为重要，留置尿管者，每小时观察尿量至正常后2小时，每小时尿量至少50ml以上。术后一般尿管保留时间达7～14天。留置尿管期间应保持外阴部清洁，加强会阴护理，预防感染发生。留置尿管期间鼓励患者多饮水。拔管后应鼓励患者1～2小时排尿1次，并观察和记录尿量，如不能自解应及时处理，必要时重新留置尿管；拔管后4～6小时导残余尿量，若超过100ml者则需继续留置尿管。也可行超声监测残余尿，以判断膀胱功能恢复情况。②注意阴道有无出血，颜色及量，及时更换会阴垫，如发现渗血多，及时报告医师。③有阴道引流或腹腔引流管，应注意引流液的颜色、性质及量，引流管是否折曲。

（2）放疗患者的护理　放射治疗（简称放疗）是子宫颈癌的基本治疗方法之一，放疗分腔内放疗和体外照射两种。

1）放疗前的护理　①心理准备：多数患者对"放疗"知识了解甚少，在治疗前应向患者及其家属介绍放疗的目的、方法，治疗中需要患者配合的注意事项，及放疗后可能发生的并发症，使患者做好心理准备，配合治疗。②完善各项检查：确定白细胞计数和血小板正常者方可治疗，放疗期间遵医嘱完成有关化验检查，发现异常及时报告医师。③治疗前嘱患者排空大小便，根据治疗方案酌情留置尿管。

2）放疗期间的护理　①放疗全身反应护理：放疗后2～3周，患者可出现头晕、乏力、食欲减退、恶心、呕吐等，及时给予对症处理，指导其合理饮食起居。②放射野皮肤护理：皮肤损伤是放疗中最常见的并发症。患者出现皮肤红斑、痒、干性脱皮，部分可出现皮肤水疱、表皮剥脱、渗液及溃烂等放射性皮炎的表现。放疗期间放射野皮肤保护非常重要。须选用全棉柔软宽松内衣，修剪指甲，保持放射野皮肤清洁干燥，清洁时使用柔软毛巾温水轻轻沾洗，避免肥皂擦洗和搔抓摩擦刺激，皮肤脱屑忌用手剥撕，禁贴胶布，避免冷热刺激。③阴道冲洗护理：阴道冲洗可减轻阴道黏膜充血、水肿并清除阴道坏死组织，防止感染和粘连，减轻放疗反应，每日行阴道冲洗 1 次。④放射性直肠炎和放射性膀胱炎护理：密切观察病情，注意有无腹痛、腹泻、血尿及泌尿道刺激症状，及时送检标本。指导患者多饮水，防止尿路感染。出现直肠反应的患者，应特别注意饮食，进少渣半流质饮食，减轻对直肠的刺激及损伤，并加强肛周护理。

（3）全身治疗　包括全身化疗和靶向治疗、免疫治疗。

化疗主要适用于晚期、复发转移和根治性同期放化疗患者，也可用于手术前后的辅助治疗。常用抗癌药物有顺铂、卡铂、紫杉醇、拓扑替康等。

护士应了解各种化疗药的作用及毒性，并提前向患者做好解释；安全用药，选择合适静脉，注射过程中严防药物外渗；密切观察和发现化疗的毒副反应，并及时处理。

3. 心理护理　建立良好的护患关系，认真倾听患者及家属的心声，全面评估患者及其家属的心理状况。设身处地为患者着想，理解、关心和鼓励患者。为患者介绍疾病的有关知识，强调早诊、早治的好处，介绍各种诊疗过程中可能出现的不适及有效的应对措施，全面的健康教育和心理卫生教育有利于减轻患者的焦虑和恐惧；将康复的病友介绍给患者，分享感受，使其对疾病的预后充满信心，以积极的心态接受各种诊疗方案。

4. 健康指导

（1）普及防癌知识　开展预防子宫颈癌知识宣教，建立健康的生活方式，避免高危因素，宣传三级预防理念。①一级预防：推广 HPV 预防性疫苗接种，通过阻断 HPV 感染预防子宫颈癌的发生。②二级预防：普及、规范子宫颈癌筛查，早期发现子宫颈上皮内病变。③三级预防：及时治疗高级别病变，阻断子宫颈浸润癌的发生。

（2）出院宣教　提供术后生活方式及饮食指导，指导患者适当增加活动强度。患者性生活的恢复应依据术后复查情况而定，一般术后 3 个月可恢复性生活，以防阴道狭窄和粘连。

（3）定期随访　对出院患者说明认真随访的重要性，遵医嘱按时复查及坚持治疗。治疗后 2 年内应每 3~6 个月复查 1 次；3~5 年内每 6 个月复查 1 次；第 6 年开始每年复查 1 次。随访内容包括妇科检查、阴道脱落细胞学检查、胸部 X 线摄片、血常规及子宫颈鳞状细胞癌抗原（SCCA）、超声、CT 或磁共振等。出院期间出现下腹痛、阴道流血或异常分泌物、尿频或突发性血尿、大便伴脓血及发热等症状应及时就诊。

【护理评价】

通过治疗与护理，患者是否：①情绪稳定，恐惧感减轻；②能陈述疾病的病因及治疗配合的相关知识；③合理饮食满足机体营养需求；④膀胱功能恢复，能正常排尿，适应术后生活；⑤治疗期间无感染发生。

知识链接

HPV 疫苗与预防子宫颈癌

HPV 感染在人群中非常普遍，对人健康影响较大的是高危型 HPV 感染，全球 70% 的子宫颈癌是由高危型的 HPV16 型、HPV18 型引起，剩余近 30% 的子宫颈癌是由其他高危型别的 HPV 引起的，如 HPV31、33、45、52 和 58 型等。但不同国家、不同高危型别的感染率不同。接种 HPV 疫苗可以实现子宫颈癌的一级预防。

疫苗接种不能取代常规子宫颈癌筛查，也不能取代预防 HPV 感染和性传播疾病的其他措施。因此，常规进行子宫颈癌筛查仍然极为重要。

第三节　子宫肿瘤

PPT

情境导入

情境：患者，女，已婚，因"月经量增多3年，发现下腹包块1天"就诊。自述近3年来月经量明显增多，有血块，经期较之前延长1~2天，无痛经。无明显头晕、嘴唇苍白现象。白带增多，无明显异味。未进行诊治。昨日晨起触到下腹部拳头大小包块，无明显压痛，遂来就诊。体检：子宫前位，活动度好，无明显压痛。宫体约妊娠3月大小，宫体表面光滑、有凸起，质硬。初步诊断子宫肌瘤。

思考：1. 目前患者主要的护理问题有哪些？

　　　2. 针对患者的病情，护士要采取哪些护理措施？

子宫肿瘤有良性和恶性之分，常见的良性肿瘤有子宫肌瘤，常见的恶性肿瘤有子宫内膜癌和子宫肉瘤。

一、子宫肌瘤 微课2

子宫肌瘤（uterine myoma）是女性生殖系统最常见的良性肿瘤，由增生的平滑肌细胞和结缔组织所组成。以30~50岁妇女多见。据统计，至少20%育龄妇女有子宫肌瘤，因肌瘤多无或少有症状，临床报道发病率远低于真实发病率。

【病因】

确切病因尚不明了。好发于生育期女性，青春期前少见，绝经后萎缩或消退。临床调查和实验资料提示肌瘤的发生、生长与女性性激素相关，肌瘤组织局部对雌激素的高敏感性是肌瘤发生的重要因素之一，孕激素有促进肌瘤有丝分裂活动、刺激生长的作用。细胞遗传学研究显示部分病例存在细胞遗传学的异常。

【病理】

1. 巨检　肌瘤多为实质性球形结节，表面光滑，质地较子宫肌层硬，周围受压的子宫肌壁纤维形成假包膜，肌瘤与周围组织分界清楚易剥离。肌瘤的颜色和硬度与纤维组织多少有关。肌瘤数目多少不定，大小不一。

2. 镜检　子宫肌瘤由梭形平滑肌细胞与其间不等量的纤维结缔组织相互交叉组成，呈漩涡状，细胞大小比较均匀，呈卵圆形或杆状，核染色较深。

【分类】

1. 依肌瘤生长部位　分为宫体肌瘤（90%）和宫颈肌瘤（10%）。

2. 依肌瘤与子宫肌壁的关系　分为以下3类（图3-3）。

（1）肌壁间肌瘤（intramural myoma）　最常见，占总数的60%~70%。肌瘤位于子宫肌层内，周围均被肌层包围。

（2）浆膜下肌瘤（sub serous myoma）　较常见，占20%。肌瘤向子宫浆膜面方向生长，大部分突起于子宫表面，肌瘤表面由子宫浆膜覆盖。如肌瘤基底部形成蒂与子宫相连时，称为带蒂浆膜下肌瘤。蒂部血管供应肌瘤营养，若供血不足肌瘤易变性坏死；若蒂部发生扭转断裂，肌瘤可脱落，形成游离性肌瘤。若从子宫体侧壁向宫旁生长突出于阔韧带两叶间，即形成阔韧带肌瘤。

（3）黏膜下肌瘤（submucous myoma）　占 10%～15%。肌瘤向子宫黏膜方向生长，突出于宫腔，肌瘤表面仅覆盖子宫黏膜层。子宫腔因肌瘤存在而变形增大，而子宫外形可无明显变化。黏膜下肌瘤易形成蒂，子宫有排异倾向，犹如异物生长的黏膜下肌瘤常引起子宫收缩，将其挤出宫腔，当蒂较长时，肌瘤可堵塞宫颈或突入阴道。

子宫肌瘤常为多个，各种类型的肌瘤发生于同一子宫，称为多发性子宫肌瘤。

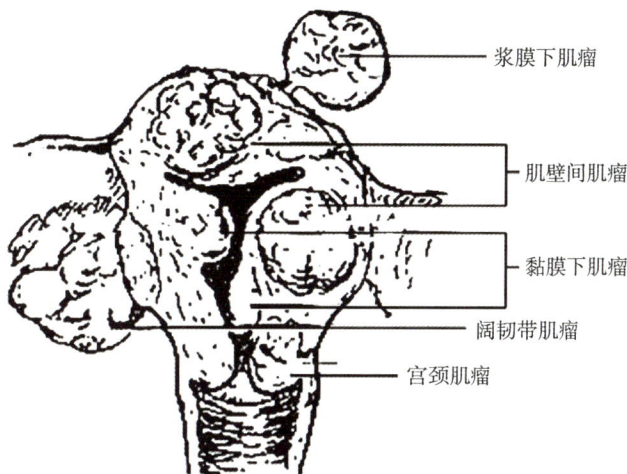

图 3-3　子宫肌瘤分类

3. 按 FIGO 分类　分为 0～8 型：0 型，黏膜下肌瘤，完全突出于子宫腔内（有蒂）；Ⅰ型，黏膜下肌瘤，不足 50% 的瘤体位于子宫肌层内（无蒂）；Ⅱ型，黏膜下肌瘤，大于（或含）50% 的瘤体位于子宫肌层内；Ⅲ型，肌壁间肌瘤，靠近子宫腔；Ⅳ型，肌壁间肌瘤，靠近浆膜层；Ⅴ型，浆膜下肌瘤，大于（或含）50% 的瘤体位于子宫肌层内；Ⅵ型，浆膜下肌瘤，不足 50% 的瘤体位于子宫肌层内；Ⅶ型，浆膜下肌瘤（有蒂）；Ⅷ型，其他特殊类型，如子宫颈肌瘤、寄生肌瘤等。

【肌瘤变性】

肌瘤变性是肌瘤失去原有的典型结构，常见的变性如下。

1. 玻璃样变　又称透明样变，最常见。切面漩涡状结构消失，代之以均质透明状物。镜下见变性区肌细胞消失，为均匀透明的无结构区。

2. 囊性变　继发于玻璃样变，组织坏死液化所形成。肌瘤内出现大小不等的囊腔，可为单房或多房，内含清亮液体或胶冻状物。镜检囊腔内壁无上皮覆盖。

3. 红色变性　多发生于妊娠期或产褥期，肌瘤体积迅速增大。肌瘤剖面呈暗红色，质软，腥臭味，漩涡状结构消失。镜检可见瘤组织水肿和广泛出血，有小血栓形成。患者可有剧烈腹痛伴恶心、呕吐、发热，白细胞计数升高。

4. 钙化　常在脂肪变性后进一步分解为三酰甘油，与钙盐结合，沉积在肌瘤内。X 线摄片可见钙化影。

5. 肉瘤样变　较少见，发生率低于 1%。多见于绝经后肌瘤伴疼痛、出血的患者。绝经后肌瘤继续增大，应警惕肌瘤恶变的可能。

【护理评估】

（一）健康史

询问患者的年龄、月经史、生育史，有无长期使用雌、孕激素类药物，既往有无生殖系统或其他系统疾病及治疗情况，有无子宫肌瘤的家族史。了解患者诊治经过及病情变化等。

（二）身体状况

1. 症状　许多患者并无明显的症状，仅在体检时偶然发现。子宫肌瘤的症状与肌瘤部位、大小、生长速度及有无变性有关，与肌瘤数目关系不大。

（1）经量增多及经期延长　月经改变是子宫肌瘤患者最常见的症状。不同部位和大小的肌瘤常有不同的月经改变形式。浆膜下肌瘤、肌壁间小肌瘤常无明显月经改变；大的肌壁间肌瘤和黏膜下肌瘤因使宫腔增大、内膜面积增加，并影响子宫收缩，导致经期延长、经量增多及不规则阴道流血等；黏膜下肌瘤伴坏死、溃疡或感染时，可有不规则阴道流血或脓血性排液等。

（2）下腹包块　肌瘤增大使子宫超过3个月妊娠大小，较易从腹部触及。肿块居下腹正中部位，实性、可活动、无压痛、生长缓慢。黏膜下肌瘤可能从子宫颈脱入阴道，表现为子宫颈外口或阴道口脱出肿物。

（3）白带增多　肌瘤使宫腔面积增大，内膜腺体分泌增多，并伴有盆腔充血，患者常表现白带增多；黏膜下肌瘤若脱出于阴道内，易发生感染、坏死产生大量脓血性伴臭味的阴道排液。

（4）压迫症状　不同部位的肌瘤可引起相应邻近器官的受压症状。压迫泌尿系统出现尿频、排尿障碍和尿潴留等；压迫直肠可导致排便困难；若压迫输尿管可引起输尿管扩张甚至肾盂积水。

（5）不孕或流产　子宫肌瘤可能影响精子进入宫腔或压迫输卵管使之扭曲而影响精卵结合或输送；宫腔变形还可妨碍受精卵着床，造成不孕或流产。患者有时因此就诊而发现子宫肌瘤。

（6）腹痛　常见下腹坠胀、腰酸背痛，经期加重；若带蒂的浆膜下肌瘤发生蒂扭转时会出现急性腹痛；肌瘤红色变时腹痛剧烈且伴发热。

（7）继发性贫血　患者长期经量过多可导致不同程度的继发性贫血，出现乏力、心悸等症状。

2. 体征　与肌瘤大小、位置、数目以及有无变性有关。肌瘤较大超出盆腔时，可于下腹部扪及质地较硬、不规则结节状包块。妇科检查：子宫不规则或均匀增大，无压痛；黏膜下肌瘤脱出于宫颈外口者，窥器检查可见宫颈口或阴道内有肿物，呈红色，表面光滑，宫颈四周边缘清楚；若伴感染则表面有渗出液覆盖或溃疡形成，排液伴臭味。

（三）辅助检查

常用超声检查，能区分子宫肌瘤与其他盆腔肿块。MRI可明确肌瘤大小、位置及数目，也可选择子宫输卵管碘油造影、宫腔镜及腹腔镜等协助诊断。

（四）心理-社会支持状况

患者和家属对疾病诊断的反应，会因文化程度、生育要求、症状轻重以及对疾病知识了解程度不同而异。患者担心肌瘤恶变而忧心忡忡，或为选择治疗方案而显得焦虑与无助，或担心切除子宫会使女性性征丧失，失去其在配偶心目中的良好形象，影响夫妻生活。家属对疾病的态度常会影响患者的言行及心理。

【常见护理诊断/问题】

1. 焦虑　与担心预后和治疗对家庭的影响有关。

2. 知识缺乏　缺乏有关疾病及其治疗的相关知识。

3. 营养失调：低于机体需要量　与月经改变和长期出血有关。

【护理目标】

1. 患者情绪稳定，焦虑消失或减轻。能主动与医护人员配合完成治疗。

2. 患者能陈述子宫肌瘤的相关知识。

3. 患者贫血被及时纠正，营养状况改善。

【护理措施】

1. 一般护理　为患者提供安静、舒适的休息环境，保持充足的睡眠。加强营养，给予高热量、高蛋白、高维生素及富含铁的饮食，提高机体抵抗力。保持会阴清洁干燥，每日消毒棉球擦洗会阴两次。

2. 治疗配合　治疗原则是根据患者的年龄、症状、有无生育要求及肌瘤的部位、大小、数目等综合考虑，确定个性化的治疗方案。目前主要的处理方式包括随访观察、药物治疗和手术治疗等。

（1）随访观察患者的护理　对无症状尤其近绝经年龄患者，肌瘤多可自然萎缩或逐渐消失。告知患者每 3~6 个月随访一次，随访期间注意监测肌瘤情况，询问患者症状的变化，若发现肌瘤增大或症状明显，积极配合医师做相应处理。

（2）药物治疗患者的护理　药物治疗主要用于减轻症状、术前缩小肌瘤体积、有手术禁忌或无手术意愿的患者，使用前需排除药物禁忌证。常用药物有减轻症状的性激素类药物、止血药，及减少肌瘤体积的药物。遵医嘱给予药物治疗，监护激素使用的剂量和使用效果，注意观察副反应，如促性腺激素释放激素类似物亮丙瑞林，用药 6 个月以上可产生绝经综合征、骨质疏松等副反应。

（3）手术治疗患者的护理　症状明显经保守治疗无效者、疑有恶变者、肌瘤导致不孕或反复流产等情况需手术治疗。希望保留生育能力的患者可行肌瘤切除术。无须保留生育能力的患者可行子宫切除术。手术可经腹、经阴道或宫腔镜及腹腔镜下手术。遵医嘱做好术前准备和术后护理，术后要特别注意阴道有无出血，出血的量及性质，手术治疗护理参见相关章节（妇科手术患者的护理）。

3. 病情观察

（1）阴道出血　观察患者的面色和监测生命体征，了解有无乏力、头晕、心悸等症状。记录患者阴道出血的时间、量、颜色和性状，正确评估阴道出血量。遵医嘱止血、输血。

（2）腹痛　注意有无腹痛，腹痛部位、程度及性质，是否伴有体温升高征象，有异常及时协助医师处理。

4. 心理护理　详细评估患者和家属对疾病的认知，认真倾听患者和家属的意愿。为患者讲解疾病知识，告知子宫肌瘤是良性病变。对症状重、需手术者，应让患者及家属了解治疗的必要性，消除切除子宫会影响性生活、失去女性特征的错误认识，增强信心，配合治疗。

5. 健康指导

（1）宣传子宫肌瘤的有关知识，指导患者正确使用性激素，增强妇女自我保健意识，定期接受妇科检查，做到预防为主，有病早治。

（2）随访观察治疗者，指导其定期复查，如有出现阴道出血、下腹痛等异常表现应及时就诊，防止恶变，并根据病情变化调整治疗方案。

（3）手术治疗者，1 个月后到门诊复查康复情况，术后 3 个月内禁止性生活，不做重体力劳动。行肌瘤剔除术的病例术后仍有复发机会，因此需告知患者术后还需随诊，遵医嘱避孕。

【护理评价】

通过治疗与护理，患者是否：①情绪稳定，焦虑减轻，有治愈疾病的信心；②积极配合治疗，熟知治疗及随诊流程；③贫血得到纠正，营养状况改善。

▍**知识链接**

海扶刀在子宫肌瘤治疗中的应用

海扶刀（高强度聚焦超声消融术 HIFU）是一种无创热消融治疗技术，利用超声波具有方向性、可穿透性、聚焦性，将体外低能量超声波聚焦在体内肿瘤部位，靶点组织瞬间骤升至 65～100℃，使肿瘤组织发生不可逆的凝固性坏死，同时不损伤焦点外组织。好比一把无形之刀对体内肿瘤进行精准的"热切除"，被消融坏死的肿瘤组织被体内巨噬细胞逐渐吞噬、吸收，体积明显缩小。海扶刀治疗的特点是不损害子宫肌瘤周围的正常组织，保留子宫完整性，不影响卵巢的血液供应及内分泌功能，对盆腔干扰小，可以保留子宫及生育功能，并具有不开刀、不流血、不穿刺、不需要麻醉、痛苦小、治疗时间短、恢复时间快（术后患者观察 2 小时可以下地活动）、避孕时间短（大多治疗后 3～6 个月可以备孕）、可重复治疗等优势。缺点是海扶刀治疗子宫肌瘤无法使病灶完全消失，只能使病灶缩小，自行吸收或者钙化，无法获得病理标本。

二、子宫内膜癌

情境导入

情境：郑女士，61 岁。绝经 10 年，阴道流血 10 天就诊，已在当地医院门诊行诊断性刮宫，病理回报：子宫内膜腺癌。体格检查：生命体征正常，一般情况良好。妇科检查：外阴老年型；阴道通畅，有血迹；宫颈光滑，大小正常；子宫体前位，稍饱满，活动好，无压痛；双附件区未扪及包块。入院诊断：子宫内膜癌。

请思考：1. 子宫内膜癌的高危因素有哪些？

2. 如何运用护理程序对郑女士实施护理？

子宫内膜癌（endometrial carcinoma）是指发生于子宫内膜的一组上皮性恶性肿瘤，以来源于子宫内膜腺体的腺癌为主，平均发病年龄 60 岁，是女性生殖器三大恶性肿瘤之一。近年来，子宫内膜癌全球发病率呈上升趋势，在我国位居妇科恶性肿瘤第二位。

【病因】

子宫内膜癌的确切病因仍不清楚。目前认为子宫内膜癌有两种发病类型。Ⅰ型是雌激素依赖型，长期持续雌激素刺激，缺乏孕激素拮抗，导致子宫内膜增生症，继而癌变。患者较年轻，常伴肥胖、不孕或不育、晚绝经、糖尿病、高血压或伴不排卵性疾病等。此类型肿瘤分化较好，预后较好。Ⅱ型是非雌激素依赖型，发病与雌激素无明显关系，患者多见于老年体瘦妇女，肿瘤恶性度高，分化差，预后不良。5% 的子宫内膜癌还与遗传有关，其中关系最密切的遗传症候群是 Lynch 综合征，也称遗传性非息肉结直肠癌综合征，是一种由错配修复基因突变引起的常染色体显性遗传病，与年轻女性的子宫内膜癌发病有关。

【病理】

1. 巨检

（1）弥散型　子宫内膜大部分或全部为癌组织侵犯，癌灶突向宫腔呈不规则菜花样，较少浸润肌层，晚期可侵犯深肌层或子宫颈。

（2）局灶型　癌灶局限于宫腔某部，多见于宫腔底部或宫角，呈息肉或小菜花状，易出血。极早期很小很浅的癌灶有时可在诊刮时除去。局灶型癌灶易侵犯肌层，晚期可扩散于整个宫腔。

2. 镜检　显微镜下病理类型可分为：子宫内膜样癌、浆液性癌、透明细胞癌、未分化癌、混合性癌、癌肉瘤等。其中子宫内膜样癌最多见（占 80%～90%），根据细胞分化程度或实性成分所占比例分为三级：高分化（G_1）、中分化（G_2）、低分化（G_3），低分化肿瘤的恶性程度高。

【转移途径】

多数子宫内膜癌生长缓慢，病变局限于子宫内膜或宫腔内时间较长。部分特殊病理类型和低分化腺癌可发展很快，短期内出现转移。其主要转移途径是直接蔓延和淋巴转移。当癌灶浸润至深肌层、扩散至子宫颈或癌组织分化不良时，易早期发生淋巴转移。晚期可经血行转移至肺、肝、骨等处。

【分期】

子宫内膜癌分期采用国际妇产科联盟（FIGO，2009）修订的手术 – 病理分期（表 3 – 2）。

表 3 – 2　子宫内膜癌手术 – 病理分期（FIGO，2009）

FIGO 分期	肿瘤范围
Ⅰ 期	肿瘤局限于子宫体
Ⅰ A	肿瘤浸润深度 <1/2 肌层
Ⅰ B	肿瘤浸润深度 ≥1/2 肌层
Ⅱ 期	肿瘤侵犯子宫颈间质，但无宫体外蔓延
Ⅲ 期	肿瘤局部和（或）区域的扩散
Ⅲ A	肿瘤累及子宫浆膜层和（或）附件
Ⅲ B	阴道和（或）宫旁受累
Ⅲ C	盆腔和（或）腹主动脉旁淋巴结转移
Ⅲ C$_1$	盆腔淋巴结阳性
Ⅲ C$_2$	腹主动脉旁淋巴结阳性伴（或不伴）盆腔淋巴结转移
Ⅳ 期	肿瘤侵犯膀胱和（或）直肠黏膜，和（或）有远处转移
Ⅳ A	肿瘤侵犯膀胱和（或）直肠黏膜
Ⅳ B	远处转移，包括腹腔内和（或）腹股沟淋巴结转移

注：腹腔积液细胞学检查阳性应单独报告，并不改变分期。

【护理评估】

（一）健康史

根据子宫内膜癌的特点，重点询问有无子宫内膜癌的高危因素，如患者年龄、肥胖程度、婚育史、绝经情况，有无长期持续应用雌激素治疗及其用药情况，有无糖尿病、高血压等病史，有无癌家族史。了解发病经过、诊治过程及目前机体状态等。

（二）身体状况

1. 症状　子宫内膜癌患者早期无明显症状，病程较长，发生转移较晚，病情发展如下。

（1）阴道流血　绝经后阴道流血是本病最突出的症状，90% 以上患者有阴道流血症状。尚未绝经者常表现为月经量增多，经期延长或月经紊乱。

（2）阴道排液　多为浆液性或血性阴道排液，合并感染者则有脓性或脓血性排液，有恶臭。部分患者因此而就诊。

（3）疼痛　当癌灶在子宫下段或侵犯子宫颈管时，可能因引流不畅，形成宫腔积脓，出现下腹胀痛及痉挛性疼痛。病变晚期，肿瘤浸润周围组织或压迫神经丛，可引起持续下腹、腰骶部及下肢疼痛。

（4）其他　晚期癌症患者常表现为消瘦、贫血、恶病质等。

2. 体征

（1）全身体检　注意有无贫血、淋巴结肿大、静脉血栓形成，有无糖尿病、高血压、肥胖等。

（2）妇科检查　早期多无异常发现。随病情发展，可有子宫增大；偶见癌组织自子宫颈口脱出，质脆，触之易出血；合并宫腔积脓时可有明显触痛；癌灶向周围组织浸润时，子宫固定或在宫旁可扪及不规则结节状物。

（三）辅助检查

1. 超声检查　经阴道超声检查可了解子宫大小、宫腔占位和子宫肌层的关系、内膜厚度、附件肿物大小及性质，结合对于血流的观察有助于子宫内膜癌的诊断，为最常用的无创辅助检查方法。

2. 活组织病理检查　确诊依据为组织学检查。①诊断性刮宫：是常用且有价值的诊断方法。行分段诊刮以同时了解宫腔和宫颈的情况。②宫腔镜检查：可直视宫腔和宫颈管内病灶生长情况，并可对可疑部位进行组织活检，避免常规诊刮的漏诊，提高宫腔内膜病变诊断的准确性。

3. 其他　还可结合细胞学检查、淋巴造影、CT、MRI 及血清 CA125 检查以助诊断。

（四）心理 - 社会支持状况

子宫内膜癌好发于老年妇女，患者及其家属可因文化程度、对疾病的了解程度、病情、经济状况以及家庭情况的差异，对疾病的反应各不相同。面对不熟悉的检查过程、担心检查结果以及检查过程带来的不适，部分患者表现严重的焦虑。

【常见护理诊断/问题】

1. 焦虑　与需住院、接受的诊治及担心疾病影响生命有关。

2. 知识缺乏　缺乏有关子宫内膜癌防治、预后的相关知识。

【护理目标】

1. 患者主动参与诊治过程，焦虑消失或减轻。

2. 患者获得有关子宫内膜癌防治、预后的相关知识。

【护理措施】

1. 一般护理

（1）睡眠与饮食　为患者提供安静、舒适的睡眠环境，嘱患者卧床休息，注意保暖；鼓励患者进高蛋白、高热量、高维生素、足够矿物质和易消化饮食。进食不足或全身营养状况极差者，应遵医嘱经静脉补充营养。

（2）疼痛护理　患者感觉疼痛时，协助其选择自感舒适的体位如侧卧、侧俯卧位，教患者做深呼吸；疼痛剧烈时，应遵医嘱给予镇静止痛剂。

（3）预防感染　保持会阴清洁干燥，指导患者使用会阴垫、便器，床旁隔离消毒，防止交叉感染。阴道排液多时，应取半卧位。严密观察患者体温、腹痛、手术切口和血象变化，发现感染征象及时报告医师，并遵医嘱使用抗菌药物和其他药物。

2. 治疗配合　根据癌变累及的范围、组织学类型及患者全身情况等选定适宜的治疗方案。早期患者以手术治疗为主，术后根据高危因素选择辅助治疗，晚期采用手术、放疗及药物（化学药物及激素）等综合治疗。

（1）手术治疗患者的护理　手术治疗是子宫内膜癌首选的治疗方法，应做好有关术前准备，提供高质量的术后护理。术后发生感染时可致残端出血，需严密观察并记录出血情况，出血期间患者应减少活动。

（2）放疗患者的护理　放疗是治疗子宫内膜癌的有效方法之一，也是术后重要的辅助治疗，可明显降低局部复发，提高生存率。为患者解释放疗的目的、方法、注意事项和副作用的防护。

（3）孕激素治疗患者的护理　对晚期或复发癌、极早期要求保留生育功能的年轻患者，可采用高效、大剂量、长期应用孕激素治疗，至少应用 12 周以上方可评定疗效。治疗时应告知患者用药时间长，需要耐心地配合治疗。同时告诉患者药物长期使用可能出现的副反应有水钠潴留、浮肿、药物性肝炎等，停药后可恢复。有血栓性疾病史者慎用。

（4）抗雌激素制剂治疗患者的护理　采用抗雌激素制剂治疗时，告知患者可能出现潮热、畏寒及急躁等类似围绝经期综合征的表现，症状严重者，应及时报告医师，对症处理。

（5）化疗患者的护理　化疗为晚期或复发子宫内膜癌综合治疗方案之一，也可用于术后有复发高危因素患者的治疗以期减少盆腔外转移。

3. 心理护理　评估患者的经济状况、社会支持系统、患者及其家属对疾病的心理反应。鼓励家属多陪伴患者，相互沟通；引导同室患者之间相互关心，帮助减轻患者的焦虑，有利于身心恢复；向患者和家属介绍治疗方法及效果，使患者解除顾虑，增强信心，主动与医护人员配合，共同完成治疗。

4. 健康指导

（1）普及防癌知识，定期行防癌检查　重视绝经后妇女阴道流血或围绝经期妇女月经紊乱的诊治。重视高危患者的随访，加强对 Lynch 综合征妇女的监测。注意高危因素，正确掌握雌激素应用指征，加强用药期间的监护。

（2）定期随访　子宫内膜癌 75%~95% 复发在术后 2~3 年内。告诉患者完成治疗后应定期随访，及时发现异常情况，确定处理方案。随访时间：一般术后 2~3 年内，每 3 个月随访 1 次；3 年后每 6 个月 1 次，5 年后每年 1 次。随访内容：详细询问病情，行妇科检查、阴道细胞学涂片检查、影像学检查及肿瘤标志物等检查，并根据患者康复情况调整随访时间。

（3）子宫内膜癌根治术后、服药或放疗后，患者可能出现阴道分泌物减少、性交痛等症状，指导患者使用局部润滑剂可增进性生活舒适度。

【护理评价】

通过治疗与护理，患者是否：①情绪稳定，焦虑减轻，有治愈疾病的信心；②主动参与治疗过程并表现出积极配合的行为，熟知治疗及随诊流程。

三、子宫肉瘤

子宫肉瘤（uterine sarcoma）是一类来源于子宫肌层、子宫内膜间质和结缔组织的女性生殖系统恶性间叶肿瘤。恶性程度高。临床较少见，占女性生殖系统恶性肿瘤 1%。多见于 40~60 岁女性。根据不同的组织发生来源，分为子宫平滑肌肉瘤、子宫内膜间质肉瘤以及其他间叶源性恶性肿瘤。子宫平滑肌肉瘤是最常见的子宫肉瘤。

【转移途径】

常见血行播散、直接蔓延和淋巴转移三种转移方式。血行转移和直接蔓延比淋巴转移更为常见，不同病理类型的子宫肉瘤转移方式略有不同。

【临床分期】

子宫肉瘤的临床分期采用国际妇产科联盟（FIGO，2009）制定的手术–病理分期（表 3-3）。

表 3-3　子宫平滑肌肉瘤和子宫内膜间质肉瘤手术病理分期（FIGO，2009 年）

分期	描述
I 期	肿瘤局限于子宫体
I A	肿瘤最大直径 ≤5cm

分期	描述
ⅠB	肿瘤最大直径 >5cm
Ⅱ期	肿瘤超出子宫，局限于盆腔
ⅡA	附件受累
ⅡB	扩散至其他盆腔组织
Ⅲ期	肿瘤浸润腹腔组织（并非仅突向腹腔）
ⅢA	一个病灶
ⅢB	一个以上病灶
ⅢC	盆腔和（或）腹主动脉旁淋巴结转移
Ⅳ期	膀胱和（或）直肠或有远处转移
ⅣA	肿瘤侵及膀胱和（或）直肠
ⅣB	远处转移

【护理评估】

（一）健康史

询问患者的年龄，既往病史，如子宫肌瘤或肿瘤盆腔放疗史。了解患者近期身体有无消瘦、疲乏，阴道有无异常出血，阴道分泌物有无异味及诊治经过等。

（二）身体状况

1. 症状 无特异性。子宫肉瘤早期症状不明显，病情发展后可出现以下症状。

（1）阴道不规则流血 最常见，量多少不等。

（2）腹痛 肉瘤增长迅速，子宫短期内增大明显可引起腹痛，或因瘤体内坏死、出血、子宫肌壁破裂引发急性腹痛。

（3）腹部包块 患者自诉下腹部增大明显。

（4）压迫症状 肿物较大时可压迫膀胱或直肠，出现尿频、尿潴留、便秘等症状。若压迫盆腔则影响下肢静脉和淋巴回流，可引起下肢水肿。

（5）其他 晚期患者出现恶病质及肺、脑转移等相应症状。

2. 体征 子宫增大，外形不规则。子宫内膜间质肉瘤可表现为宫颈口有肿物脱出，可伴出血、坏死，继发感染后可有脓性分泌物。晚期肿瘤盆腔扩散，可累及肠管及腹腔，但是腹腔积液不常见。

（三）辅助检查

阴道彩色多普勒超声检查、诊断性刮宫是诊断子宫肉瘤的方法，确诊依据是组织病理学检查。CT、MRI 等对判断子宫肿物的大小、位置以及性质有帮助。

（四）心理-社会支持状况

因大多数子宫肉瘤预后差，对患者和家属造成很大的心理压力，表现出对治疗失去信心，情绪悲观低落。

【常见护理诊断/问题】

1. 恐惧 与害怕手术、死亡有关。

2. 营养失调：低于机体需要量 与阴道出血或手术、放化疗引起食欲下降、摄入减少有关。

【护理目标】

1. 患者恐惧感消失或减轻，能主动配合治疗。

2. 患者能主动进食，营养失调改善。

【护理措施】

1. 一般护理　提供安静、舒适的睡眠环境。加强营养，给予高热量、高蛋白质、高维生素的饮食。

2. 治疗配合　以手术为主，辅以放疗和化疗。按妇科手术常规进行护理。

3. 心理护理　向患者介绍可能出现的不适和应对措施，缓解患者的恐惧，增强其治疗的信心，主动配合诊治。

4. 健康指导

（1）普及防癌知识　大力宣传定期进行防癌检查的重要性。注意子宫肉瘤高危人群的检查。对于围绝经期月经紊乱及绝经后出现不规则阴道流血者，要尽早进行必要的检查排除子宫肉瘤的可能，若确诊应及时接受正规治疗。

（2）定期随访　告知患者及家属子宫肉瘤的复发率高，出院后应定期随访，发现异常情况，及时就诊。随访时间：术后每 3 ~ 6 个月一次，重视肺部 X 线或 CT 检查。

【护理评价】

通过治疗与护理，患者是否：①情绪稳定，焦虑减轻，有治愈疾病的信心；②能正常进食，营养状况改善，体重回升。

第四节　卵巢肿瘤

PPT

情境导入

情境：患者，女，19 岁，未婚，学生。因"突发下腹痛半日"入院。患者当日晨跑结束后突感右下腹疼痛，呈持续性，并进行性加剧，伴恶心、呕吐，急诊入院。平素月经规律，末次月经为 8 日前。否认性生活史。体格检查：生命体征正常，腹平，腹肌紧张，右下腹隐约扪及一包块，压痛明显。肛 - 腹诊：子宫正常大小，质中、无压痛、活动可；子宫右后方触及质中包块，边界尚清，表面光滑，压痛明显，活动度欠佳。盆腔超声提示右附件区高回声区 57mm×48mm。入院诊断：右侧卵巢肿瘤合并蒂扭转。

请思考：1. 护士接诊患者后，还需要采集哪些病史资料？

　　　　2. 卵巢肿瘤常见的并发症及其临床表现有哪些？

卵巢肿瘤（ovarian tumor）是常见的妇科肿瘤，可发生于任何年龄。卵巢肿瘤有良性、恶性及交界性之分。卵巢恶性肿瘤是女性生殖器官三大恶性肿瘤之一，卵巢位居盆腔深部，早期病变不易发现，晚期病例又缺乏有效的治疗手段，因此其死亡率居妇科恶性肿瘤首位。

【病因】

卵巢肿瘤的发病可能与遗传、环境和内分泌等因素有关。流行病学资料和临床观察显示：不同的恶性卵巢肿瘤年龄分布有很大差异；部分患者有家族史，如母亲或姐妹中有卵巢癌、乳腺癌，本人患卵巢癌的危险性增高；未产、不孕、初潮早和绝经迟等均是卵巢癌的危险因素。

【组织学分类与病理】

卵巢肿瘤最常用的分类是 WHO 于 1973 年制定的组织学分类，该分类于 2020 年第 5 次修订。主要的组织学分类及常见卵巢肿瘤的病理特点如下。

1. 上皮性肿瘤 最常见的卵巢肿瘤，占原发性卵巢肿瘤的 50%～70%，占卵巢恶性肿瘤的 85%～90%。多见于中老年妇女。肿瘤来源于卵巢表面的生发上皮。卵巢上皮性肿瘤分为良性、交界性和恶性。交界性肿瘤是一种低度恶性潜能肿瘤，镜下特征为上皮细胞增生活跃、无明显间质浸润，临床特征为生长缓慢、复发迟。

（1）浆液性囊腺瘤 约占卵巢良性肿瘤的 25%，肿瘤多为单侧、球形、大小不等，囊性，囊内充满淡黄清澈液体。镜下见囊壁为纤维结缔组织，内衬单层立方形或柱状上皮，间质内见砂粒体。

（2）浆液性癌 最常见的卵巢恶性肿瘤，占卵巢癌的 75%。多为双侧，体积较大，囊实性，囊壁有乳头生长，囊液浑浊，有时呈血性。镜下见囊壁上皮明显增生，复层排列。癌细胞为立方形或柱状，细胞异型明显，并向间质浸润。

（3）黏液性囊腺瘤 约占卵巢良性肿瘤的 20%，多为单侧多房，肿瘤表面光滑，灰白色，体积较大或巨大。囊液呈胶冻样。镜下见囊壁为纤维结缔组织，内衬单层高柱状上皮，产生黏液。有时可见杯状细胞及嗜银细胞。

（4）黏液性癌 约占卵巢癌的 3%～4%。多为单侧，瘤体较大，囊壁可见乳头或实质区，囊液浑浊或血性。镜下见腺体密集，间质较少，腺上皮超过三层，细胞异型明显，并有间质浸润。

2. 生殖细胞肿瘤 为来源于原始生殖细胞的一组肿瘤。占卵巢肿瘤的 20%～40%。多发生于年轻妇女及幼女，多为恶性。

（1）畸胎瘤 为最常见的生殖细胞肿瘤，由多胚层组织构成，其恶性程度与组织分化程度有关，肿瘤组织大部分为成熟，少部分未成熟，多数为囊性，少数为实性。

1）成熟畸胎瘤 又称皮样囊肿，为良性肿瘤，约占畸胎瘤的 95% 以上。可发生于任何年龄，以 20～40 岁居多。肿瘤多为单侧，中等大小，圆形或卵圆形，壁光滑，囊腔内充满油脂和毛发，有时可见牙齿或骨质。肿瘤可含外、中、内胚层组织，任何一种组织成分均可恶变、形成各种恶性肿瘤。成熟囊性畸胎瘤恶变率为 2%～4%，多发生于绝经后妇女。

2）未成熟畸胎瘤 为恶性肿瘤，占卵巢畸胎瘤的 1%～3%。好发于青少年，复发率及转移率均高。肿瘤常为单侧性。复发后再次手术，可见到未成熟肿瘤组织向成熟转化，称之为恶性程度的逆转现象。

（2）无性细胞瘤 为中等恶性的实质性肿瘤，占卵巢恶性肿瘤的 5%。好发于青春期及生育期妇女。肿瘤单侧多见，对放疗敏感。

（3）卵黄囊瘤 又名内胚窦瘤，较罕见。多见于儿童及年轻妇女。肿瘤单侧多见，可产生甲胎蛋白（AFP），故测定患者血清中 AFP 浓度可作为诊断和治疗时的重要指标。内胚窦瘤恶性程度高，生长迅速，易早期转移，预后差。但该肿瘤对化疗十分敏感，现经手术及联合化疗后，生存期明显延长。

3. 性索间质肿瘤 占卵巢肿瘤的 5%～8%。来源于原始性腺中的性索及间质组织，常有内分泌功能，故又称为卵巢功能性肿瘤。

（1）颗粒细胞瘤 分为成人型和幼年型。

1）成人型颗粒细胞瘤 属低度恶性肿瘤，可发生于任何年龄，45～55 岁为发病高峰。肿瘤能分泌雌激素，可导致不同年龄段女性出现相关疾病如性早熟、月经紊乱、异常子宫出血等。肿瘤多为单侧，圆形或椭圆形，呈分叶状，表面光滑，实性或部分囊性；切面组织脆而软，伴出血坏死灶。预后较好，但有远期复发倾向。

2）幼年型颗粒细胞瘤 仅占颗粒细胞瘤的 5%。多发生在青少年，多数患者在初诊时为早期，肿瘤局限于一侧卵巢，手术治疗后一般预后良好。

（2）卵泡膜细胞瘤　常与颗粒细胞瘤合并存在，多为良性。多为单侧，大小不一，质硬，表面光滑，实性。预后较卵巢上皮性癌好。

（3）纤维瘤　较常见的卵巢良性肿瘤，多见于中年妇女，肿瘤多为单侧。纤维瘤伴有胸腔积液或腹腔积液，称梅格斯综合征，手术切除肿瘤后，胸腔积液、腹腔积液自行消失。

4. 转移性肿瘤　占卵巢肿瘤的 5%～10%，为继发于肠胃道、生殖道、泌尿道和乳腺等部位的原发性癌转移到卵巢形成的肿瘤。如库肯勃瘤，即印戒细胞癌，是一种特殊的转移性腺癌，原发部位在胃肠道，肿瘤以双侧多见，多为中等大小。大部分卵巢转移性肿瘤治疗效果不佳，预后差。

【转移途径】

卵巢恶性肿瘤主要的转移途径是直接蔓延、盆腹腔种植和淋巴转移。血行转移少见，晚期可转移至肝实质、肺及胸膜。其转移特点是盆、腹腔内广泛转移灶，包括腹膜、大网膜、横膈、腹腔脏器表面等，即使原发部位外观为局限的肿瘤，也可发生广泛转移，其中以上皮性癌表现最为典型。

【临床分期】

卵巢恶性肿瘤分期采用国际妇产科联盟（FIGO）的手术 – 病理分期（表 3 – 4）。

表 3 – 4　卵巢癌的手术病理分期（FIGO，2014 年）

分期	描述
Ⅰ 期	病变局限于卵巢或输卵管
Ⅰ A	肿瘤局限于单侧卵巢（包膜完整）或输卵管，卵巢和输卵管表面无肿瘤；腹腔积液或腹腔冲洗液未找到癌细胞
Ⅰ B	肿瘤局限于双侧卵巢（包膜完整）或输卵管，卵巢和输卵管表面无肿瘤；腹腔积液或腹腔冲洗液未找到癌细胞
Ⅰ C	肿瘤局限于单侧或双侧卵巢或输卵管，并伴有如下任何一项：
Ⅰ C_1	手术导致肿瘤破裂
Ⅰ C_2	手术前包膜已破裂或卵巢、输卵管表面有肿瘤
Ⅰ C_3	腹腔积液或腹腔冲洗液发现癌细胞
Ⅱ 期	肿瘤累及单侧或双侧卵巢并有盆腔内扩散（在骨盆入口平面以下）或原发性腹膜癌
Ⅱ A	肿瘤蔓延或种植到子宫和（或）输卵管和（或）卵巢
Ⅱ B	肿瘤蔓延至其他盆腔内组织
Ⅲ 期	肿瘤累及单侧或双侧卵巢、输卵管或原发性腹膜癌，伴有细胞学或组织学证实的盆腔外腹膜转移或证实存在腹膜后淋巴结转移
Ⅲ A 期	腹膜后淋巴结转移，伴或不伴显微镜下盆腔外腹膜受累
Ⅲ A_1	仅有腹膜后淋巴结转移（细胞学或组织学证实）
Ⅲ A_1（ⅰ）	淋巴结转移最大直径≤10mm
Ⅲ A_1（ⅱ）	淋巴结转移最大直径＞10mm
Ⅲ A_2	显微镜下盆腔外腹膜受累，伴或不伴腹膜后淋巴结转移
Ⅲ B	肉眼盆腔外腹膜转移，病灶最大直径≤2cm，伴或不伴腹膜后淋巴结转移
Ⅲ C	肉眼盆腔外腹膜转移，病灶最大直径＞2cm，伴或不伴腹膜后淋巴结转移（包括肿瘤蔓延至肝包膜和脾，但未转移到脏器实质）
Ⅳ 期	超出腹腔外的远处转移
Ⅳ A	胸腔积液细胞学阳性
Ⅳ B	腹膜外器官实质转移（包括肝实质转移和腹股沟淋巴结和腹腔外淋巴结转移）

【护理评估】

（一）健康史

询问患者年龄，有无高胆固醇饮食习惯，评估有无发病的高危因素，包括患者婚育史、有无癌家族史、其他肿瘤疾病史（如乳腺癌、胃肠道癌等）及其诊治情况。了解患者病程长短、症状及诊治经过等。

（二）身体状况

1. 症状　卵巢肿瘤患者早期常无症状，常因其他原因做妇科检查偶然发现，部分患者可有轻度的胃肠道反应，腹胀、食欲减退等。常见的症状如下。

（1）腹部不适感　卵巢癌在早期可出现腹腔积液，或因肿瘤增大影响肠蠕动而引起腹部不适或腹胀。

（2）腹部包块　部分患者自觉腹围增大或自行触及下腹包块。

（3）压迫症状　肿块伴腹腔积液者可引起压迫症状，压迫膀胱、直肠，可有尿急、尿频、排尿困难、肛门坠胀及大便改变等；横膈抬高可引起呼吸困难、心悸，不能平卧；若压迫盆腔静脉，可引起下肢水肿。

（4）月经紊乱及内分泌症状　有内分泌功能的肿瘤可导致月经紊乱、不规则阴道流血或绝经后阴道流血。功能性卵巢恶性肿瘤如颗粒细胞瘤，可产生过多的雌激素，而引起性早熟；睾丸母细胞瘤可产生过多的雄激素而引起男性化的表现。

（5）其他　当肿瘤迅速生长，使患者营养不良及体力消耗，出现贫血、体重下降等恶病质的现象，是卵巢恶性肿瘤的晚期症状。

2. 体征　早期肿瘤小，不易发现。当肿瘤增大或出现明显症状时，妇科检查发现子宫旁一侧或双侧囊性或实性包块，表面光滑或高低不平，活动或固定。

3. 卵巢良性肿瘤和恶性肿瘤的鉴别　见表 3 – 5。

表 3 – 5　卵巢良性肿瘤和恶性肿瘤的鉴别

鉴别项目	良性肿瘤	恶性肿瘤
病史	病程长，逐渐增大	病程短，迅速增大
肿块部位及性质	多为单侧，囊性，表面光滑，活动	多为双侧，实性或囊实性，表面不规则，固定，后穹隆实性结节或包块
腹腔积液征	多无腹腔积液	常有腹腔积液，可查到癌细胞
一般情况	良好	逐渐出现恶病质
超声检查	为液性暗区，有间隔光带，边界清晰	液性暗区内有杂乱光团、光点，肿块边界不清
CA125	≤35U/ml	>35U/ml

4. 并发症

（1）蒂扭转　是妇科常见急腹症。易发生于瘤蒂长、活动度大、中等大小及重心偏于一侧的肿瘤，如成熟畸胎瘤。卵巢肿瘤的蒂由骨盆漏斗韧带、卵巢固有韧带和输卵管组成（图 3 – 4）。常在患者体位突然改变或妊娠期、产褥期子宫大小和位置改变时促发蒂扭转。典型临床表现为突然发生一侧下腹剧痛，常伴有恶心、呕吐，甚至休克。盆腔检查可触及张力较大的肿块，压痛以蒂处最明显，并有肌紧张。有时不全扭转可自然复位，腹痛随之缓解。

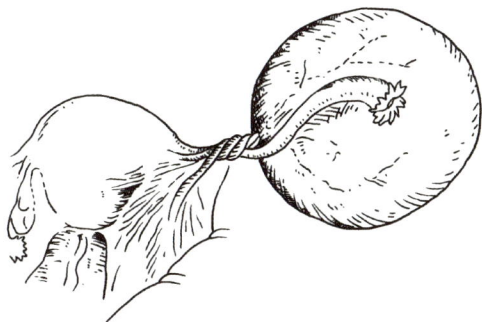

图 3 - 4　卵巢肿瘤蒂扭转

（2）破裂　卵巢肿瘤破裂有外伤性及自发性两种。外伤性破裂可由腹部重创、性生活、盆腔检查及穿刺等导致；自发性破裂则因肿瘤生长过速、肿瘤浸润性生长穿破囊壁引起。患者症状轻重取决于破裂口大小及流入腹腔的囊液量和性质。轻者仅感轻度腹痛，重者剧烈腹痛伴恶心、呕吐、休克，腹部检查有腹膜刺激征表现。

（3）感染　较少见，多因肿瘤扭转或破裂后引起，也可来源于邻近器官感染灶扩散，如阑尾脓肿。患者常表现为发热、腹痛、腹部压痛和反跳痛、肌紧张、腹部包块及白细胞计数升高等。

（4）恶变　一旦发现肿瘤生长迅速尤其双侧性，应高度警惕恶变可能。

（三）辅助检查

1. 影像学检查　超声检查是诊断卵巢肿瘤的重要手段，可判断肿瘤的部位、大小、形态、质地及有无腹腔积液，并提示肿瘤性质及与周围脏器的关系等。必要时可选择应用 CT、MRI、PET 等检查以帮助判断肿瘤的形态及有无周围脏器转移。

2. 肿瘤标志物　肿瘤标志物是肿瘤细胞异常表达所产生的蛋白抗原或生物活性物质，可在患者的组织、血液或体液及排泄物中检测出，有助于肿瘤的诊断与监测。

（1）血清 CA125　多数卵巢上皮性癌患者的血清 CA125 水平高于正常值。

（2）血清 AFP　测定对卵黄囊瘤有特异性诊断价值。

（3）人绒毛膜促性腺激素（hCG）　对原发性卵巢绒癌有特异性。

（4）性激素　颗粒细胞瘤、卵泡膜细胞瘤可产生较高水平的雌激素。

3. 细胞学检查　如腹水细胞学检查、肿瘤针吸细胞学检查及手术活体组织检查是确诊良恶性卵巢肿瘤的主要依据。

4. 腹腔镜检查　直接观察肿块外观和盆腔、腹腔及横膈等部位，在可疑部位进行多点活检，抽取腹水行细胞学检查。

（四）心理 - 社会支持状况

患者心理反应因年龄、生育情况、疾病性质、家庭支持系统以及经济状况等而异。患者担心治疗效果差、担忧经济上难以承受、化疗的副反应大，也担心手术影响女性特征或影响夫妻感情。卵巢癌患者就诊时常已处于晚期，往往会产生恐惧和绝望的情绪。患者盼望得到更多的关爱，患者和家属也迫切需要得到肿瘤疾病相关信息支持。

【常见护理诊断/问题】

1. 焦虑　与发现盆腔包块，对预后的不可知有关。

2. 急性疼痛　与卵巢肿瘤扭转或压迫有关。

3. 营养失调：低于机体需要量　与卵巢恶性肿瘤的恶病质、化疗药物的治疗反应等有关。

【护理目标】

1. 患者焦虑消失或减轻，了解疾病的转归，对预后有一定的心理准备，以积极的态度配合治疗和护理。

2. 患者疼痛消失或减轻。

3. 营养供给满足机体需要。

【护理措施】

1. 一般护理

（1）营造良好环境　主动及时向患者介绍病房环境、规章制度，以及主管医护人员的情况。提供安静、舒适、整洁的环境，避免各种不良刺激。

（2）提供生活护理　对长期卧床患者应做好生活护理，保持患者皮肤、黏膜、衣物及床铺清洁干燥，协助其勤翻身。

（3）改善营养状况　指导家属配制可口食物，鼓励患者高蛋白、高维生素饮食。进食不足或消耗太多、全身营养情况极差且胃肠道症状明显，或伴有恶心、呕吐者，应遵医嘱经静脉补充营养。

2. 治疗配合　卵巢肿瘤原则上应行手术。根据卵巢肿瘤的性质、患者的年龄和对生育的要求决定治疗方案。恶性卵巢肿瘤患者以手术为主，辅以化疗和放疗的综合疗法。

（1）手术治疗患者的护理　做好术前准备，协助医师完成各种诊断性检查，做好相关解释工作，如行双侧附件切除保留子宫者，告知可有撤退性出血，不必紧张。术后加强腹腔引流管和尿管的护理。注意巨大卵巢肿瘤切除术后，应于腹部置沙袋压迫，防止腹压突然下降使腹腔内静脉扩张，回心血量骤减，引起血压下降、休克。

（2）化疗患者的护理　化疗为卵巢恶性肿瘤最主要的辅助治疗方法，包括腹腔化疗和全身化疗。腹腔化疗优点在于药物直接作用于腹腔病灶，局部药物浓度明显高于血液浓度，副作用较全身用药轻。化疗前护士应认真配制腹腔灌注液，备好化疗所需物品，配合医师操作，安排好输液顺序。常用腹腔灌注药物为顺铂，同时需行静脉水化治疗，使化疗前后 6 小时每小时尿量达 $150 \sim 200ml$。灌注完药物后，协助患者变换体位，使药物充分作用于全腹腔。严密观察记录患者的生命体征变化，注意穿刺部位有无渗漏、出入量情况。

（3）放疗患者的护理　因肿瘤组织类型不同，对放疗敏感性不同。如无性细胞瘤对放疗最敏感，颗粒细胞瘤中度敏感，上皮性癌也有一定敏感性。放射治疗主要用于术前、术后的辅助治疗及晚期患者的姑息治疗。做好放疗护理，注意观察放疗副反应，发现异常及时处理。

（4）腹水患者的护理　①合并腹水的卵巢恶性肿瘤患者，腹围增大，常伴呼吸困难。指导患者采取半卧位，减轻呼吸困难；②保持皮肤清洁干燥，床铺平整，防止皮肤破溃、感染或发生压疮；③定期测量并记录体重及腹围，每日记录出入量；限制患者水钠摄入，指导其低钠饮食；应用利尿剂者，应注意监测电解质的变化；④需进行腹水引流的患者，备好腹腔穿刺用物，协助医师操作。根据患者情况，一般可引流 3000ml 左右，速度宜慢，避免腹压骤降。操作中，密切注意血压、脉搏、呼吸变化情况并观察腹水的性质。操作结束后可用腹带包扎，并记录腹水量、性质，观察有无不良反应等。按要求送检腹水；⑤腹腔穿刺放腹水后，应指导患者增加蛋白质的摄入量。

3. 病情观察　观察有无恶心、呕吐、腹痛等临床表现，警惕卵巢肿瘤并发症的发生。

4. 心理护理　评估患者焦虑的程度及其应对压力的能力。护士应鼓励患者表达对疾病的感受，实事求是地分析现状，为其提供治疗信息。给予患者充分的家庭和社会支持，鼓励家属参与照顾患者，安排患者访问已康复的病友分享感受，增强治愈信心。

5. 健康指导

（1）定期随访 ①遵医嘱坚持治疗，按时复查。卵巢恶性肿瘤易复发，告诉患者术后应遵医嘱进行随访。随访时间：一般在治疗后第一年，每 3 个月随访一次；第 2 年后每 4~6 个月 1 次；第 5 年后每年 1 次。内容包括临床症状、体征、全身及盆腔检查、影像学检查、肿瘤标志物测定等。超声检查是首选的影像学检查方法，发现异常进一步选择 CT、磁共振和（或）PET－CT 检查等。②出院期间如出现腹痛、阴道出血、异常分泌物及发热等情况应立即就医。

（2）加强高危因素的预防 提倡高蛋白、富含维生素 A 的饮食，避免高胆固醇食物。高危妇女可在医师指导下口服避孕药预防。

（3）开展普查普治 使广大妇女提高"三早（早发现、早诊断、早治疗）"的意识，30 岁以上妇女每年进行妇科检查，高危人群每半年检查 1 次，以排除卵巢肿瘤。当发现小儿有性早熟或过早阴道流血，生育年龄妇女有闭经、月经紊乱、腹部包块、下腹痛等就应到医院检查，争取治疗时间。乳腺癌和胃肠癌患者治疗后也应严密随访，确定有无卵巢恶性肿瘤的发生。

（4）早期发现及处理 对疑卵巢瘤样病变者（滤泡囊肿和黄体囊肿最常见，多为单侧，壁薄，直径 <5cm），可暂行观察或口服避孕药 2~3 个月。若持续存在或增长，应及时就诊。

【护理评价】

通过治疗与护理，患者是否：①情绪稳定，能与医护人员、病友交流并积极配合各种诊治过程，焦虑减轻，有治愈疾病的信心；②因肿瘤引起的疼痛能得到不同程度缓解；③治疗期间，能摄入足够热量，血液检查相关指标恢复正常。

知识链接

卵巢肿瘤蒂扭转的处理措施

卵巢肿瘤蒂扭转的处理通常需要紧急手术干预。传统上，首选的治疗方法为患侧附件切除术，即在蒂扭转部位的下方进行钳夹，并同时切除肿瘤及其扭转的蒂部，重要的是在钳夹之前不应尝试恢复扭转以避免可能引发的卵巢静脉血栓栓塞风险。近年来，多项研究表明，对于卵巢囊肿蒂扭转的患者，术后发生肺栓塞的风险极低，且其发生率与手术方式之间没有直接关联。基于这些发现，一些临床案例报道了通过开腹手术或腹腔镜下进行扭转复位＋囊肿剥除术的成功经验，这种方法可以保留患者的卵巢组织，从而保护其生殖健康和生育能力，具有重要的临床意义及研究价值，是一种值得进一步探讨和评估的治疗策略。

目标检测

答案解析

A 型题

1. 子宫肌瘤红色样变常见于
   - A. 肌瘤扭转时
   - B. 性功能活跃时
   - C. 妊娠期
   - D. 分娩期
   - E. 月经期经量增多时

2. 子宫肌瘤与经血量增多关系密切的是
   - A. 肌瘤的大小
   - B. 肌瘤的数目
   - C. 肌瘤是否变性
   - D. 肌瘤与子宫肌层的关系
   - E. 发生的年龄

3. 患者，女性，17 岁，下腹疼痛 1 个月。B 型超声检查：子宫大小正常，右侧附件区探及一6cm×4cm×4cm 肿物，边界清晰。血清 AFP 800ng/ml。最可能的诊断是右侧卵巢

    A. 畸胎瘤　　　　　　　　　B. 无性细胞瘤　　　　　　　C. 颗粒细胞瘤

    D. 卵泡膜细胞瘤　　　　　　E. 内胚窦瘤

4. 属于卵巢上皮性肿瘤的是

    A. 浆液性囊腺瘤　　　　　　B. 无性细胞瘤　　　　　　　C. 内胚窦瘤

    D. 颗粒细胞瘤　　　　　　　E. 畸胎瘤

5. 卵巢肿瘤常见并发症不包括

    A. 破裂　　　　　　　　　　B. 感染　　　　　　　　　　C. 出血

    D. 恶变　　　　　　　　　　E. 蒂扭转

6. 卵巢肿瘤患者的护理以下哪项不正确

    A. 双侧附件切除保留子宫者，告知术后可有撤退性出血

    B. 放疗为卵巢恶性肿瘤最主要的辅助治疗方法

    C. 合并腹水的卵巢恶性肿瘤患者，需采取半卧位，减轻呼吸困难

    D. 给予患者充分的家庭和社会支持，增强治愈信心

    E. 巨大卵巢肿瘤切除术后，应于腹部置沙袋

B 型题

(7 ~ 8 题共用题干)

患者，女性，63 岁。绝经 8 年，半年来反复阴道流血 4 次，量少。B 型超声检查提示子宫稍大，子宫腔内可见不均质异常回声，形态不规则，宫腔线紊乱。

7. 首先应考虑的诊断是

    A. 子宫颈癌　　　　　　　　B. 子宫内膜癌　　　　　　　C. 子宫内膜炎

    D. 子宫肌瘤　　　　　　　　E. 萎缩性阴道炎

8. 为确诊应采取的措施是

    A. 子宫颈刮片细胞学检查　　　　　　　B. 诊断性刮宫活组织检查

    C. 阴道后穹隆涂片细胞学检查　　　　　D. 阴道镜检查下取子宫颈活组织检查

    E. 子宫颈锥形切除后活组织检查

X 型题

9. 关于子宫颈癌的早期防治措施，正确的是

    A. 普及防癌知识　　　　　　　　　　　B. 积极治疗宫颈疾患

    C. 减少性生活　　　　　　　　　　　　D. 定期进行宫颈细胞学检查

    E. 重视接触性出血者的追踪检查结果

(马晓耕　杨　丰)

书网融合……

重点小结　　　　　微课1　　　　　微课2　　　　　习题

第四章　妊娠滋养细胞疾病患者的护理

学习目标

知识目标：

通过本章学习，应能掌握葡萄胎、妊娠滋养细胞肿瘤患者的护理评估和护理措施；熟悉妊娠滋养细胞疾病的概念、病理、治疗原则和随访方法；熟悉化疗药物的副反应及护理措施；了解妊娠滋养细胞疾病的病因。

技能目标：

1. 能对妊娠滋养细胞疾病患者实施整体护理。

2. 能对妊娠滋养细胞疾病患者进行健康指导。

素质目标： 具有良好的观察和沟通能力，关心关爱患者，尊重患者，保护患者隐私。

妊娠滋养细胞疾病（gestational trophoblastic disease，GTD）是一组来源于胎盘绒毛滋养细胞的增生性疾病。根据组织学特点将其分为：①葡萄胎妊娠，包括完全性葡萄胎、部分性葡萄胎和侵蚀性葡萄胎；②妊娠滋养细胞肿瘤，包括绒毛膜癌（简称绒癌）、胎盘部位滋养细胞肿瘤及上皮样滋养细胞肿瘤；③肿瘤样病变；④异常（非葡萄胎）绒毛病变。侵蚀性葡萄胎虽归为葡萄胎妊娠，但由于其临床表现、诊断、治疗原则与绒癌相似，临床上仍将其与绒癌合称妊娠滋养细胞肿瘤，病变局限于子宫者称为无转移性滋养细胞肿瘤，病变出现在子宫以外部位者称为转移性滋养细胞肿瘤。本章重点介绍葡萄胎和妊娠滋养细胞肿瘤。滋养细胞肿瘤绝大多数继发于妊娠，极少数来源于卵巢或睾丸生殖细胞，称为非妊娠性绒癌，不属于本章讨论范围。

第一节　葡萄胎 **e** 微课

PPT

情境导入

情境： 患者，女性，30岁，已婚，因停经70天，轻微腹痛伴阴道少量流血5天入院。自诉平常月经规律，周期30天，经期5天，颜色、量正常，无血块。妇科检查：子宫体增大约3月余，质软，双侧附件区可扪及5cm×5cm囊性包块，活动可，无触痛。B超检查示：宫腔未见孕囊，可见蜂窝状低回声。

思考： 1. 该患者最可能的疾病诊断是什么？治疗原则是什么？

2. 该患者主要存在的护理问题有哪些？

3. 简述针对该患者的护理要点。

葡萄胎（hydatidiform mole）亦称为水泡样胎块，是指妊娠后胎盘绒毛滋养细胞增生，绒毛间质水肿，形成大小不等的水泡，水泡之间借蒂相连成串，形如葡萄而得名，分为完全性葡萄胎和部分性葡萄胎两类，是一种滋养细胞的良性疾病，但部分可发展成妊娠滋养细胞肿瘤。

【病因】

病因尚未完全清楚，但已取得一些重要进展。完全性葡萄胎的发生可能与地域差异、年龄（＞35岁

或 <20 岁）、营养状况（饮食中缺乏维生素 A 及其前体胡萝卜素和动物脂肪）、社会经济因素、既往葡萄胎病史等多种因素有关，流产和不孕史也是高危因素；部分性葡萄胎可能与口服避孕药和不规则月经有关，但与母亲年龄和饮食因素无关。完全性葡萄胎的染色体核型为二倍体，全部染色体来自父方；部分性葡萄胎的染色体核型为三倍体，多余一套染色体也来自父方。

【病理】

1. 完全性葡萄胎 大体检查可见大小不等的水泡状物，相连成串，水泡壁薄、透亮，水泡间常混有血块蜕膜碎片。水泡状物占满整个宫腔，无胎儿及其附属物。镜下可见：①可确认的胚胎或胎儿组织缺失；②绒毛水肿；③弥漫性滋养细胞增生；④种植部位滋养细胞呈弥漫和显著的异型性。

2. 部分性葡萄胎 可见胚胎或胎儿组织，仅部分绒毛呈水泡状，但胎儿多已死亡，极少发育至足月，且常伴发育异常或迟缓。镜下可见：①胚胎或胎儿组织存在；②绒毛大小及水肿程度明显不一；③局限性滋养细胞增生；④绒毛呈扇贝样轮廓、间质内可见滋养细胞包涵体。

【护理评估】

（一）健康史

询问患者的月经史、生育史；本次妊娠早孕反应发生的时间和程度；停经后有无阴道流血，如有阴道流血，仔细询问阴道流血发生的时间、量、性质，有无水泡状物质排出；是否合并腹痛等；询问患者既往史和家族史，尤其要了解滋养细胞疾病史。

（二）身体状况

1. 完全性葡萄胎 完全性葡萄胎典型的症状如下。

（1）停经后不规则阴道流血 是最常见的症状，大多数患者在停经 2～3 个月左右出现阴道流血，量多少不定，反复发作，有时水泡状的葡萄胎组织可自行排出，若反复阴道流血未得到及时治疗，可继发贫血和感染。

（2）子宫异常增大、变软 由于葡萄胎组织迅速增长及宫腔内积血，大部分的葡萄胎患者的子宫大于相应停经月份，同时子宫质地变软；约 1/3 患者的子宫大小与停经月份相符；另少数患者的子宫小于停经月份，其原因可能与水泡退行性变或停止发展有关。

（3）腹痛 由于葡萄胎组织增长迅速导致子宫快速扩张，可出现下腹部阵发性疼痛，常发生于阴道流血前，一般能耐受。若卵巢黄素化囊肿发生扭转或破裂，疼痛加剧或出现急腹症。

（4）妊娠呕吐 多发生在子宫异常增大和 hCG 水平异常增高的患者，与正常妊娠相比，出现时间早，症状严重，持续时间长。

（5）子痫前期征象 多发生于子宫异常增大者，出现时间较正常妊娠早，可在妊娠 24 周前出现高血压、蛋白尿、水肿等征象，但子痫罕见。

（6）卵巢黄素化囊肿 由于过度增生的滋养细胞产生大量 hCG，刺激卵巢卵泡内膜细胞发生黄素化而形成的囊肿。常为双侧卵巢囊肿，也可单侧，大小不等。一般在葡萄胎清除后 2～4 个月自行消退。

（7）甲状腺亢进征象 约 7% 的葡萄胎患者可出现甲状腺功能亢进的表现，如：皮肤潮湿、震颤、心动过速、血清游离 T_3、T_4 水平升高等，但突眼少见。

2. 部分性葡萄胎 可有完全性葡萄胎的大多数症状，但一般程度较轻，主要表现为停经后阴道流血，其他症状少见。

（三）辅助检查

1. 绒毛膜促性腺激素（hCG）测定 是诊断葡萄胎的重要辅助检查。正常妊娠时，受精卵着床后数日便形成滋养细胞并开始分泌 hCG，孕 8~10 周 hCG 水平达到高峰，持续 1~2 周后逐渐下降。但发生葡萄胎时，过度增生的滋养细胞产生大量 hCG，血清中 hCG 滴度明显高于正常孕周的相应值。而且在停经 8~10 周以后继续上升。约 45% 的完全性葡萄胎患者血 β-hCG 在 10 万 U/L 以上，但也有少数葡萄胎，尤其是部分性葡萄胎因绒毛退行性变，β-hCG 升高不明显。

2. 超声检查　最好采用经阴道彩色多普勒超声检查，完全葡萄胎可见宫腔内充满不均质密集状或短条状回声，呈"落雪状"，当水泡较大时，可呈"蜂窝状"，无孕囊或胎心搏动。部分性葡萄胎可在胎盘部位出现由局灶性水泡样胎块引起的超声图像改变，有时还可见胎儿或羊膜腔，胎儿常伴有畸形。

3. DNA 倍体分析　流氏细胞计数是最常用的倍体分析方法。完全性葡萄胎的染色体核型为二倍体，部分性葡萄胎为三倍体。

4. 母源表达印迹基因检测　有助于完全性和部分性葡萄胎的鉴别诊断，完全性葡萄胎无此类基因表达。

（四）心理–社会支持状况

一经确诊，患者及家属担心患者的安全、治疗的效果、对今后生育的影响，同时缺乏滋养细胞疾病的相关知识使患者和家属产生焦虑、恐惧等不良情绪。

【常见护理诊断/问题】

1. 焦虑　与担心清宫手术与疾病预后有关。

2. 有人格尊严受损的危险　与分娩的期望得不到满足及对未来妊娠担心有关。

3. 知识缺乏　缺乏疾病的相关知识。

4. 有感染的危险　与阴道流血、贫血导致免疫力下降有关。

【护理目标】

1. 患者焦虑程度减轻或消失，积极配合治疗。

2. 对未来妊娠有正确的期望。

3. 患者了解葡萄胎的相关知识，能够陈述随访的具体方法。

4. 患者未发生感染或感染得到有效控制。

【护理措施】

1. 一般护理　指导患者进食高蛋白、高维生素、易消化的饮食；保证充足的睡眠与休息，适当活动；保持外阴清洁，每日清洗外阴 1~2 次，经常更换卫生垫，防止感染。

2. 治疗配合　葡萄胎一经临床诊断，应及时清宫。清宫是葡萄胎最首要的处理手段，清宫后应严密随访。

（1）清宫护理　清宫前首先应仔细做全身检查，若有无休克、子痫前期、甲状腺功能亢进及贫血等合并症，先对症处理，病情稳定后再行清宫。手术前嘱患者排空膀胱，配血备用，建立有效的静脉通路，并准备好缩宫素和抢救药品及物品，以防大出血造成的休克。手术一般选用吸刮术，选用大号吸管吸引，待葡萄胎组织大部分吸出、子宫明显缩小后，改用刮匙轻柔刮宫。术中严密监测患者心率、血压、呼吸与血氧饱和度，询问患者有无胸闷和呼吸困难，如需使用缩宫素，要在宫颈管充分扩张和开始吸宫后使用，同时注意输液速度不宜过快，警惕子宫收缩过强，将滋养细胞压入子宫壁血窦，导致肺栓塞。子宫小于妊娠 12 周可以一次刮净，当子宫体积大于妊娠 12 周或术中出血多等情况，不能一次性刮净时，可在一周后进行第二次刮宫。术后选取靠近宫壁种植部位、新鲜无坏死的刮出组织送病理检查。

（2）子宫切除术　由于单纯的子宫切除只能去除葡萄胎侵入子宫肌层局部的危险，不能预防宫外转移的发生，所以极少应用，但对于年龄大、无生育要求或合并其他指征需要切除子宫的患者可行子宫切除术，按腹部手术常规做好术前和术后护理，术后仍需定期随访。

（3）预防性化疗　一般不作为常规，仅用于有高危因素和随访困难的完全性葡萄胎患者，以降低高危葡萄胎发生妊娠滋养细胞肿瘤的概率，常用单药化疗。部分性葡萄胎一般不做预防性化疗。

（4）卵巢黄素化囊肿的处理　一般不需处理，清宫后可自行消退，若发生急性扭转，可在超声引导下行穿刺吸液，若扭转时间较长发生坏死时，则需要进行患侧附件切除术。

3. 病情观察　观察血压、脉搏、呼吸等生命体征变化；评估腹痛及阴道流血的情况，发现有水泡状组织排出时，及时送病理检查。

4. 心理护理　评估患者对疾病的心理承受能力，耐心听取患者的倾诉，鼓励患者说出对不良妊娠结局的悲伤和对疾病的认识，确定其主要心理问题。给患者讲解葡萄胎的疾病知识，及时解答患者提问，使其了解葡萄胎是良性病变、及时清宫术的必要性，告知疾病治愈可有正常妊娠机会，解除其焦虑和恐惧，增强战胜疾病的信心。

5. 健康指导

（1）生活指导　告知患者术后进高蛋白、富含维生素 A、易消化饮食，保证充足的睡眠和休息，适当运动，以提高机体的免疫能力；葡萄胎清宫术后要保持外阴清洁，勤换卫生垫，每日清洗外阴，禁止盆浴、性生活 1 个月以防感染。

（2）症状观察　教会患者观察阴道流血情况，注意体温变化，如阴道流血多、体温升高等异常情况时及时就医。

（3）随访指导　患者清宫后必须定期随访，以早期发现和诊断滋养细胞肿瘤并及时治疗。随访内容包括：①hCG 测定，葡萄胎清宫后每周一次，直到连续三次阴性，以后每月一次共 6 个月，此后每 2 个月一次共 6 个月，自第一次阴性后共计 1 年；②询问病史，应注意询问患者月经是否规则，有无异常阴道流血、咳嗽、咯血等症状；③妇科检查，必要时进行超声检查、X 线胸片或 CT 检查。

6. 生育指导　葡萄胎患者随访期间应可靠避孕，hCG 成对数下降者阴性后 6 个月可以妊娠，但对 hCG 下降缓慢者，应延长避孕时间。避孕方法可选用避孕套或口服避孕药。不选用宫内节育器，以免穿孔或混淆子宫出血的原因。葡萄胎后的再次妊娠，应严密监测，明确是否为正常妊娠，分娩后也需监测 hCG 水平至阴性。

【护理评价】

通过治疗与护理，患者是否：①焦虑减轻、情绪稳定，有信心治愈疾病；②能接受本次妊娠的结局；③了解随访的重要性和具体方法并按时随访；④发生感染或感染得到及时控制。

第二节　妊娠滋养细胞肿瘤

PPT

情境导入

情境： 患者，女性，38 岁，因顺产后不规则阴道流血 2 月，咳嗽、痰中带血 10 天就诊。妇科检查：子宫增大变软，双附件未扪及异常；胸片提示：双肺中叶有团块状阴影；查血 hCG：731881.0mIU/ml，患者面色苍白，精神萎靡，反复询问医师为什么产后会发生该疾病。

思考： 1. 该患者最可能的疾病诊断是什么？需要与哪种疾病进行鉴别？

2. 该患者存在哪些护理问题？针对护理问题，护士应提供哪些护理措施？

妊娠滋养细胞肿瘤60%继发于葡萄胎妊娠，30%继发于流产，10%继发于足月妊娠或异位妊娠，其中侵蚀性葡萄胎全部继发于葡萄胎妊娠。侵蚀性葡萄胎恶性程度低于绒癌，预后较好。绒癌恶性程度极高，发生转移早而广泛，在化疗药物问世以前，其死亡率高达90%以上，但随着诊断技术及化疗的发展，预后已得到极大的改善。胎盘部位滋养细胞肿瘤和上皮样滋养细胞肿瘤临床比较少见，且临床表现和处理原则与上两种不同，故本节不介绍。

【病因】

大量研究显示可能与营养状况、染色体异常和病毒感染等有关。

【病理】

1. 侵蚀性葡萄胎　大体检查子宫肌层内有大小不等的水泡状组织，宫腔内可以没有原发病灶，若病灶接近子宫浆膜层时，子宫表面可见紫蓝色结节。病灶侵蚀较深时可穿透子宫浆膜层或侵入阔韧带内。镜下可见侵入子宫肌层的水泡状组织形态，有绒毛结构及滋养细胞增生和异型性，但绒毛结构也可退化，仅见绒毛阴影。

2. 绒癌　大体观见肿瘤位于子宫肌层内，可突向宫腔或穿透浆膜层，肿瘤单个或多个，大小不等，与周围组织分界清楚，质地软而脆，暗红色、海绵样，常伴有明显出血坏死。镜下特点为滋养细胞高度增生，排列紊乱，明显异型，不形成绒毛或水泡状结构，并广泛侵入肌层及血管，周围大片出血、坏死。肿瘤不含间质和自身血管，瘤细胞靠侵蚀母体血管而获取营养。

【护理评估】

（一）健康史

询问患者年龄、生育史、既往病史及药物过敏史；既往有葡萄胎病史患者应详细收集治疗相关信息，包括清宫时间、次数、病理检查结果及清宫后阴道流血情况，收集随访的资料，包括血、尿 hCG 测定、胸部 X 线检查结果等；询问原发病灶和转移病灶的症状，先前化疗方案、疗效及副反应等。

（二）身体状况

1. 无转移滋养细胞肿瘤　多继发于葡萄胎。

（1）不规则阴道流血　在葡萄胎清宫、流产、异位妊娠或足月产后出现不规则阴道流血，量多少不定。也可以表现为在一段时间的正常月经后再次停经，然后又出现阴道流血。

（2）子宫复旧不全或不均匀性增大　葡萄胎排空后4~6周子宫未能如期复原，质地偏软。也可表现出子宫不均匀性增大。

（3）卵巢黄素化囊肿　在葡萄胎清宫术后、流产或足月产后，由于 hCG 的持续作用，使双侧或一侧卵巢黄素化囊肿持续存在。

（4）腹痛　一般无腹痛，当病灶穿透子宫浆膜层导致子宫穿孔时，可引起急性腹痛及腹腔内出血的症状；当子宫内病灶坏死继发感染或黄素化囊肿发生扭转、破裂时可出现急性腹痛。

（5）假孕症状　由于 hCG 及雌、孕激素的作用，患者可出现假孕症状，如：乳房增大，乳头及乳晕着色，甚至有初乳样分泌，外阴、阴道、宫颈着色，生殖道质地变软等。

2. 转移性滋养细胞肿瘤　多见于绒癌，主要通过血行播散，最常见的转移部位是肺（80%），其次为阴道（30%）、盆腔（20%）、肝（10%）和脑（10%）等。由于滋养细胞的生长特点之一是破坏血管，因此局部出血是各转移部位症状的共同特点。

（1）肺转移　常见症状为咳嗽、血痰、反复咯血、胸痛及呼吸困难。可呈急性发作，也可呈慢性持续状态。少数情况下，可因肺动脉滋养细胞瘤栓形成，发生急性肺梗死，出现肺动脉高压、急性肺功能衰竭和右心衰。病灶较小时可无症状，通过胸部 X 线检查或肺部 CT 检查发现。

（2）阴道转移　转移灶常位于阴道前壁及穹隆处，局部可见呈紫蓝色结节，一旦破溃可出现不规则阴道流血，甚至大出血。

（3）肝转移　是不良预后因素之一，多伴有肺转移。主要表现为右上腹部或肝区疼痛，肿瘤穿破肝包膜时可出现腹腔内大出血，导致死亡。

（4）脑转移　预后凶险，是滋养细胞肿瘤主要的致死原因。按病情进展可分为 3 期，首先为瘤栓期，表现为一过性脑缺血症状，如猝然跌倒、暂时性失语、失明等。继而发展为脑瘤期，即肿瘤组织增生侵入脑组织形成脑瘤，表现为头痛、喷射样呕吐、偏瘫、抽搐直至昏迷。最后进入脑疝期，因脑瘤增大、出血及周围脑组织水肿，使颅内压进一步升高，形成脑疝，压迫生命中枢、导致患者死亡。

（5）其他部位转移　包括脾、肾、膀胱、消化道、骨骼等，其症状因转移部位不同而有所不同。

（三）辅助检查

1. 血清 hCG 测定　血清中 hCG 水平是诊断妊娠滋养细胞肿瘤和评估治疗效果的主要依据。影像学证据支持诊断，但不是必须的。对于葡萄胎后滋养细胞肿瘤，凡符合下列标准中的任何一项，并排除妊娠物残留或再次妊娠即可诊断为妊娠滋养细胞肿瘤：①hCG 测定 4 次呈高水平平台状态（±10%），持续 3 周或更长时间，即第 1、7、14、21 天；②hCG 测定 3 次上升（＞10%），至少持续 2 周或更长时间，即第 1、7、14 天；③hCG 水平持续异常达 6 个月或更长。

非葡萄胎后滋养细胞肿瘤的诊断标准为足月产、流产和异位妊娠后超过 4 周仍持续高水平或一度下降后又上升，除外妊娠物残留或再次妊娠即可诊断妊娠滋养细胞肿瘤。

2. 超声检查　是诊断子宫原发病灶最常用的方法。在声像图上可见子宫正常大小或不同程度增大，肌层间可见高回声团，边界清但没有包膜；或肌层内有回声不均匀的团块，边界不清且无包膜，也可表现为整个子宫弥漫性增高回声，内部伴不规则低回声或无回声；彩色多普勒超声显示丰富的血流信号和低阻力型血流频谱。

3. X 线胸片检查　是诊断肺转移重要的检查方法，肺转移早期表现为肺纹理增粗，以后发展为片状或小结节阴影，典型表现是棉球状或团块状阴影。胸片可见病灶是肺转移灶计数的依据。

4. CT、核磁共振检查　CT 主要对较小的肺部病灶和脑、肝等部位的转移病灶有较高的诊断价值，核磁共振主要用于脑、腹腔和盆腔病灶的诊断。

5. 组织学诊断　用于鉴别侵蚀性葡萄胎和绒癌，在原发灶或转移灶组织中见到绒毛或退化的绒毛阴影，则诊断为侵蚀性葡萄胎；未见绒毛结构者则诊断为绒癌。有组织学证据时应根据组织学做出诊断，但组织学证据对于滋养细胞肿瘤的诊断并不是必需的。

（四）心理 - 社会支持状况

一旦确诊，患者可能出现不同程度的沮丧、悲伤、恐惧，担心疾病的预后，害怕化疗药物的毒副作用，担心子宫切除后失去女性特征和生育能力而感到自尊受损，长期治疗的费用也给家庭带来负担，对治疗和生活失去信心。

【常见护理诊断/问题】

1. 营养失调：低于机体需要量　与化疗的消化道反应有关。

2. 情境性低自尊　与较长时间住院及化疗有关。

3. 活动无耐力　与腹痛、转移病灶症状、化疗不良反应有关。

4. 潜在并发症　肺转移、阴道转移、脑转移。

【护理目标】

1. 患者能够维持足够的营养摄入，满足机体的营养需求。

2. 患者适应角色转变。

3. 患者的体力能够满足自理的需求。

4. 患者并发症能够及时被发现，并得到相应的处理。

【护理措施】

1. 一般护理

（1）提供安静、舒适的病房环境，保证患者充足的休息与睡眠，有转移灶的患者应卧床休息。

（2）鼓励患者进食，推荐高蛋白、富含维生素、易消化的饮食。

（3）增强机体的抵抗力，注意外阴清洁，每日擦洗会阴 1~2 次，防止感染。

2. 治疗配合　妊娠滋养细胞肿瘤主要采用以化疗为主、手术和放疗为辅的综合治疗。治疗前要进行正确的临床分期，根据预后评分评定低危或高危，再结合患者的骨髓功能、肝肾功能及全身情况等综合评估，制订合适的化疗方案，实施分层治疗。

（1）化疗　妊娠滋养细胞肿瘤是一种对化疗药物非常敏感的恶性肿瘤，化疗可以使大部分患者得到根治。目前国内常用的一线临床化疗药物有甲氨蝶呤（MTX）、氟尿嘧啶（5-FU）、放线菌素-D（Act-D）、环磷酰胺（CTX）、依托泊苷（VP-16）、长春新碱（VCR）等。低危患者通常选择单一药物化疗，高危患者则选择联合化疗方案。（化疗患者护理常规详见本章第三节）。

（2）手术　作为化疗的辅助治疗手段，仅在一些特定的情况下使用。如：控制肿瘤穿透所致大出血等并发症、切除耐药病灶等。手术包括：①子宫切除，对于无生育要求的无转移患者可选择全子宫切除术，并结合化疗直至血 hCG 水平正常；②肺叶切除，对于肺部多次化疗未能吸收的孤立耐药病灶可行手术切除。手术治疗者做好术前、术后护理。

（3）放射治疗　目前应用较少，主要用于肝、脑和肺部等转移部位耐药病灶的治疗。

3. 病情观察　观察患者腹痛及阴道流血情况，记录腹痛的部位、程度、性质和时间等；出血多的患者，除要密切注意血压、脉搏、呼吸外，还要遵医嘱备血，做好手术和抢救准备。动态观察和记录 β-hCG 的变化，识别转移灶症状，发现异常，及时通知医师并配合处理。

4. 转移灶患者的护理

（1）肺转移患者的护理　卧床休息，观察患者的呼吸频率与血氧饱和度，有呼吸困难或血氧饱和度降低者给予半卧位并吸氧。尽量避免用力叩击背部，大量咯血时有窒息、休克甚至死亡的危险，应立即让患者取头低患侧卧位并保持呼吸道的通畅，配合医师进行止血、抗休克治疗。

（2）阴道转移患者的护理　卧床休息，严禁性生活，禁止做不必要的阴道检查和阴道窥器检查，注意转移灶有无破溃出血。如出现阴道大出血时，应立即通知医师，予以长纱条填塞阴道压迫止血，并记录纱条数量。填塞的纱条必须于 24~48 小时内如数取出，若仍出血不止，继续予以无菌纱条重新填塞，保持外阴清洁，每日行外阴擦洗 2 次，阴道流血时间长的患者，按医嘱用抗菌药物预防感染。

（3）脑转移患者的护理　卧床休息，严密观察患者有无头晕、头痛、视物模糊、抽搐、喷射性呕吐，观察肢体活动情况，起床活动时应有人陪伴，以防跌倒造成意外损伤。遵医嘱予以止血剂、脱水剂、吸氧，严格控制输液总量和输液速度，防止颅内压升高。昏迷、偏瘫患者按相应的护理常规实施护理。

5. 心理护理　向患者及家属提供疾病及其治疗的相关信息，让他们了解有些化疗副反应在停药后会消失，并分享成功治愈的案例，减轻患者的心理压力，减少焦虑和恐惧。帮助患者分析可以利用的支持系统，纠正消极的应对方式，指导患者正确面对现实，树立患者和家属战胜疾病的信心。

6. 健康指导

（1）生活指导　告知患者进高蛋白、高维生素、易消化饮食，保证休息与睡眠。

（2）预防感染　嘱患者保持外阴清洁，每日清洗外阴2次。

（3）随访指导　治疗结束后应严密随访，第1次在出院后3个月，然后每6个月1次至3年，此后每年1次至5年，以后每2年1次。随访内容同葡萄胎。

（4）计划生育指导　节制性生活，随访期间应严格避孕，一般于化疗结束达12个月以上才可以妊娠，避孕方式同葡萄胎。

【护理评价】

通过治疗与护理，患者是否：①能够维持足够的营养摄入，营养风险筛查结果为正常营养状态；②树立战胜疾病的信心，积极配合治疗；③生活自理能力评估等级为无需依赖或轻度依赖，生活基本能自理；④并发症能够及时被发现，并得到相应的处理。

> **知识链接**
>
> ### 化疗可以治愈绒癌
>
> 绒癌是可以通过化疗治愈的一种恶性肿瘤。在化疗药物问世以前，绒癌的主要治疗方法是手术切除，疗效非常不满意，其死亡率高达90%以上。自20世纪50年代开始，北京协和医院宋鸿钊院士领导研究小组对该肿瘤的发生发展及诊断与治疗进行了潜心研究，首创大剂量5-FU等化学药物治疗绒癌，取得了突破性治疗效果，初治患者死亡率由过去的90%以上，下降至15%以下。目前本病的根治率可达80%以上，有的已有全身广泛转移、极晚期的患者，亦可通过规范的化疗获得根治，重新恢复工作，年轻有生育要求的患者，也可在治疗和严密随访结束后正常妊娠。所以得了绒癌并不是那么可怕，医护人员应鼓励患者树立信心，坚持治疗，战胜疾病。

第三节　化疗患者的护理

PPT

化学药物治疗（简称化疗）是指通过利用化学药物阻止肿瘤细胞增殖、浸润、转移，直至杀灭肿瘤细胞的一种治疗方式，是一种全身性的治疗手段。通过化疗，可以使许多恶性肿瘤患者的症状得到缓解，甚至治愈。滋养细胞肿瘤是妇科恶性肿瘤中对化疗最敏感的一种，随着化疗的方法学和药物学的快速发展使滋养细胞肿瘤得到了很好的治疗，患者的死亡率明显下降。

【药物作用机制】

化疗药物种类繁多，其作用机制各不相同，根据药物作用点不同归纳如下：①干扰脱氧核糖核酸（DNA）的合成；②干扰核糖核酸（RNA）的复制；③干扰转录，抑制信使核糖核酸（mRNA）的合成；④阻止纺锤丝的形成；⑤抑制蛋白质的合成。

【常用药物种类】

1. 烷化剂　属细胞周期非特异性药物。一般以静脉给药为主，副作用有骨髓抑制，白细胞下降。常用药物有环磷酰胺（CTX）和氮芥（HN_2）等。

2. 抗代谢药　属细胞周期特异性药物。常用药物有甲氨蝶呤（MTX）、巯嘌呤（6-MP）、氟尿嘧啶（5-FU）、阿糖胞苷（Ara-C）等。

3. 抗肿瘤抗菌药物　来源于微生物的抗肿瘤药，属细胞周期非特异性药物。常用药物有放线菌素D（Act-D）、博来霉素（BLM）、丝裂霉素（MMC）等。

4. 抗肿瘤植物药　属细胞周期特异性药物，包括长春新碱（VCR）、秋水仙碱（COL）等。

5. 激素类药　有雌激素及抗雌激素类、孕激素类、糖皮质激素类及雄激素等。

6. 其他　除以上抗肿瘤药外，还有一些抗肿瘤药物，其生化结构和作用机制有别于上述药物。临床常用药物有门冬酰胺酶（L‑ASP）、顺铂（DDP）、卡铂（CBP）等。

【化疗药物常见的毒副作用】

抗肿瘤药物既能抑制肿瘤细胞的生长，也能影响机体正常细胞的代谢，尤其是快速分裂的正常细胞，如骨髓细胞、胃肠道和生殖细胞以及毛囊细胞。不良反应的严重程度取决于药物的种类、剂量、给药途径和患者个体差异。

1. 骨髓抑制　主要表现为患者外周血液中白细胞和血小板计数减少，对红细胞影响较小，大多数化疗药物骨髓抑制最强的时间段为化疗后 7~14 天，此后逐渐恢复，但存在个体差异。

2. 消化系统损害　常表现为恶心、呕吐、腹泻及消化道溃疡，多数在用药后 2~3 天开始，5~6 天最为严重，停药后逐渐好转，一般不会影响治疗。呕吐或腹泻严重的患者可能会导致电解质及酸碱平衡紊乱。

3. 神经系统损害　长春新碱、紫杉醇、氟尿嘧啶和铂类都有神经毒性作用，表现为肢端麻木，可伴有针刺感，严重时可影响生活；化疗药物剂量越大，累积时间越长，感觉障碍越明显，持续时间也越长。

4. 肝、肾功能损害　肝功能损害主要表现为转氨酶增高，轻度损害在停药后可逐渐好转，严重的肝功能损害需护肝治疗后再继续化疗。铂类（尤其是顺铂）和甲氨蝶呤对肾脏有一定的毒性，肾功能正常的患者才能使用。

5. 膀胱毒性　环磷酰胺和异环磷酰胺对膀胱有毒性，大剂量注射时可引起膀胱刺激症状，如：尿频、尿急、尿痛，严重时可出现出血性膀胱炎。

6. 皮疹和脱发　皮疹最常见于应用甲氨蝶呤后，严重者可引起剥脱性皮炎。大部分化疗患者都会面临脱发的副作用，一般停药后毛发很快会重新生长。

【护理评估】

（一）健康史

询问患者的肿瘤疾病史，了解发病的时间、治疗方法及效果，目前的病情状况；了解患者既往用药情况，特别是化疗史和过敏史，化疗过程中出现药物毒副反应及应对措施。

（二）身体状况

了解患者有无高血压、心肺、肝肾功能异常、凝血功能障碍等全身性疾病；评估患者日常生活状态，如饮食与营养状态，排泄形态，休息与睡眠情况，日常生活与自理能力等；评估患者的给药部位皮肤情况，建议患者选择适宜的血管通路装置；精确测量患者的身高、体重、体表面积为计算化疗药物剂量做准备。

（三）辅助检查

化疗前必须进行血常规、尿常规、肝肾功能等检查，用药过程中重点观察白细胞和肝功能的情况，以了解化疗药物对个体的毒性反应。如果用药前白细胞计数低于 4.0×10^9/L 者不能用药，用药期间若白细胞低于 3.0×10^9/L 应考虑停药。

（四）心理‑社会支持状况

评估患者的心理健康状况及可利用的支持系统。化疗的患者往往对化疗不良反应有恐惧心理，尤其是有化疗经历的患者；对疾病的预后及化疗效果产生焦虑、悲观情绪，也可因长期的治疗产生经济困难而闷闷不乐或烦躁，因此化疗患者往往表现出对社会支持的渴望。

【常见护理诊断/问题】

1. 营养失调：低于机体需要量　与化疗所致的消化道反应有关。

2. 体液不足　与化疗相关恶心、呕吐、腹泻所致体液丢失有关。

3. 体象紊乱　与化疗所致脱发有关。

4. 有感染的危险　与化疗所致的白细胞降低有关。

【护理目标】

1. 患者能保持营养均衡，体重在正常范围内。

2. 患者知晓应对消化道反应的方法。

3. 患者能保持良好心态和自尊。

4. 住院期间患者未发生感染。

【护理措施】

1. 一般护理　为患者提供安静、舒适和清洁的病室环境，保证充足的休息与睡眠；指导患者进食高蛋白、高维生素、易消化食物；鼓励患者适当户外活动；白细胞低的患者严格控制探视，避免交叉感染。

2. 病情观察　监测体温，以判断有无感染；注意有无牙龈出血、鼻出血、皮下瘀血或阴道活动性出血等倾向；观察有无肝脏损害的症状和体征，如上腹疼痛、恶心、腹泻等；如有腹痛、腹泻，要严密观察次数及性状，并正确收集大便标本；询问有无膀胱炎症状，如尿频、尿急、血尿等；观察有无皮疹等皮肤反应；观察有无神经系统的副作用，如肢体麻木、肌肉软弱、偏瘫等。如有上述情况应立即报告医师。

3. 用药护理

（1）准确测量并记录体重　根据体重正确计算和调整药量，一般在每个疗程的用药前及用药中各测一次体重，应在早上、空腹、排空大小便后进行测量，酌情减去衣物重量。如体重不准确，用药剂量过大，可发生中毒反应，过小则影响疗效。

（2）正确使用药物　①在配药及用药过程中严格执行查对制度，保证时间、剂量等准确无误；②正确溶解和稀释药物，并做到现配现用，一般常温下不超过 1 小时；③联合用药时应根据药物的性质排出先后顺序；④放线菌素 D、顺铂等需要避光的药物，使用时要用避光罩或黑布包好；⑤用药过程中要按医嘱严格控制输液速度，以减少对静脉的刺激；⑥腹腔化疗者嘱其经常变动体位，以保证疗效。

（3）保护静脉血管　遵循长期补液保护血管的原则。从远端开始，有计划地穿刺，并尽量减少穿刺次数。化疗结束前用生理盐水冲洗输液管，以降低穿刺部位拔针后的残留药物浓度。

（4）预防药物外渗　做好解释工作，告知患者化疗药物外渗的严重后果，尽可能使用中心静脉导管或血管通路装置输注化疗药物。使用外周静脉输注化疗药时，用药前先注入少量生理盐水，确认针头在静脉中后再用化疗药物。如发现药物外渗应立即停止滴注，给予生理盐水或普鲁卡因局部皮下注射加以稀释，以后用金黄散外敷，以防止局部组织坏死、减轻疼痛和肿胀。

（5）停药指征　妊娠滋养细胞肿瘤化疗持续到症状、体征、转移灶消失，hCG 正常后，低危患者至少巩固 1 个疗程的化疗，高危患者继续巩固 3 个疗程的化疗方可停药。

4. 药物副反应护理

（1）口腔护理　指导患者应保持口腔清洁，预防口腔炎症，如多喝水、淡盐水漱口、使用软毛牙刷刷牙避免损伤口腔粘膜、避免过烫、刺激性食物。若出现口腔溃疡可选用替硝唑含漱液漱口，每日进行口腔护理。如疼痛影响进食，可在进食前使用生理盐水加利多卡因漱口减轻疼痛。对于顽固性的口腔溃疡可局部使用表皮生长因子促进溃疡愈合。

（2）呕吐护理 在化疗前给予镇吐剂，合理安排用药的时间，为提供患者喜欢的清淡可口饮食、少量多餐、分散注意力、创造良好的进餐环境等；鼓励患者呕吐后再进食；对不能自行进食和呕吐严重患者应静脉补充液体，以防水、电解质及酸碱平衡失调。

（3）骨髓抑制的护理 遵医嘱定期测定白细胞计数，如白细胞计数低于 $3.0 \times 10^9/L$，应报告医师考虑停药，如白细胞计数低于 $1.0 \times 10^9/L$ 时，要进行保护性隔离、尽量谢绝探视、遵医嘱皮下注射细胞集落刺激因子、应用抗菌药物预防感染、输新鲜血或成分输血等；血小板计数低于 $50 \times 10^9/L$，可引起皮肤或黏膜出血，指导患者减少活动，避免严重碰撞，血小板计数低于 $20 \times 10^9/L$，有自发出血的可能，患者需卧床休息，遵医嘱输注浓缩血小板。

（4）肝、肾功能损害护理 化疗期间应定期检查肝、肾功能，一旦发现功能受损，应积极保肝、保肾治疗，严重者停药，待功能恢复正常后方可用药。

（5）神经毒性反应的护理 使用长春新碱的患者可发生周围神经炎，表现为指（趾）端麻木、腱反射消失、感觉异常，有时可发生便秘及麻痹性肠梗阻。护士应严密观察病情，一旦出现上述症状应立即停药，并告知医师。停药后症状逐渐恢复，一般需要 1~2 个月。遵医嘱给予甲钴胺、维生素 B_6、维生素 B_1 等神经营养药。

（6）其他 皮肤出现色素沉着及脱发者，向患者解释停药后可逐渐恢复。如发现皮疹应及时治疗，防止剥脱性皮炎的发生。脱发者可建议患者戴帽子或假发等。

5. 心理护理 关心患者，认真倾听患者诉说，建立良好的护患关系。为患者提供滋养细胞肿瘤的相关信息和成功的治疗案例，让他们了解滋养细胞肿瘤是可以通过化疗得到根治的，脱发、呕吐等副反应停药后会恢复，以减轻患者的心理压力，增强患者战胜疾病的信心。帮助患者分析可利用的支持系统，指导患者采用积极的应对方式克服化疗不良反应。

6. 健康指导

（1）生活指导 向患者介绍化疗护理常识，教会患者自我防护措施。鼓励患者保证充足睡眠与休息的前提下，适当运动，进食高蛋白、高热量、高维生素食物，少食多餐，进食前后用淡盐水漱口，预防口腔溃疡，多食酸奶、水果、蔬菜，保持大便通畅。

（2）预防感染 注意保暖，尽量避免去人多、拥挤的公共场所，避免交叉感染；保持外阴清洁，每日清洁外阴两次。

（3）遵医嘱化疗间歇期定期检查血常规、肝肾功能，结果异常患者及时就诊。

（4）随访指导 化疗结束后应遵医嘱严密随访，时间和内容同妊娠滋养细胞肿瘤。

【护理评价】

通过治疗与护理，患者是否：①维持足够的营养摄入，营养风险筛查结果为正常营养状态；②能够说出应对消化道反应的方法，未发生电解质紊乱及酸碱失衡；③能够以平和心态接受自己形象的改变，并采取积极措施应对；④住院期间患者未发生感染，病情好转或治愈。

知识链接

化疗患者静脉通路的选择

根据《2021 版 INS 输液治疗实践标准》中，针对临床上病情不稳定、输液方案复杂、间歇化疗治疗时间超过 3 个月、连续性输液治疗（如胃肠外营养、电解质、血液或血液制品等）、需要长期间歇式输液治疗、外周静脉建立失败的患者，建议使用中心血管通路装置（CVAD），包括经外周静脉置入中心静脉导管（PICC）、植入式输液港（PORT）等。中心血管通路装置可有效保护外周静脉，避免刺激性药物对静脉造成不可逆的损伤，减少因药物外渗引起组织坏死的风险，减轻患者因化疗药物外渗及反复静脉穿刺带来的痛苦；同时经外周静脉置入中心静脉导管（PICC）可由具有穿刺资质的护士进行操作，这在护士获得职业成就感的同时，也对护士的专业素质也提出了更高的要求。

目标检测

答案解析

A₁ 型题

1. 侵蚀性葡萄胎患者若发生阴道转移时，典型的体征为
    A. 阴道壁紫蓝色结节　　　　B. 阴道黏膜溃疡　　　　C. 阴道黏膜附有白色膜状物
    D. 阴道黏膜充血　　　　　　E. 阴道黏膜水肿

2. 与葡萄胎诊断不符合的临床表现是
    A. 高血压、蛋白尿　　　　　B. 胸痛　　　　　　　　C. 轻微阵发性腹痛
    D. 停经　　　　　　　　　　E. 阴道不规则出血

3. 滋养细胞肿瘤最常见的转移部位是
    A. 阴道　　　　　　　　　　B. 肝　　　　　　　　　C. 肺
    D. 骨　　　　　　　　　　　E. 脑

4. 绒毛膜癌最常见的死亡原因
    A. 肺转移　　　　　　　　　B. 阴道转移　　　　　　C. 胃肠道转移
    D. 脑转移　　　　　　　　　E. 肝转移

5. 患者，女性，流产后出现阴道不规则流血，行宫腔内组织病理学检查，结果示：成团的滋养细胞，未见绒毛组织，考虑为
    A. 不全流产　　　　　　　　B. 难免流产　　　　　　C. 葡萄胎
    D. 侵蚀性葡萄胎　　　　　　E. 绒毛膜癌

6. 患者，女性，35 岁，葡萄胎清宫术后 4 个月，血 hCG 持续上升，咯血，首先考虑为
    A. 不全流产　　　　　　　　B. 难免流产　　　　　　C. 葡萄胎
    D. 侵蚀性葡萄胎　　　　　　E. 绒毛膜癌

B 型题

（7～8 题共用题干）

患者，女性，30 岁，葡萄胎清宫术后持续阴道少量流血 3 个月。妇科检查：子宫如妊娠 2 月大小，质软，双侧附件均可触及囊性肿物，大小约 5cm×4cm，活动好，尿 hCG 阳性，盆腔超声示子宫肌层有一 4cm×3cm 不均质回声，血流信号丰富，两侧附件区有囊性低回声包块。

7. 该患者最可能的诊断为
    A. 子宫腺肌病合并卵巢囊肿　B. 流产　　　　　　　　C. 早孕合并卵巢囊肿
    D. 绒癌　　　　　　　　　　E. 侵蚀性葡萄胎

8. 首选的治疗为
    A. 卵巢囊肿切除术　　　　　B. 放射治疗　　　　　　C. 子宫病灶切除术
    D. 清宫术　　　　　　　　　E. 化学治疗

X 型题

9. 对于妊娠滋养细胞肿瘤合并转移病灶的患者，以下护理措施正确的是
    A. 合并肺转移患者需要注意观察患者的呼吸频率和血氧饱和度

B. 合并肺转移患者不能用力叩击背部，如出现大咯血，要防窒息

C. 合并阴道转移患者注意阴道流血，可进行性生活

D. 合并脑转移患者注意观察患者有无头晕、头痛、视物模糊、肢体活动情况等

E. 合并脑转移患者需做到防跌倒措施

10. 化疗药物不仅能抑制肿瘤细胞的生长，同时会影响机体正常细胞的代谢，表现为化疗副作用，常见化疗副作用有

A. 骨髓抑制　　　　　　　B. 胃肠道反应　　　　　　　C. 肝肾功能损害

D. 神经系统损害　　　　　E. 脱发和皮疹

（孙淑娟）

书网融合……

重点小结　　　　微课　　　　习题

第五章 子宫内膜异位症与子宫腺肌病患者的护理

学习目标

知识目标：

通过本章学习，应能掌握子宫内膜异位症及子宫腺肌病的概念、临床表现、护理问题及护理措施；熟悉子宫内膜异位症及子宫腺肌病的辅助检查及治疗原则；了解子宫内膜异位症及子宫腺肌病的病因和病理。

技能目标：

1. 能运用所学知识对子宫内膜异位症及子宫腺肌病患者进行护理。

2. 能运用良好的沟通能力，对子宫内膜异位症及子宫腺肌病患者进行健康指导。

素质目标： 通过本章的学习，认识到子宫内膜异位症对生殖健康、生活质量的影响，培养学生的同理心。

子宫内膜异位性疾病包括子宫内膜异位症（endometriosis，EMT）与子宫腺肌病（adenomyosis），均由具有生长功能的子宫内膜异位引起的疾病，临床上两者常可并存，但发病机制及组织发生学有所不同，临床表现也有差异，可看成两种不同疾病。

第一节 子宫内膜异位症

PPT

情境导入

情境： 患者，女性，36岁，因"痛经，不孕4年"就诊。经期下腹部及腰骶部疼痛4年，近半年逐渐加重，疼痛可放射至会阴部及肛门，经期第1、2天最剧烈，月经干净后缓解。妇科检查：子宫正常大小，后倾固定，子宫后壁可触及多个结节，有触痛，左侧卵巢囊性增大，囊肿大小约5cm×7cm，与周围组织粘连。输卵管碘油造影显示：双侧输卵管通而不畅。血CA125为87U/ml。

思考： 1. 该女士最有可能的疾病诊断是什么？

2. 目前患者主要存在哪些护理问题？请针对主要的护理问题采取相应的护理措施。

子宫内膜组织（腺体和间质）出现在子宫体以外的部位时，称为子宫内膜异位症，简称内异症。异位内膜可侵犯全身任何部位，如脐、膀胱、肾、输尿管、肺、胸膜、乳腺，甚至手臂、大腿等处，但绝大多数位于盆腔脏器和壁腹膜，以卵巢和宫骶韧带最常见，其次为子宫及其他脏腹膜、阴道直肠隔等部位。内异症在形态学上呈良性表现，但在临床行为学上具有类似恶性肿瘤的特点，如种植、侵袭及远处转移等。内异症是激素依赖性疾病。流行病学调查显示，生育期是内异症的高发时段，以25~45岁多见，与内异症是激素依赖性疾病的特点相符合。近年来发病率呈明显上升趋势，与社会经济状况呈正相关，与剖宫产率增高、人工流产与宫腔镜操作增多有关。

【病因】 e 微课1

异位子宫内膜来源至今尚未完全阐明，目前有多种学说。

1. 子宫内膜种植学说

（1）经血逆流学说　该学说认为经期时子宫内膜腺上皮和间质细胞可随经血逆流，经输卵管逆流进入盆腔，种植于卵巢和邻近的盆腔腹膜，并在该处继续生长和蔓延，形成盆腔子宫内膜异位症。许多临床和实验资料均支持这一学说：①70%～90%妇女有经血逆流，在经血和早卵泡期的腹腔液中，均可见存活的内膜细胞；②先天性阴道闭锁或宫颈狭窄等经血排出受阻者发病率高；③动物实验能将经血中的子宫内膜移植于猕猴腹腔内存活生长，形成典型内异症。但该学说无法解释在多数生育期女性中存在经血逆流，但仅少数（10%～15%）女性发病，也无法解释盆腔外的内异症。

（2）淋巴及静脉播散　有研究发现在光镜检查时见盆腔淋巴管、淋巴结和盆腔静脉中有子宫内膜组织，因此推断远离盆腔的器官，如肺、四肢皮肤、肌肉等发生的内异症，可能是内膜通过血行和淋巴播散的结果。但该学说无法说明子宫内膜如何进入静脉和淋巴系统的。

（3）医源性种植　剖宫产术后腹壁切口或分娩后会阴切口出现内异症，可能是手术时将子宫内膜带至切口直接种植所致。

2. 体腔上皮化生学说　卵巢生发上皮，盆腔腹膜等都是由胚胎期具有高度化生潜能的体腔上皮分化而来。当体腔上皮分化来的组织在受到持续卵巢激素或经血及慢性炎症的反复刺激后，可被激活而化生为子宫内膜样组织，导致子宫内膜异位症的发生。

3. 诱导学说　未分化的腹膜组织在内源性生物化学因素的诱导下，发展成子宫内膜样组织，种植的内膜可释放化学物质诱导未分化的间充质形成子宫内膜异位组织。

4. 其他因素　①遗传因素：流行病学调查证明患者一级亲属患此病的概率较对照组明显增多，提示此病与遗传有关。②免疫因素：子宫内膜异位症患者的IgG及抗子宫内膜抗体明显增加，具有自身免疫性疾病的特征。③我国学者提出"在位内膜决定论"，认为在位子宫内膜的生物学特性是内异症发生的决定因素，局部微环境是影响因素。内异症患者在位子宫内膜的特性如黏附性、侵袭性、刺激形成血管的能力均强于非内异症患者的在位子宫内膜；环境因素也与内异症之间存在潜在关系等。

子宫内膜异位症的发病机制甚多，但无一种可以解释全部子宫内膜异位症的发病，不同部位的子宫内膜异位症可能有不同的发病机制。

【病理】

子宫内膜异位症的基本病理变化是异位的子宫内膜组织随卵巢的周期变化而发生周期性出血，导致周围纤维组织增生和囊肿、粘连形成。早期病灶可见紫褐色斑点或小泡，晚期可发展成为大小不等的紫蓝色结节或包块。病变可因部位、程度不同而有所差异。大体病理类型如下。

1. 卵巢型内异症　卵巢最易被异位内膜侵犯，病变累及一侧，也可累及双侧。初期病灶浅表，于卵巢表面可见红色、蓝色或棕色的斑点或小囊泡，随病变发展，异位内膜侵犯卵巢皮质并在其内生长、反复周期性出血，形成单个或多个囊肿型的典型病变，称为卵巢子宫内膜异位囊肿。随病变持续，囊内积血逐步增多，氧化呈柏油样、巧克力样糊状陈旧血性液体，故又称卵巢巧克力囊肿。

2. 腹膜型内异症　分布于盆腔腹膜和各脏器表面，以宫骶韧带、直肠子宫陷凹和子宫后壁下段浆膜最为常见。

3. 深部浸润型内异症　指病灶浸润深度≥5mm的内异症，累及部位包括宫骶韧带、直肠子宫陷凹、阴道穹窿、阴道直肠隔、直肠或结肠壁等，也可侵犯至膀胱和输尿管。

4. 其他部位的内异症　包括瘢痕、肺、胸膜等部位的内异症。

【护理评估】

（一）健康史

重点询问患者的家族史、月经史及孕产史。不孕症患者特别应注意询问有无人工流产、引产及手术分娩史，有无输卵管通液、碘油造影等宫腔操作史。

（二）身体状况

子宫内膜异位症的临床表现随病变部位与范围不同表现形式多种多样，病变特征与月经周期密切相关，20%~25%的患者无明显自觉症状。

1. 症状

（1）下腹痛及痛经　疼痛是子宫内膜异位症的主要症状，典型症状为继发性、进行性加重，常于月经期开始出现，并持续整个经期。疼痛多位于下腹部、腰骶部，并可放射到肛门、会阴、阴道或大腿。疼痛程度与病变大小可不成正比。少数患者长期下腹痛，月经期加重。也可有非经期疼痛，如性交痛及肛门疼痛等，多见于直肠子宫陷凹有异位病灶或病变致子宫后倾固定的患者，性交时机械刺激引起疼痛。另外，极少数患者可表现为急腹症，出现剧烈腹痛伴恶心、呕吐和肛门坠胀，主要的原因是卵巢子宫内膜异位囊肿破裂，囊液流入腹腔刺激腹膜而引起。约2/3的患者有痛经史。

（2）不孕　子宫内膜异位症患者不孕率可高达40%。引起不孕的原因复杂，与盆腔微环境改变、盆腔粘连、子宫位置改变、输卵管闭锁及蠕动功能改变、卵巢皮质受损导致生殖内分泌功能失调、排卵障碍等有关。

（3）月经异常　表现为经量多、经期延长或经前点滴出血等。可能与卵巢实质病变、无排卵、黄体功能不足、合并有子宫腺肌病或子宫肌瘤有关。

（4）其他特殊症状　若异位的子宫内膜种植和生长在盆腔外组织时，表现为周期性疼痛、出血和肿块。肠道内异症患者可出现腹痛、腹泻、便秘，个别患者有周期性便血，严重者甚至因肠道受压出现肠梗阻症状。膀胱及输尿管内异症时可出现相应的泌尿系统症状，如尿急、尿频、腰痛和血尿或肾盂积水甚至肾萎缩等。

2. 体征　常规进行双合诊和三合诊检查。典型者子宫多后倾固定，直肠子宫陷凹、宫骶韧带、子宫后壁下段等部位可扪及触痛硬结，附件区扪及偏实不活动的囊性包块，可有轻压痛。阴道后穹隆可扪及小结节或包块，甚至可看到隆起的紫蓝色结节，破裂后流出咖啡色液体。

（三）辅助检查

1. 影像学检查　超声检查是诊断卵巢异位囊肿和膀胱、直肠内异症的重要方法，可确定卵巢子宫内膜异位症囊肿的位置、大小和形状。因囊肿的回声图像无特异性，不能单纯依靠超声图像确诊。

2. 腹腔镜检查　是目前诊断内异症的最佳方法，特别是对原因不明的不孕症或腹痛者是首选的诊断方法。腹腔镜下对可疑病变进行活检可确诊子宫内膜异位症，同时可对病灶进行相应的处理，如清除病灶、分离粘连等。

3. 其他辅助检查　①CA125测定：中、重度患者血清CA125值可能升高，但CA125在其他疾病如卵巢癌、盆腔炎性疾病中也可以出现升高，CA125诊断内异症的敏感性和特异性均较低，不作为独立的诊断依据，但可用于监测病情变化、评估疗效和预测复发。②人附睾蛋白4（HE4）：内异症时多在正常水平，可用于与卵巢癌的鉴别。

（四）心理-社会支持状况

进行性加重的痛经增加了患者的焦虑，患者往往在月经来潮前几日就开始提心吊胆，有的患者需长期借助止痛药来缓解疼痛，严重影响了日常生活和工作。对不孕担忧，更增加了患者的焦虑情绪。

【常见护理诊断/问题】

1. 慢性疼痛　与子宫内膜异位病灶周期性出血、反复刺激周围组织中的神经末梢有关。

2. 焦虑　与长期疼痛影响正常生活及担心不孕有关。

【护理目标】

1. 患者疼痛减轻或消失。

2. 患者能有效应对焦虑，焦虑减轻。

【护理措施】

1. 一般护理　指导患者经期注意休息，保暖，保持心情愉悦，避免剧烈运动与辛辣、刺激性的食物。

2. 治疗配合　治疗子宫内膜异位症的根本目的在于减灭病灶、缓解疼痛、改善生育功能、减少和避免复发。治疗方法应根据患者年龄、症状、病变部位和范围以及对生育要求等加以选择，强调治疗个体化。

（1）随访观察　用于无症状或症状轻微的患者可定期随访。如出现疼痛加剧，应指导其主动就医或寻求咨询，掌握应对痛经的几种有效方法，经期注意保暖、休息、进食热的流食以缓解疼痛。对病变引起的轻微腹痛遵医嘱给予布洛芬等镇痛药物。

（2）用药护理　适用于有慢性盆腔痛、痛经症状明显、有生育要求及无卵巢囊肿形成的患者，包括对症治疗和性激素治疗。对症治疗主要是抑制疼痛，但不能阻止病情进展。性激素治疗是抑制雌激素合成使异位内膜萎缩、阻断下丘脑－垂体－卵巢轴的刺激和出血周期，达到患者假孕或假绝经的目的。假孕或假绝经的疗法是目前临床治疗内异症的常用方法。

1）非甾体抗炎药（NSAID）　缓解慢性盆腔疼痛及痛经。仅为对症治疗，不能阻止病情发展。

2）口服避孕药　是最早用于治疗内异症的激素类药物，其目的是降低垂体促性腺激素水平，并直接作用于子宫内膜和异位内膜，导致内膜萎缩和经量减少。长期连续服用避孕药造成类似妊娠的人工闭经，称假孕疗法。临床常用低剂量高效孕激素和炔雌醇复合制剂，适用于轻度内异症患者。副反应主要有恶心、呕吐，并警惕血栓形成的风险。

3）孕激素　单用人工合成高效孕激素，通过抑制垂体促性腺激素分泌，造成无周期的低雌激素状态，并与内源性雌激素共同作用，造成高孕激素性闭经和内膜蜕膜化形成假孕。副作用有恶心、水钠潴留、体重增加、阴道不规则点滴出血及轻度抑郁等，停药数月后痛经缓解，月经恢复。

4）孕激素受体拮抗剂　米非司酮与子宫孕酮受体的亲和力是孕酮的 5 倍，具有强抗孕激素作用，可造成闭经使病灶萎缩。副反应轻，无雌激素样影响，无骨质丢失危险，但长期疗效有待证实。

5）雄激素衍生物　主要有达那唑和孕三烯酮。达那唑抑制卵泡刺激素（follicle stimulating hormone，FSH）、黄体生成素（luteinizing hormone，LH）峰，抑制卵巢合成甾体激素，导致子宫内膜萎缩，出现闭经。因 FSH、LH 呈低水平，又称假绝经疗法。孕三烯酮有抗孕激素、中度抗雌激素和抗性腺效应，抑制 FSH、LH 峰值并减少 LH 均值，使体内雌激素水平下降、异位内膜萎缩、吸收，也是一种假绝经疗法。一般连续用药 6 个月。副作用包括卵巢功能抑制症状及雄激素样作用，如多毛、痤疮、皮脂增加、头痛、潮热、性欲减退，脂蛋白代谢异常、肝功能损害以及体重增加等。

6）促性腺激素释放激素激动剂（gonadotropin – releasing hormone agonist，GnRH – a）为人工合成的十肽类化合物，其作用与体内的 GnRH 相同，抑制垂体分泌促性腺激素，导致卵巢激素水平明显下降，出现暂时性闭经，此疗法又称"药物性卵巢切除"。副反应主要有潮热、阴道干燥、性欲减退和骨质丢失等绝经症状。

GnRH - a 的反向治疗方案

女性长期使用 GnRH - a 治疗，会使垂体产生的 FSH 和 LH 大幅下降，抑制卵巢卵泡生长和排卵，此时女性的性激素水平近似于绝经期或手术切除卵巢后。GnRH - a 的副作用为低雌激素引起的围绝经期症状如潮热、阴道干涩、性欲缺乏、情绪不稳定、睡眠障碍等，长期应用还可导致骨密度下降。因此在应用 GnRH - a 3~6 个月时，可以酌情给予反向添加治疗提高雌激素水平，如妊马雌酮加甲羟孕酮或替勃龙等。反向治疗方案的理论基础是"雌激素窗口剂量理论"学说，不同组织对雌激素的敏感性不一样，将体内雌激素的水平维持在不刺激异位内膜生长而又不引起围绝经期症状及骨质丢失的范围，则既不影响治疗效果，又可减轻副作用。

在医学决策中，对于药物副作用的重视和女性的关怀是紧密相连的。在使用药物治疗内异症时，医师必须仔细权衡疗效和副作用，以制订出最符合患者需求和利益的用药方案。

（3）手术治疗　适用于药物治疗无效、局部病情进行性加重、生育功能未恢复者和较大卵巢内膜异位囊肿者。手术方式分为保留生育功能、保留卵巢功能和根治性手术三类。腹腔镜手术为目前子宫内膜异位症首选治疗办法。目前认为腹腔镜确诊、手术＋药物为内异症的"金标准"治疗。

3. 心理护理　倾听患者对疾病的认识和叙述，引导患者表达真实感受，采取相应措施对患者进行心理安慰与疏导，缓解和消除患者的焦虑、恐惧。

4. 预防　子宫内膜异位症病因不明确、多因素起作用，并且其组织学发生复杂，因此预防作用有限，主要注意以下几点以减少其发病。

（1）防止经血逆流　及时发现和治疗引起经血逆流的疾病，如无孔处女膜、阴道狭窄及闭锁、宫颈管粘连及闭锁等，以免经血逆流入腹腔。

（2）适龄婚育和药物避孕　妊娠可延缓子宫内膜异位症的发展，所以有痛经症状的妇女适龄结婚及孕育。无生育要求者可口服药物避孕，避孕药抑制排卵使子宫内膜萎缩，经量减少，使子宫内膜异位症发病风险降低，对高发家族史、容易带器妊娠者可以选择。

（3）减少医源性子宫内膜种植　月经期尽可能不做盆腔检查。妇科或人工流产等手术时尽量避免子宫腔内容物、内膜碎片溢入腹腔或腹壁切口。同时避免子宫腔或子宫颈损伤导致子宫腔或子宫颈粘连。

5. 健康指导　通过健康教育宣传手册、科普讲座等方式，对患者进行相关健康教育，如心理健康辅导、月经相关生理知识、内异症的预防与护理和各种治疗方案的优缺点。增加患者对疾病的认知，消除不良情绪，提高治疗依从性。

【护理评价】

通过治疗与护理，患者是否：①能应用减轻疼痛的方法，述说病痛减轻或消失，舒适感增加；②能描述引起自己焦虑的原因，并表示用积极方式面对现实的健康问题。

第二节　子宫腺肌病

PPT

子宫内膜组织（腺体及间质）侵入子宫肌层者，称为子宫腺肌病（adenomyosis）。多发生于 30~50 岁经产妇，约 15% 同时合并子宫内膜异位症，约半数合并子宫肌瘤。子宫腺肌病与子宫内膜异位症发病机制和对性激素敏感性有所不同，但均受雌激素的调节。

【病因】　ｅ 微课 2

子宫腺肌病患者部分子宫肌层中的内膜病灶与宫腔内膜直接相连，故认为内膜异位由基底层子宫内膜侵入肌层所致，多次妊娠及分娩、人工流产时子宫壁创伤和慢性子宫内膜炎可能是导致此病的主要原因。此外，由于子宫内膜基底层缺乏黏膜下层，内膜直接与肌层接触，使得子宫内膜易于侵入肌层。子宫腺肌病常合并子宫肌瘤和子宫内膜增生，提示高水平雌、孕激素刺激，也可能是促进内膜向肌层生长的原因之一。

【病理】

1. 巨检　由于病变在子宫肌层多呈弥漫性生长，故子宫多为均匀性增大，以前后径增大较明显，呈球形，一般不超过 12 周妊娠子宫大小。病灶剖面见子宫肌层显著增厚且较硬，于肌壁中见粗厚肌纤维带和微囊腔，腔内偶有陈旧血液。少数腺肌病病灶呈局限性生长，局部反复出血导致病灶周围组织增生形成结节或团块，似肌壁间肌瘤，称子宫腺肌瘤，但其剖面缺乏旋涡状结构，与周围正常子宫肌层无明显界限，手术时难以剥出。

2. 镜检　特征为肌层内有呈岛状分布的异位内膜腺体及间质，肌层内的异位内膜为不成熟内膜，仅对雌激素起反应，对孕激素无反应或不敏感，腺体呈增生期改变，偶尔见到局部区域有分泌期改变。

【护理评估】

（一）健康史

询问年龄、月经史、孕育史、家族史及手术史。特别注意疼痛或痛经的发生发展与月经和剖宫产、人流术等的关系。通过全面评估，了解患者的病因、病情程度、治疗经过及效果。

（二）身体状况

1. 症状　35% 患者无典型症状，常见症状如下。

（1）痛经　是子宫腺肌病典型临床表现，呈继发性并进行性加重。疼痛位于下腹正中，常于经前 1 周开始，直至月经结束。

（2）月经失调　约 50% 的患者出现月经量增多，经期延长。可能与子宫内膜面积增加、子宫内膜增生过长及子宫肌层收缩不良等因素有关。

2. 体征　子宫多呈均匀增大，或局限结节样突起，质地较硬，可有压痛，经期疼痛加剧。

（三）辅助检查

1. 影像学检查　超声检查表现：子宫增大，子宫前后壁不对称性增厚，多以子宫后壁及宫底增厚显著。子宫肌层回声明显不均、粗糙。

2. CA125 测定　多数升高。

3. 活组织病理检查　是确诊依据。

（四）心理 - 社会支持状况

周期性、进行性加重的痛经，使患者常常恐惧月经的来临，月经前期和月经期表现紧张、焦虑、恐惧。月经期延长、经量增多影响性生活，也使患者焦虑增加。

【常见护理诊断/问题】

1. 慢性疼痛　与痛经有关。

2. 焦虑　害怕月经来潮及影响性生活有关。

【护理目标】

1. 患者疼痛得到缓解或消失。

2. 患者情绪稳定，焦虑减轻或消失。

【护理措施】

1. 一般护理 指导患者充足睡眠，规律生活，健康饮食。经期注意休息，避免过度劳累、剧烈运动，避免辛辣刺激性食物。保持心情舒畅，保持会阴部清洁、干燥。

2. 治疗配合 根据患者不同的症状、年龄和生育要求，可选择药物、手术或其他综合治疗方法。指导药物治疗的患者按要求严格用药，不能随意减量或停药。对于症状较轻、有生育要求及近绝经期患者可试用孕三烯酮、GnRH－a 或左炔诺孕酮宫内缓释系统（LNG－IUS）治疗，均可缓解症状，但需要注意药物的副作用，并且停药后症状可复现。在 GnRH－a 治疗时应注意患者骨丢失的风险，可以给予反向添加治疗和钙剂补充。年轻或希望生育的子宫腺肌瘤患者，可试行病灶切除术，但术后有复发风险。对症状严重、无生育要求或药物治疗无效者，应行全子宫切除术。是否保留卵巢，取决于卵巢有无病变和患者的年龄。

3. 心理护理 倾听患者对疼痛的详细描述，引导其自主表达对疼痛的真实感受，耐心细致的进行心理安慰与疏导，缓解和消除患者的焦虑与恐惧。

4. 健康指导 同子宫内膜异位症。

【护理评价】

通过治疗与护理，患者是否：①疼痛减轻或消失；②能表达焦虑原因，并表示用积极方式面对现实的健康问题。

目标检测

答案解析

A 型题

1. 患者，女性，27 岁，G_3P_0，平素月经周期规律，量中等，无痛经。但从第三次人流后出现痛经，并且逐渐加重，现在月经来潮时疼痛无法忍受，必须注射哌替啶方能缓解。妇科检查：宫体后位固定，子宫直肠陷凹触痛明显，患者最可能的诊断是

 A. 原发性痛经   B. 子宫内膜异位症   C. 继发性痛经

 D. 子宫内膜炎   E. 盆腔炎

2. 患者，女性，45 岁，因"继发性痛经逐渐加重 9 年"就诊，经查发现双侧卵巢囊性增大，考虑为子宫内膜异位症。下列检查中准确性最高的是

 A. 双合诊   B. 三合诊   C. 腹腔镜

 D. CA125   E. 盆腔超声

3. 患者，女性，38 岁，诊断为子宫内膜异位症，护士介绍本病典型临床症状，正确的是

 A. 不孕   B. 月经异常   C. 继发性进行性痛经

 D. 性交痛   E. 异位囊肿破裂

4. 患者，女性，29 岁，询问护士剖宫产后腹壁切口出现子宫内膜异位症，其相关的发病机制是

 A. 免疫学说   B. 体腔及上皮化生学说   C. 诱导学说

 D. 子宫内膜种植学说   E. 遗传因素

5. 下列关于子宫腺肌病的说法，正确的是
　　A. 多发生于 20～30 岁初产妇
　　B. 少数患者同时合并子宫肌瘤
　　C. 绝大多数患者合并盆腔以外的子宫内膜异位症
　　D. 子宫腺肌病与子宫内膜异位症病因是相同的
　　E. 子宫内膜基底层向肌层内生长或内陷

6. 患者，女性，42 岁，G_3P_2，经期下腹疼痛，进行性加重 1 年，经期延长，经量增多。妇科检查：宫颈光滑；宫体后位、增大如孕 8 周，活动可，前壁结节状突起、质硬、轻压疼。首先考虑的疾病诊断是
　　A. 子宫肌瘤　　　　　　　　B. 子宫腺肌病　　　　　　　C. 子宫内膜异位症
　　D. 慢性盆腔炎　　　　　　　E. 子宫内膜炎

7. 患者，女性，39 岁，痛经，进行性加重 1 年，经量增多。妇检：子宫如孕 3 个月大小，质硬，活动差，子宫后壁有压痛性结节。李女士最可能的疾病诊断是
　　A. 黏膜下子宫肌瘤　　　　　B. 子宫内膜癌　　　　　　　C. 子宫腺肌病
　　D. 慢性盆腔炎　　　　　　　E. 异常子宫出血

X 型题

8. 下列与子宫腺肌病发病密切相关因素有
　　A. 多次妊娠　　　　　　　　B. 多次分娩　　　　　　　　C. 人工流产
　　D. 慢性子宫内膜炎　　　　　E. 未婚、少育

9. 关于子宫腺肌病，以下描述正确的是
　　A. 子宫腺肌病是一种与雌激素相关的疾病
　　B. 子宫腺肌病只发生在年轻女性中
　　C. 子宫腺肌病的主要症状是月经不调和子宫增大
　　D. 子宫腺肌病可以通过药物根治
　　E. 子宫腺肌病有时可合并子宫肌瘤

（陈亚岚　刘中艳）

书网融合……

重点小结　　　　　微课 1　　　　　微课 2　　　　　习题

第六章 盆底功能障碍性及生殖器官损伤疾病患者的护理

学习目标

知识目标：

通过本章学习，应能掌握子宫脱垂、生殖道瘘及压力性尿失禁的概念和护理措施；熟悉盆底功能障碍性及生殖器官损伤疾病的病因、分度、护理评估和常见的护理问题；了解盆底功能障碍性及生殖器官损伤疾病的辅助检查。

技能目标：

1. 能运用所学知识对盆底功能障碍性及生殖器官损伤疾病患者进行相应的护理。

2. 能结合盆底功能障碍性及生殖器官损伤疾病的病因和身体状况，为患者进行预防为主的健康指导。

素质目标： 通过本章的学习，培养学生全心全意为患者服务的意识，主动为患者缓解不适。

女性正常盆底功能的维持依赖于完整肌肉、结缔组织和神经的相互作用，当盆底支持组织因退化、创伤致其支持力变弱时，可引发女性盆底功能障碍（pelvic floor dysfunction，PFD）。盆底功能障碍性疾病的治疗与否取决于是否影响患者的生活质量。当损伤导致女性生殖器官与相邻的泌尿道、肠道出现异常通道时，临床上表现为尿瘘和粪瘘。

第一节 外阴、阴道损伤

PPT

导致外阴、阴道损伤多因外力创伤，也可因腐蚀性药物或异物残留等所致。外阴、阴道损伤严重者会损伤尿道、膀胱或直肠。由于外阴、阴道皮肤、黏膜下组织较疏松、血管丰富，局部受伤后可导致外阴、阴道血肿。

【护理评估】

（一）健康史

了解导致外阴、阴道损伤发生的原因，如有无外伤、阴道手术史，有无阴道内用药、使用卫生栓或子宫托等病史。对幼女则还需详细询问有无放入异物史。了解患者遭到损伤后有无局部疼痛、出血等情况及诊疗经过。

（二）身体状况

不同病因、不同部位损伤可有相应的临床表现。

1. 症状 外力创伤所致以疼痛、出血为主要症状。轻者自觉症状不明显或出现轻微疼痛，重者甚至出现疼痛性休克表现。阴道有损伤时可见少量或大量的新鲜血液自阴道流出，出血同时还伴有头晕、乏力、心悸等贫血症状，甚至出现面色苍白、脉搏细速、血压下降等失血性休克表现。阴道异物残留的主要症状为阴道有脓性或脓血性分泌物排出，如为纱布或棉球残留，分泌物呈恶臭。

2. 体征 妇科检查时可发现外阴、阴道有裂伤、血肿或有活动性出血；外阴、阴道血肿形成时，见有紫蓝色突起肿物，压痛明显。如伤及膀胱、尿道可见尿液自阴道流出；伤及直肠则可见外翻的直肠粘膜，还可见粪便自阴道排出。合并感染时局部出现红、肿、热、痛等表现。

（三）辅助检查

出血多者红细胞计数、血红蛋白值下降；有感染者可见白细胞计数及中性粒细胞高于正常值。

（四）心理–社会支持状况

患者及家属常由于突发意外而措手不及，出现惊慌、焦虑情绪。损伤部位神经末梢丰富，患者疼痛明显而加重焦虑情绪。损伤涉及患者隐私，患者常因为保护隐私而延误病情。

【常见护理诊断/问题】

1. 急性疼痛　与外阴、阴道损伤有关。

2. 恐惧　与突发损伤事件有关。

3. 潜在并发症　失血性休克。

【护理目标】

1. 患者疼痛减轻甚至消失。

2. 患者能表达引起恐惧的原因，采取有效措施应对。

3. 患者在治疗期间未发生失血性休克。

【护理措施】

1. 一般护理　嘱患者卧床休息。保持外阴部清洁、干燥，大便后及时清洁外阴。

2. 治疗配合　根据血肿部位、大小及损伤部位、程度等采取止痛、止血、抗休克、抗感染等保守治疗，必要时采用手术治疗。

（1）保守治疗患者的护理　对小血肿采取保守治疗，及时给予止血、止痛药物；24小时内冷敷，24小时以后可行热敷，促进血肿的吸收。

（2）手术患者的护理　①术前准备：做好备皮、交叉配血等工作。向患者及家属交代手术的必要性、手术过程及注意事项。②术后护理：疼痛明显者，应积极止痛；阴道纱条取出或外阴包扎松解后，应密切观察阴道、外阴伤口有无出血；保持外阴清洁、干燥，遵医嘱给予抗菌药物防治感染。

3. 心理护理　由于损伤突然发生导致患者及家属恐惧、焦虑，护理人员在配合医师对患者进行治疗的同时，做好心理护理，用亲切温和的语言安慰患者，鼓励患者面对现实，积极配合治疗、护理工作。

4. 健康指导　让患者了解性与生殖健康相关知识，有损伤时，应及时就医；局部用药治疗外阴阴道炎时，遵医嘱掌握药物的剂量、浓度和用法。指导子宫脱垂的患者正确使用子宫托，以免引起长时间压迫阴道壁导致阴道溃疡；对儿童加强教育监督，严防异物塞入阴道。

【护理评价】

通过治疗与护理，患者是否：①疼痛减轻或者消失；②能采取有效应对措施，减轻恐惧心理；③在治疗24小时内，生命征正常。

第二节　盆腔器官脱垂

PPT

> **情境导入**

情境： 患者，女性，66岁，阴道口有肿物脱出，伴有白带增多1年就诊。患者尿频、尿急、排尿不畅2年，近1年有肿物自阴道口脱出，排尿时需将肿物还纳回阴道内才能顺利排尿，站立及行走后不适感明显。妇科检查：见阴道脱出一3cm×4cm肿物，表面黏膜糜烂、溃疡。

　　思考：1. 请写出该患者最可能的疾病诊断。

　　　　　2. 请列出患者的主要护理问题，护士应采取哪些主要的护理措施？

　　盆底肌肉群、筋膜、韧带及其神经构成复杂的盆底支持系统，维持盆腔器官的正常位置。各种病因导致的盆底支持薄弱，可引起盆腔脏器移位，引发盆腔器官的位置和功能异常。

　　盆腔器官脱垂（pelvic organ prolapse，POP）指盆腔器官脱出于阴道内或阴道口外。阴道前壁脱垂又称阴道前壁膨出，阴道内2/3膀胱区域脱出称膀胱膨出（cystocele）（图6-1），尿道紧连的阴道前壁下1/3以尿道口为支点向下膨出，称尿道膨出（urethrocele）。阴道后壁脱垂又称为直肠膨出（rectocele），阴道后壁膨出常伴随子宫直肠陷凹疝。子宫从正常位置沿阴道下降，宫颈外口达坐骨棘水平以下，甚至子宫全部脱出阴道口以外，称子宫脱垂（uterine prolapse）（图6-2）。子宫切除术后若阴道顶端支持结构缺损，可发生阴道穹隆脱垂（vault prolapse）。

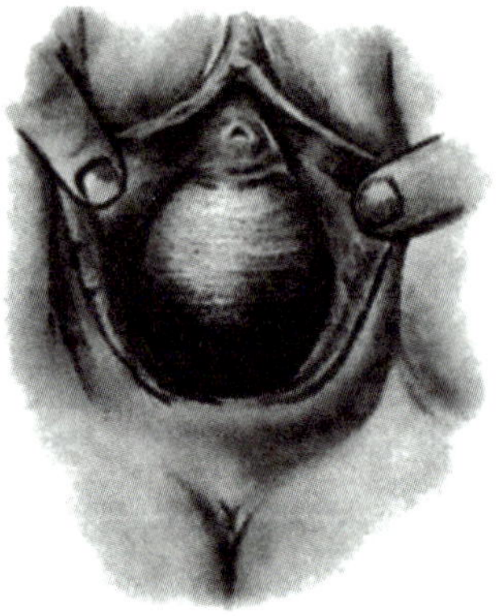

图6-1　膀胱膨出

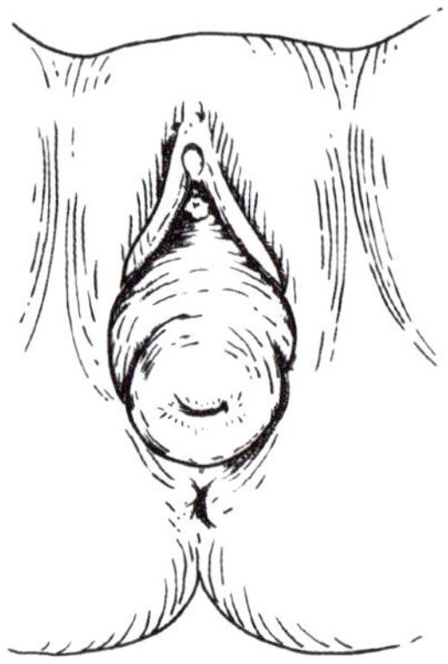

图6-2　子宫脱垂

【病因】 e 微课

1. 妊娠、分娩　尤其是产钳或胎吸困难的阴道分娩，可引起盆腔筋膜、韧带和肌肉因过度牵拉而减弱支撑力量。产褥期过早参加体力劳动，尤其是重体力劳动，将影响盆底组织张力的恢复而发生盆腔器官脱垂。

2. 腹压增加　慢性咳嗽、腹腔巨大肿瘤、腹腔积液、腹型肥胖、持续负重或长期便秘患者，可因腹压增加导致盆腔器官脱垂。

3. 医源性因素　因没有充分纠正手术造成的盆腔支持结构的缺损，导致盆腔器官脱垂。

4. 其他　衰老、盆底组织发育不良、退行性变等，均可诱发盆腔器官脱垂。

【临床分度】

临床分度有多种方法，临床诊疗中不要求具体采用哪种分度，但手术治疗前后应采用同一种。国际上应用最多的是盆腔器官脱垂定量分度法（pelvicorgan prolapse quantitation，POP-Q）（表6-2）。程度评价均以患者平卧最大用力向下屏气时（valsalva动作）的程度为准。

1. 盆腔器官脱垂定量分度法　POP-Q分度系统采用阴道前壁、阴道顶端、阴道后壁上的2个解剖指示点与处女膜的关系来界定盆腔器官的脱垂程度。阴道前壁上的2个点为Aa和Ba；阴道顶端的2个点为C和D点；阴道后壁为Ap和Bp两点（图6-3）。与处女膜平行以0表示，位于处女膜以上用负数表示，处女膜以下用正数表示。另外包括阴裂（gh）的长度、会阴体（pb）的长度以及阴道的总长度（TVL），测量值用厘米表示（表6-1）。

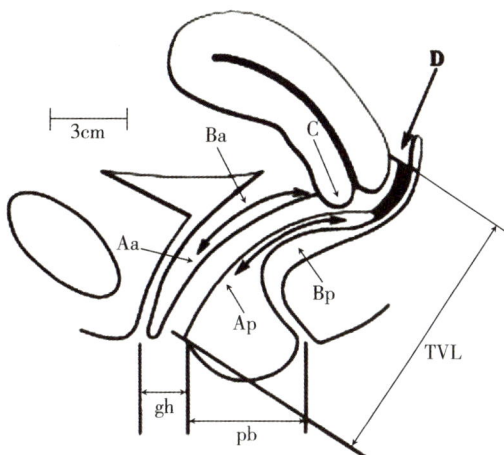

图 6 – 3　POP – Q 盆腔器官脱垂评估指示点

表 6 – 1　盆腔器官脱垂评估指示点

指示点	内容描述	范围
Aa	阴道前壁中线距处女膜 3cm 处，相当于尿道膀胱沟处	– 3 ~ +3cm
Ba	阴道顶端或前穹隆到 Aa 点之间阴道前壁上段中的最远点	在无阴道脱垂时，此点位于 – 3cm，在子宫切除术后阴道完全外翻时，此点将为 + TVL
C	宫颈或子宫切除后阴道顶端所处的最远端	– TVL ~ + TVL
D	有宫颈时的后穹隆的位置，它提示了子宫骶骨韧带附着到近端宫颈后壁的水平	– TVL ~ + TVL 或空缺（子宫切除后）
Ap	阴道后壁中线距处女膜 3cm 处，Ap 与 Aa 点相对应	– 3 ~ +3cm
Bp	阴道顶端或后穹隆到 Ap 点之间阴道后壁上段中的最远点，Bp 与 Ba 点相对应	在无阴道脱垂时，此点位于 – 3cm，在子宫切除术后阴道完全外翻时，此点将为 + TVL

注：阴裂的长度（gh）为尿道外口中线到处女膜后缘的中线距离；会阴体的长度（pb）为阴裂的后端边缘到肛门中点距离；阴道总长度（TVL）为总阴道长度。

表 6 – 2　盆腔器官脱垂分度（POP – Q 分度法）

分度	内容
0	无脱垂，Aa、Ba、Ap、Bp 均在 – 3m 处，C、D 两点在阴道总长度和阴道总长度 – 2cm 之间，即 C 或 D 点量化值 < –（TVL – 2）cm
Ⅰ	脱垂最远端在处女膜平面上 >1cm，即量化值 < – 1cm
Ⅱ	脱垂最远端在处女膜平面上 <1cm，即量化值 > – 1cm，但 < + 1cm
Ⅲ	脱垂最远端超过处女膜平面 >1cm，但 <阴道总长度 – 2cm，即量化值 > + 1cm，但 <（TVL – 2）cm
Ⅳ	下生殖道呈全长外翻，脱垂最远端即子宫颈或阴道残端脱垂超过阴道总长度 – 2cm，即量化值 >（TVL – 2）cm

注：POP – Q 分度应在向下用力屏气时，以最大限度脱垂时的最远端部位距离处女膜的正负值计算。针对每个个体先用 3 × 3 表格量化，再进行分度。为了补偿阴道伸展性及内在测量上的误差，在 0 和Ⅳ度中的 TVL 允许有 2cm 的误差。

2. 中国传统的分度

（1）子宫脱垂的分度　中国沿用的传统分度是根据我国 1981 年部分省、自治区、直辖市、"两病"科研协作组的意见，将子宫脱垂分为三度（图 6 – 4）。

Ⅰ度轻型：宫颈外口距处女膜缘 <4cm，未达处女膜缘。

　　　重型：宫颈外口已达处女膜缘，阴道口可见子宫颈。

Ⅱ度轻型：宫颈脱出阴道口外，宫体仍在阴道内。

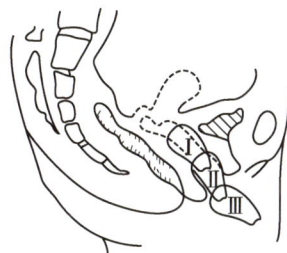

图 6 – 4　子宫脱垂的分度

重型：宫颈及部分宫体脱出阴道口外。

Ⅲ度：子宫颈及子宫体全部脱出阴道口外。

（2）阴道前壁膨出分度　中国传统分度分为以下三度。

Ⅰ度：膨出的阴道前壁达处女膜缘，但仍位于阴道内。

Ⅱ度：阴道壁展平或消失，部分阴道前壁膨出于阴道口外。

Ⅲ度：阴道前壁完全膨出于阴道口外。

（3）阴道后壁膨出分度　中国传统分度分为以下三度。

Ⅰ度：阴道后壁达处女膜缘，但仍在阴道内。

Ⅱ度：阴道后壁部分脱出阴道口。

Ⅲ度：阴道后壁全部脱出阴道口外。

【护理评估】

（一）健康史

了解分娩过程中有无产程过长、阴道助产、盆底组织撕裂等病史，评估产褥期身体活动及复旧情况。询问患者有无慢性咳嗽、长期便秘、盆腔肿瘤切除、瘘修补术等病史。

（二）身体状况

1. 症状　轻症患者一般无症状。重度脱垂患者有不同程度的腰骶部酸痛或下坠感，长时间站立或劳累后症状明显，卧床休息后症状减轻。阴道前壁膨出患者常伴有尿频、排尿困难、残余尿增加，部分患者可发生压力性尿失禁，但随着膨出程度的加重，压力性尿失禁症状可减轻或者消失，少数患者需用手压迫阴道前壁帮助排尿，易并发尿路感染。阴道后壁膨出常表现为便秘，部分患者需用手压迫阴道后壁帮助排便。外阴肿物脱出后轻者经卧床休息，能自行回纳，重者则不能还纳。脱出在外的宫颈和阴道黏膜长期与衣裤摩擦，宫颈和阴道壁可发生溃疡、出血，发生感染时则有脓性分泌物。子宫脱垂一般不影响月经，轻度子宫脱垂不影响受孕、妊娠和分娩。

2. 体征　阴道内前后壁组织、子宫颈及宫体可脱出阴道口外。脱出的组织常增厚角化，有溃疡和出血。阴道后壁膨出，肛门检查手指向前方可触及向阴道凸出的直肠，呈盲袋状。

（三）辅助检查

1. 残余尿量测定　嘱患者排空小便后导尿确定残余尿量。

2. 压力性尿失禁相关检查　详见第六章第四节压力性尿失禁。

3. 其他　必要时行膀胱镜和尿道镜检查。

（四）心理–社会支持状况

由于长期的盆腔器官脱出及腰骶部疼痛，使患者行动不便，影响工作或生活，严重者性生活受到影响，患者常出现焦虑、情绪低落。保守治疗效果不佳者，表现为悲观失望，不愿与他人交往。

【常见护理诊断/问题】

1. 焦虑　与盆腔器官脱垂影响正常生活有关。

2. 组织完整性受损　与脱出的宫颈和阴道黏膜发生糜烂、溃疡有关。

【护理目标】

1. 患者情绪稳定，焦虑减轻。

2. 患者糜烂处结痂、破损组织再生修复。

【护理措施】

1. 一般护理　加强营养，保持外阴清洁、干燥。避免重体力劳动，及时将脱出物回纳或及时就医，避免摩擦。

2. 治疗配合　治疗上以安全、简单、有效为原则。治疗方法有非手术治疗和手术治疗。

（1）非手术治疗的护理　非手术治疗目标是缓解症状，增加盆底肌肉的强度和支持力，预防脱垂加重，避免或延缓手术。通常用于 POP - Q Ⅰ～Ⅱ度有症状的患者，也适用于希望保留生育功能，不能耐受手术治疗或者不愿手术治疗的 POP - Q Ⅲ～Ⅳ度，或传统Ⅱ度轻型及以下脱垂患者。目前常用的方法包括盆底康复治疗、子宫托、中药和针灸等。

1）盆底康复治疗增加盆底肌肉群的张力　指导患者行收缩肛门运动（也称为 Kegel 锻炼），用力收缩盆底肌肉 3 秒以上后放松，每次 10～15 分钟，每日 2～3 次。结合生物反馈的盆底肌肉锻炼效果更好。

2）子宫托　子宫托是支托子宫和阴道壁在阴道内维持正常解剖结构的工具，有支撑型和填充型（图 6 - 5）。子宫托是盆腔器官脱垂的一线治疗方法，对所有脱垂患者都应该首先推荐。告知患者子宫托可能造成阴道刺激和溃疡，因此需在医师的指导下选择合适的型号，指导患者正确使用子宫托：学会放置的方法、保持子宫托及阴道的清洁；子宫托应间断性地取出、清洗并重新放置（一般晨起放入阴道，晚上睡前取出消毒后备用），否则可能会出现瘘的形成、嵌顿和感染等严重后果；上托后分别于第 1、3、6 个月时到医院检查 1 次。以后每 3～6 个月到医院检查 1 次。

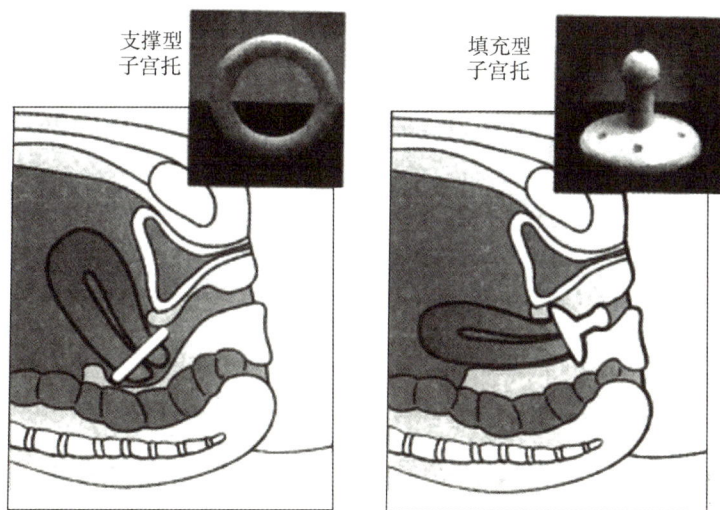

支撑型子宫托　　填充型子宫托

图 6 - 5　各种子宫托

（2）手术护理　围手术期护理详见第十二章。此处重点介绍术后护理。术后应卧床休息，休息时取平卧位，禁止半卧位，尿管留置 3～5 天。保持会阴清洁，注意观察阴道分泌物的情况，预防感染。

> **知识链接**
>
> **中医治疗盆腔器官脱垂**
>
> 盆腔器官脱垂归属于中医学"阴挺"范畴，治疗有内治法和外治法。①内治法：明代张介宾《景岳全书·妇人规》治疗此证，阴虚滑脱者用固阴煎、秘元煎；气虚下陷者用补中益气汤、十全大补汤；过劳气陷者用寿脾煎、归脾汤；郁热下坠者用龙胆泻肝汤、加味逍遥散；《医宗金鉴·妇科心法要诀》中记载："妇人阴挺，属热者，宜龙胆泻肝汤；属虚者，宜补中益气汤加青皮、栀子。"《简明医彀·阴挺》中记载："阴挺之证，先服龙胆泻肝汤或当归龙荟丸，次方补中益气汤、归脾汤加柴

胡、青皮、川芎、茯苓、山栀、黄柏之类。"②外治法：皇甫谧在《针灸甲乙经》一书中首次创用中极、天枢、石门、下髎、曲骨、曲泉、阴谷、阴陵泉等穴位针灸治疗"阴挺"。

相比于西医的手术治疗，中医治疗手段通常较为温和，在治疗过程中强调调养身体，有助于预防疾病复发。

3. 心理护理 护理人员应详细讲解疾病知识和预后，使患者及家属了解疾病的发展情况以及治疗的方法，讲解要切合实际，消除患者焦虑情绪，协助患者早日康复。

4. 健康指导

（1）生活方式干预 中重度肥胖的女性通过减重达到合理体重指数。避免强负重体力劳动和增加腹压的体育活动。产后避免过早参加重体力劳动，避免长时间站立、行走、久蹲。积极治疗使腹压增高的慢性疾病如咳嗽、便秘等。

（2）保持外阴部的清洁、干燥。若出现溃疡，需遵医嘱于冲洗后涂擦溃疡油。感染时遵医嘱使用抗菌药物。

（3）术后出院宣教 术后 3 个月内避免增加腹压及负重。禁性生活 3 个月，或者直至确认阴道黏膜修复完好为止。术后建议规律终身随访，及时发现复发并处理手术并发症。

【护理评价】

通过治疗与护理，患者是否：①能表达引起焦虑的原因，并能积极应对；②脱出物减少或消失，溃疡面愈合，局部疼痛、瘙痒等不适减轻。

第三节　生殖道瘘

PPT

> **情境导入**

情境：患者，女性，35 岁，初产妇，阴道分娩一男婴，体重 4000g，第二产程延长。产后 5 天，护士查房时，患者自诉阴道有液体流出不能自控。诊断为尿瘘。

思考：1. 患者尿瘘的病因是什么？患者目前主要的护理问题是什么？

2. 针对患者的护理问题，护士应采取哪些护理措施？

生殖道瘘是指由于各种原因所致生殖器官与相邻器官之间形成的异常通道。尿瘘（urinary fistula），又称泌尿生殖瘘（urogenital fistula），在临床上最常见，其次为粪瘘（fecal fistula），两者同时存在时，称混合性瘘（combined fistula）（图 6-6）。

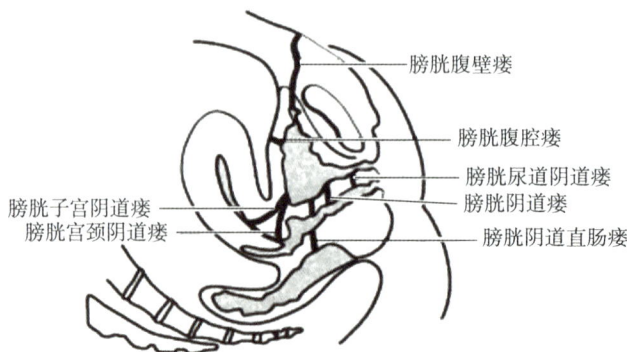

图 6-6　尿瘘和粪瘘

一、尿瘘

尿瘘，即泌尿生殖瘘，指泌尿道与生殖道之间形成的异常通道。患者无法自主排尿，尿液自阴道外流，不能控制。

【病因】

1. 产伤　多因难产处理不当所致。有坏死型和创伤型两类，坏死型尿瘘常因骨盆狭窄或头盆不称，产程过长，产道软组织受压过久，使局部组织缺血坏死而成；创伤型常由于产科助产手术时操作不当直接损伤所致。创伤型尿瘘多于坏死型尿瘘。

2. 妇科手术损伤　经腹与经阴道手术损伤均可能导致尿瘘。发生原因通常是手术分离组织粘连时伤及膀胱、输尿管；或输尿管末端游离过度造成膀胱阴道瘘和输尿管阴道瘘，主要原因是术后输尿管血供减少引发迟发性缺血性坏死。

3. 其他　外伤、放射治疗后、膀胱结核、晚期生殖泌尿道肿瘤、子宫托放置不当、局部药物注射治疗等均能导致尿瘘的发生。

【分类】

尿瘘可发生在生殖道与泌尿道之间的任何部位。根据发生的部位，尿瘘分为膀胱阴道瘘、尿道阴道瘘、膀胱尿道阴道瘘、膀胱宫颈瘘、膀胱宫颈阴道瘘、输尿管阴道瘘及膀胱子宫瘘。

【护理评估】

（一）健康史

了解患者有无肿瘤、结核、放射治疗等相关病史，有无难产及盆腔手术史。详细了解漏尿发生的时间和漏尿时的具体表现，评估患者目前存在的问题。

（二）身体状况

1. 漏尿　产后或盆腔手术后出现阴道无痛性、持续性流液是最常见、最典型的症状。①根据瘘孔的位置可表现为持续漏尿、体位性漏尿、压力性尿失禁或膀胱充盈性漏尿等。较高位的膀胱瘘孔患者在站立时无漏尿，当平卧时则漏尿不止；瘘孔极小者在膀胱充盈时方漏尿；一侧输尿管阴道瘘者由于健侧输尿管的尿液进入膀胱，因此在漏尿同时仍有自主排尿。②漏尿发生的时间因病因不同而异，坏死型尿瘘多在产后及术后 3~7 日开始漏尿；手术直接损伤者术后即开始漏尿；使用能量器械所致的尿瘘常在术后 1~2 周发生；放射损伤所致漏尿发生时间晚且常合并粪瘘。

2. 外阴皮炎　由于尿液长期刺激外阴部，常出现皮炎、瘙痒；继发感染后患者感外阴灼痛，行动不便。

3. 尿路感染　可出现尿频、尿急、尿痛等感染症状。

4. 妇科检查　大瘘孔阴道检查即可发现，小瘘孔则通过触摸瘘孔边缘的瘢痕组织才可初步判断。如检查暴露不满意时，患者可取胸膝卧位，用单叶拉钩将阴道后壁向上拉开，可查见位于阴道上段或近穹隆处的瘘孔。

（三）辅助检查

1. 亚甲蓝试验　用于鉴别患者为膀胱阴道瘘、膀胱宫颈瘘或输尿管阴道瘘。

2. 靛胭脂试验　靛胭脂试验阳性确诊为输尿管阴道瘘。

3. 膀胱镜、输尿管镜检查　了解瘘孔的位置、大小、数目。必要时进行双侧输尿管插管。

4. 排泄性尿路造影　可了解双侧肾功能及输尿管有无异常，用于诊断输尿管阴道瘘及膀胱阴道瘘。

（四）心理-社会支持状况

由于漏尿，患者不愿意出门，与他人交往减少，常有孤独感。家属和周围人群的不理解，会加重其自卑、失望等心理。

【常见护理诊断/问题】

1. 皮肤完整性受损 与尿液刺激外阴皮肤所致皮炎有关。

2. 社交孤独 与漏尿带来异味不愿与人交往有关。

【护理目标】

1. 患者皮肤炎症得到控制。

2. 患者逐渐恢复正常人际交往。

【护理措施】

1. 一般护理 保证患者营养和液体的摄入，促进瘘孔愈合。多饮水，一般每日入水量不少于3000ml，必要时按医嘱输液以保证液体入量。

2. 治疗配合 手术修补为最主要治疗手段。

（1）非手术治疗护理 非手术治疗仅限于分娩或手术后1周内发生的膀胱阴道瘘和输尿管小瘘孔。留置导尿管于膀胱内或在膀胱镜下插入输尿管导管，4周至3个月有愈合可能。由于长期放置导尿管会刺激尿道黏膜引起疼痛，并且干扰患者的日常活动，需协助患者做好生活护理。并根据瘘孔的位置指导患者采用正确的体位，使小瘘孔自行愈合。一般采用漏孔高于尿液平面的体位。引流期间，协助医师对病情进行评估。注意观察外阴有无皮炎和有无泌尿系统感染症状，保持外阴清洁、干燥。遵医嘱给予绝经后女性雌激素，促进阴道黏膜上皮增生，有利于伤口愈合。

（2）手术治疗护理 根据瘘孔的位置及类型选择经阴道、经腹、经腹-阴道联合手术的方式。

1）协助医师指导患者选择手术时间 手术时间的选择应根据瘘孔的类型。器械直接损伤的新鲜清洁瘘孔，一经发现立即手术修补。其他原因所致的尿瘘应等3～6个月，待炎症消除、瘢痕软化、局部血供恢复正常后再行手术。

2）术前准备 协助患者每日用低浓度的消毒液坐浴，常用的有1：5000高锰酸钾溶液和0.02%的碘伏等。外阴局部有湿疹的患者，坐浴后进行红外线照射，然后涂氧化锌软膏，使局部干燥，促进舒适。必要时按医嘱使用抗菌药物治疗。

3）术后护理 根据患者瘘孔修补的位置选择体位，在膀胱阴道瘘中，如瘘孔在膀胱后底部者应取俯卧位；瘘孔在侧面者取健侧卧位，以减少尿液对修补伤口处的浸泡。保持尿管者通畅，保证膀胱空虚。遵医嘱行泌尿系统抗感染治疗及绝经后患者的雌激素补充治疗。

3. 心理护理 患者因漏尿带来异味，不愿与人交往。护士应了解患者的心理感受，不疏远患者，用亲切的语言使患者体会到关爱，耐心解释和安慰患者，告诉患者尿瘘通过治疗可以痊愈，树立战胜疾病的信心。

4. 健康指导

（1）患者出院后3个月内禁止性生活及重体力劳动。

（2）咳嗽、便秘等应积极治疗。再次出现尿瘘要及时到医院就诊。

（3）保持外阴清洁干燥。

【护理评价】

通过治疗与护理，患者是否：①出院时会阴部皮疹消失；②愿意与其他人进行正常的沟通与交流。

二、粪瘘

粪瘘（fecal fistula）是指生殖器官与肠道之间形成的异常通道。临床最常见的是直肠阴道瘘（rectal – vaginal fistula）。可以根据瘘孔在阴道的位置，将其分为低位、中位和高位瘘。

【病因】

1. 产伤　与尿瘘相同，分娩时可因胎头在阴道内停滞过久，直肠受压坏死而形成粪瘘。难产手术操作、手术损伤导致会阴Ⅲ度裂伤，行会阴缝合时缝线透过肠粘膜也可导致直肠阴道瘘。

2. 盆腔手术损伤　行子宫全切除术或严重盆腔粘连分离手术时易损伤直肠，瘘孔位置一般在阴道。

3. 炎性肠病　如克罗恩病或溃疡性结肠炎是引起直肠阴道瘘的另一重要原因。

4. 先天畸形　为非损伤性直肠阴道瘘。针对先天性生殖道发育畸形的手术也容易继发直肠阴道瘘。

5. 其他　长期安放子宫托不取，生殖器官恶性肿瘤晚期浸润等也可导致粪瘘。

【护理评估】

（一）健康史

询问患者有无滞产、产伤、盆腔手术、放置子宫托等病史。

（二）身体状况

1. 症状　主要症状为阴道内粪便排出。瘘孔大小不同，症状轻重不同。瘘孔大者，成形粪便可经阴道排出，稀便则呈持续外流状；瘘孔小者，阴道内可无粪便污染，但肠内气体可自瘘孔经阴道排出，稀便时则从阴道流出。若粪瘘与尿瘘同时并存，则漏尿中常夹杂粪便或同时排气。阴道及外阴常因受粪便及带有粪便的分泌物刺激而发生慢性外阴皮炎。

2. 妇科检查　大的瘘孔可在阴道窥器暴露下看到或在指诊时触及；瘘孔较小者不易发现，或于阴道后壁仅见到一处鲜红的小肉芽组织。

3. 直肠指诊　右手示指行直肠指诊可触及瘘孔，若瘘孔极小，用一探针自阴道肉芽组织处向直肠方向探查，同时另一手手指伸入肛门，手指触及探针则可明确诊断。

（三）辅助检查

如疑为阴道穹隆处小的瘘孔、小肠和结肠阴道瘘，可考虑钡剂灌肠或钡餐透视。必要时可借助下消化道内镜检查。

（四）心理 – 社会支持状况

阴道排便造成身体异味，给患者带来肉体上痛苦，对生活质量造成严重影响。患者因此害怕与他人接触，常有无助、情绪低落、自卑感。

【常见护理诊断/问题】

1. 皮肤完整性受损　与粪便污染、刺激外阴所致外阴皮肤炎症有关。

2. 社交孤立　与长期阴道粪便排出，害怕与他人接触有关。

【护理目标】

1. 患者感染控制，皮损消失。
2. 患者逐渐恢复正常的人际交往。

【护理措施】

1. 一般护理　保证营养摄入，进食高蛋白、高维生素、高纤维素。保持外阴清洁和干燥。

2. 治疗配合 针对其原发病因采取相应的内科或外科处理措施。一旦通过内科手段使疾病得到控制，瘘孔可能会自行愈合。手术修补是主要治疗的方法，围手术期的护理是保证手术成功的重要环节。

（1）协助医师指导患者选择手术时间 压迫坏死性粪瘘，应等待 3~6 个月后再行手术修补。先天性粪瘘应在患者 15 岁左右月经来潮后考虑手术，过早手术容易造成阴道狭窄。

（2）术前准备 术前 3 天严格肠道准备：术前 3 天半流质饮食；术前 2 天流质饮食；术前 1 天禁食。从流食起每日补液 2000ml，口服肠道抗菌药物以抑制肠道菌群。手术前 1 天清洁灌肠。

（3）术后护理 术后禁食 1~2 天后给予无渣半流质饮食，控制排便 5 天。禁食期间一般给予静脉高营养，以促进伤口愈合；同时使用肠蠕动抑制类药物，保持会阴清洁。术后第 5 天起口服药物软化大便，患者逐渐恢复正常排便。

3. 心理护理 护士应主动关心患者，了解患者的心理感受，不能因为异味而疏远患者。用亲切的语言使患者感受到温暖与关爱。告诉患者及家属通过手术能使粪瘘痊愈，使患者及家属对治疗充满信心，配合治疗及护理过程。

4. 健康指导 教会患者保持外阴清洁的方法，尽量避免外阴皮肤的刺激；按医嘱继续应用抗菌药物或雌激素药物；3 个月内禁止性生活及重体力劳动。

【护理评价】

通过治疗与护理，患者是否：①住院期间，外阴炎得到控制；②愿意与其他人正常沟通与交流。

第四节　压力性尿失禁

PPT

>> **情境导入** ///

情境：患者，女性，42 岁，12 年前分娩时会阴裂伤，出血量多，未予修补，产后不久因行走、咳嗽时不自觉地排尿，且逐年加重。妇科检查：患者向下屏气用力时，阴道前后壁均有膨出，后壁膨出明显，呈球型突出阴道口，咳嗽时尿道口溢尿，压迫尿道口两侧，溢尿停止。疾病诊断为压力性尿失禁。

思考：1. 压力性尿失禁的病因有哪些？
　　　2. 请列出主要的护理问题。
　　　3. 针对该女士的护理问题，护士应采取哪些主要的护理措施？

压力性尿失禁（stress urinary incontinence，SUI）指腹压突然增加导致的尿液不自主流出，非逼尿肌收缩压或膀胱壁对尿液的张力压所引起。其特点是正常状态下无遗尿，而腹压突然增高时尿液自动流出，又称真性压力性尿失禁、张力性尿失禁、应力性尿失禁。随着年龄增长女性尿失禁发生率逐渐增高。

【病因】

压力性尿失禁分为两型。90% 以上为解剖型压力性尿失禁，为盆底组织松弛所致。引起盆底组织松弛主要原因有妊娠与分娩损伤，绝经后雌激素降低等，在慢性咳嗽、盆腔巨大肿物、慢性便秘等引起腹压慢性增高，出现尿液不自主溢出。不到 10% 患者为尿道内括约肌障碍型，为先天发育异常所致。

【护理评估】

（一）健康史

了解患者年龄、既往史，如分娩情况，有无慢性咳嗽、盆腔巨大肿物、慢性便秘等。

（二）身体状况

1. 症状　患病初期，患者正常活动时无尿液溢出，仅在咳嗽、喷嚏、大笑等腹压增加时不自主溢尿。随着病情发展，严重者休息时也会出现不自主尿液溢出，但平卧时很少发生。

2. 体征　腹压增加时，能观察到尿液不自主地从尿道流出。

（三）辅助检查

1. 压力试验　膀胱充盈时，患者取膀胱截石位，视诊有无阴道前壁松弛及膀胱尿道膨出。嘱患者用力咳嗽，观察是否有尿液自尿道口溢出，再让患者站立行此检测。如发现患者每次咳嗽时都有尿液溢出，则提示压力性尿失禁。

2. 指压试验　检查者用两手指伸入阴道直达于膀胱与尿道交接处，向前上抬高膀胱颈，再行诱发压力试验，此时如尿液不再溢出则为阳性（图 6 - 7）。

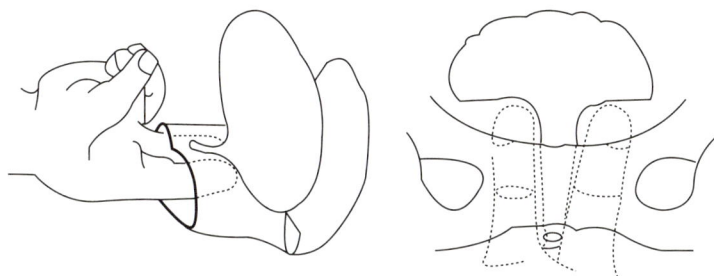

图 6 - 7　指压试验

3. 其他　棉签试验可了解是否有良好的解剖学支持；尿动力学检查可以区别患者是因为非抑制性逼尿肌收缩还是压力性尿失禁引起的尿失禁，还可了解膀胱排尿速度和排空能力；必要时行尿道膀胱镜检查和超声检查。

（四）心理 - 社会支持状况

患者不自主溢尿，感觉自身有尿味，不愿与人交往，也不愿去医院就诊，造成患者就诊时往往疾病已发展至比较严重阶段。

【常见护理诊断/问题】

1. 皮肤完整性受损　与尿液刺激外阴皮肤所致皮炎有关。

2. 社交孤独　与溢尿带来异味，不愿与人交往有关。

3. 排尿形态异常　与疾病及手术有关。

【护理目标】

1. 患者皮肤保持完好。

2. 患者学会正确应对方式，情绪稳定，愿意与他人交往。

3. 患者排尿功能恢复正常。

【护理措施】

1. 一般护理　由于长期酸性尿液对患者皮肤的刺激，外阴或臀部甚至大腿内侧皮肤可出现瘙痒、疼痛，严重时皮肤破溃。应指导患者每日用温开水清洗会阴部，勤换洗内裤，保持外阴部清洁、干燥。

2. 治疗配合 根据患者年龄、对生活质量要求高低以及临床症状的轻重选择治疗方式。症状轻者选择非手术治疗,即药物合并雌激素治疗,并指导其进行盆底肌训练。对于非手术治疗效果不佳或不能坚持,预期效果不佳的患者;中重度压力性尿失禁严重影响生活质量的患者;生活质量要求较高的患者;伴有盆腔脏器脱垂需行盆底重建者,进行手术治疗。目前阴道无张力尿道中段悬吊带术在许多发达国家成为一线手术治疗方法。根据患者病情与手术方案实施个性化护理方案。

3. 心理护理 患者因长期尿液不自主流出,产生自卑、压抑心理,对手术治疗及预后产生恐惧、担忧心理。护士主动关心患者,以亲切诚恳的态度,耐心讲解疾病相关知识及术后注意事项,尽量满足患者的需求,减轻不良情绪,增加战胜疾病的信心。

4. 健康指导 指导患者调整生活方式,如:①减轻体重,中重度肥胖的女性可以通过减重达到合理体重指数;②膀胱训练,指导患者学习如何控制排空膀胱的冲动,通过改变排尿习惯调节膀胱功能,记录每日的饮水和排尿情况,填写膀胱功能训练表,有意识延长排尿间隔,使患者学会通过抑制尿急而延迟排尿;③液体摄入管理,通常液体和(或)饮食管理是有益的,特别是在特殊情况下,可减少尿失禁的发生,但应避免脱水;④其他生活方式的干预,包括避免强负重体力劳动、避免增加腹压的体育活动。

【护理评价】

通过治疗与护理,患者是否:①外阴皮炎症状得到缓解,红肿、瘙痒等不适明显减轻;②情绪稳定,愿意与他人交往;③排尿控制能力增强,不自主溢尿症状减轻。

目标检测

答案解析

A 型题

1. 以下不是导致子宫脱垂的常见原因是
   A. 妊娠和分娩,特别是困难的阴道分娩
   B. 慢性咳嗽和持续负重导致的腹压增加
   C. 衰老和盆底组织的退行性变化
   D. 一般体力劳动和适度运动
   E. 医源性因素,如手术过程中未充分纠正盆腔支持结构的缺损

2. 患者,女性,因子宫脱垂进行了手术治疗,作为责任护士,指导该患者手术后应采取的体位是
   A. 头高脚低位　　　　　B. 半卧位　　　　　C. 平卧位
   D. 侧卧位　　　　　　　E. 自由卧位

3. 护理措施中需要教会患者做收缩肛门的运动的疾病是
   A. 会阴外伤　　　　　　B. 子宫肌瘤　　　　　C. 子宫脱垂
   D. 外阴血肿　　　　　　E. 子宫内膜异位症

4. 在尿瘘患者的护理中,关于非手术治疗的护理措施,以下描述是正确的是
   A. 非手术治疗适用于所有类型的尿瘘
   B. 需要留置导尿管于膀胱内或在膀胱镜下插入输尿管导管至少6个月
   C. 对于分娩或手术后1周内发生的膀胱阴道瘘和输尿管小瘘孔,非手术治疗有愈合可能
   D. 患者需要保持漏孔低于尿液平面的体位以促进愈合
   E. 非手术治疗不需要关注患者的日常生活护理

5. 产伤引起缺血坏死型尿瘘，发生漏尿的时间是
    A. 产后立即发生　　　　　B. 产后 2 周发生　　　　　C. 产后 3~7 天发生
    D. 产后 10 天发生　　　　　E. 产后 1 月发生

6. 患者，女性，48 岁，15 年前分娩时会阴裂伤，出血量多，未予修补，产后出现尿失禁，且逐年加重。关于压力性尿失禁症状，正确的是
    A. 咳嗽打喷嚏时不自主溢尿
    B. 上厕所时不自主溢尿
    C. 一直有溢尿
    D. 咳嗽和尿急时不自主溢尿
    E. 手术后有溢尿

7. 患者，女性，46 岁，G_4P_3，诉阴道内有胀感。妇检：让患者排尿后取平卧位，向下屏气用力发现宫颈外口在处女膜缘，可回纳，诊断其子宫脱垂为
    A. Ⅰ度轻型　　　　　B. Ⅰ度重型　　　　　C. Ⅱ度轻型
    D. Ⅱ度重型　　　　　E. Ⅲ度

8. 患者，女性，被诊断为直肠阴道瘘，其主诉中最直接提示该病症的症状是
    A. 阴道内持续排出气体
    B. 经常性下腹部疼痛
    C. 阴道内有成形粪便或稀便排出
    D. 尿液中夹杂有血液
    E. 长期月经不规律

X 型题

9. 引起外阴阴道创伤的原因有
    A. 外阴骑跨伤　　　　　B. 不慎跌倒　　　　　C. 分娩损伤
    D. 性交　　　　　E. 手术损伤

10. 有关尿瘘患者的护理措施正确的是
    A. 采取适当体位使瘘孔高于尿液平面
    B. 保持外阴清洁
    C. 术后留置尿管 10~14 天
    D. 积极预防和治疗咳嗽、便秘等增加腹压的动作
    E. 由于漏尿应限制患者每日饮水量

（石新娣）

书网融合……

重点小结　　　　微课　　　　习题

第七章　女性生殖器发育异常患者的护理

PPT

学习目标

知识目标：

通过本章学习，应能掌握女性生殖器发育异常患者的护理要点；熟悉女性生殖器发育异常患者的护理评估；了解女性生殖器发育异常的发病机制。

技能目标：

1. 能运用所学知识对生殖器发育异常的女性患者进行护理评估，进行术前准备和术后护理。

2. 能为生殖器发育异常的女性患者进行心理护理。

素质目标： 通过本章的学习，具备尊重患者，保护患者隐私的职业素养。

第一节　女性性腺与生殖器的发育

女性生殖系统发生过程包括生殖腺发生、生殖管道发生和外生殖器发生。

（一）生殖腺的发生

胚胎第3~4周时，卵黄囊内胚层内，出现原始生殖细胞。胚胎第4~5周时，体腔背面肠系膜基底部两侧出现两个由体腔上皮增生所形成的隆起，为泌尿生殖嵴。外侧的叫中肾，内侧的叫生殖嵴，并在胚胎第4~6周末，沿肠系膜迁移到生殖嵴形成原始生殖腺。原始生殖腺具有向睾丸或卵巢分化的双向潜能，分化结果取决于睾丸决定因子的存在，可能是决定性腺发育的调节基因之一。

（二）生殖管道的发生

生殖嵴外侧的中肾有中肾管、副中肾管两对纵行管道，分别为男、女生殖管道的始基。生殖腺发育为睾丸后，间质细胞产生的睾酮，使同侧中肾管发育为附睾、输精管、精囊；支持细胞的副中肾管抑制因子抑制副中肾管发育，故向男性分化。生殖腺发育为卵巢后，中肾管退化，两侧副中肾管的头段形成输卵管，中段和尾段构成子宫和阴道上段。中隔将子宫分为两个腔，胎儿12周末时成为单一内腔。副中肾管尾端与尿生殖窦形成阴道板，其贯通后形成阴道腔。

（三）外生殖器的发生

胚胎初期的泄殖腔分化为后方的直肠和前方的泌尿生殖窦。泌尿生殖窦两侧隆起为泌尿生殖褶。褶的前方会合成生殖结节，以后长大成为初阴；褶外侧隆起为左右阴唇阴囊隆起。若生殖腺为卵巢时，第12周末生殖结节发育为阴蒂。左右阴唇阴囊隆起发育为大阴唇。两侧的为泌尿生殖褶不闭合，形成小阴唇，尿生殖沟与泌尿生殖窦下段共同形成阴道前庭。若生殖腺为睾丸时，初阴形成阴茎，两侧的尿生殖褶形成尿道海绵体部，左右阴唇阴囊隆起连接呈阴囊。

第二节 女性生殖器发育异常

情境导入

情境：患者，女性，16 岁，月经一直没有来潮，近 3 个月出现周期性下腹痛。家人不放心，陪同她到妇科就诊。妇科检查：第二性征发育正常，外阴发育无异常，处女膜向外凸，表面呈紫蓝色，未见阴道开口。直肠指诊扪及向直肠凸出的包块。临床诊断处女膜闭锁。

思考：1. 目前患者主要存在哪些护理问题？

2. 针对患者存在的问题应该采取哪些护理措施？

常见的女性发育异常有：①正常管道形成受阻所致异常，如处女膜闭锁、阴道横隔、阴道纵隔、阴道闭锁等；②副中肾管衍化物发育不全所致异常，如无子宫、无阴道、子宫发育不良、单角子宫、始基子宫等；③副中肾管衍化物融合障碍所致异常，如双子宫、双角子宫、弓形子宫、中隔子宫等。

一、处女膜闭锁 🔲 微课

处女膜闭锁又称无孔处女膜，为泌尿生殖窦上皮未能贯穿前庭部所致。新生儿期多无症状。初潮时经血无法经阴道排出，多次月经来潮后，经血积聚，造成子宫、输卵管和盆腔积血，输卵管伞端可因积血而粘连闭锁。

绝大多数患者至青春期出现逐渐加剧的周期性下腹痛，但无经血排出。严重者可伴有尿频、尿潴留、肛门坠胀、便秘等症状。检查时见处女膜向外凸，表面呈紫蓝色，无阴道开口。肛诊检查时，阴道内有球状包块向直肠前壁突出。行肛腹诊检查时，在下腹部扪及位于阴道上方的另一较小包块（为经血潴留的子宫），压痛明显。盆腔超声检查发现子宫及阴道内有积液。确诊后应立即手术治疗。先用粗针穿刺处女膜正中膨隆部，抽出积血后进行处女膜"X"形切开，引流积血。待积血大部分排出，常规检查宫颈是否正常。切除多余的处女膜瓣，缝合切口边缘黏膜，保持引流通畅和防止创缘粘连。

二、阴道发育异常

（一）先天性无阴道

为双侧副中肾管发育不全或双侧副中肾管尾端发育不良所致。故大多合并无子宫或仅有始基子宫，但卵巢大多正常。患者青春期后无月经来潮，或婚后性交困难。检查时见外阴和第二性征发育正常，但无阴道口，或仅在前庭后部有一浅凹，有时可见到短浅阴道盲端。

（二）阴道闭锁

为尿生殖窦未参与形成阴道下段。症状与处女膜闭锁相似。检查未见阴道开口，闭锁位于阴道下段。肛诊检查可扪及向直肠凸出的阴道积血包块，位置较处女膜闭锁高。一旦确诊应尽早手术治疗。

（三）阴道横隔

为两侧副中肾管会合后的尾端与尿生殖窦相接处未贯通或部分贯通所致。横隔多位于中上段交界处，厚度约为 1cm。多数隔的中央或侧方有一小孔，经血可自行排出。横隔位于上端者不影响性生活，常是偶然检查时发现。位置较低者少见，多因性生活不满意而就诊。若在分娩时发现横隔阻碍胎先露下降，横隔薄者，当胎先露部将横隔鼓起撑得极薄时，将其切开后胎儿即能经阴道娩出；横隔厚者应行剖宫产。

（四）阴道纵隔

为双侧副中肾管会合后，中隔未消失或未完全消失所致。可分为完全纵隔和不全纵隔。绝大多数阴道纵隔无症状，有些是婚后性交困难或潴留在斜隔盲端的积血继发感染后才诊断，应立即将其切除，缝合创面以防粘连；少数患者可能晚至分娩时产程进展缓慢才确诊，可沿隔的中部切断，分娩后缝合切缘止血。由于阴道纵隔影响性交导致不孕的患者，可切除纵隔提高受孕概率。

三、子宫发育异常

临床上较常见的子宫发育异常的类型见图 7 - 1。

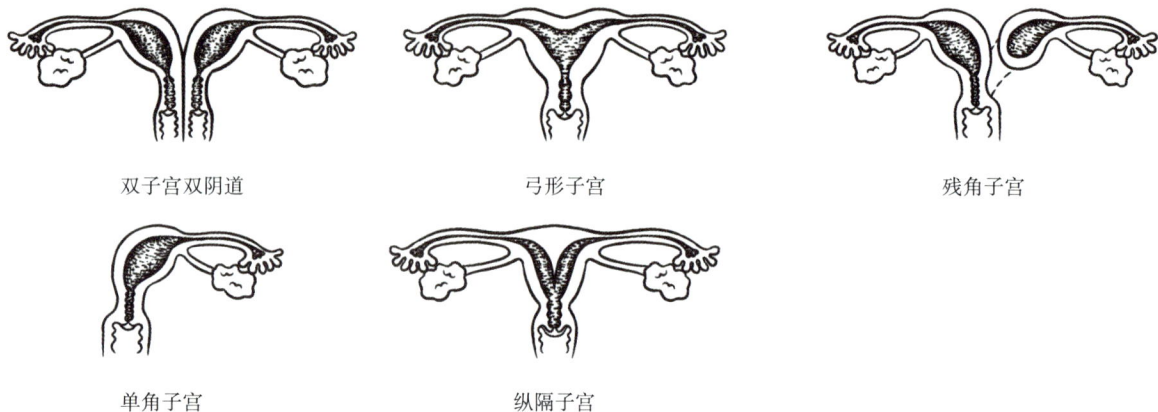

双子宫双阴道　　　　　　弓形子宫　　　　　　残角子宫

单角子宫　　　　　　纵隔子宫

图 7 - 1　子宫发育异常类

（一）先天性无子宫

先天性无子宫系两侧副中肾管中、尾段未发育，常合并无阴道，但卵巢和第二性征正常。

（二）子宫发育不良

子宫发育不良包括：①始基子宫，常合并无阴道，子宫极小，无宫腔，或为一实体肌性子宫；患者无症状，常因青春期后无月经就诊；②幼稚子宫，系两侧副中肾管会合，短期内又停止发育。宫体与宫颈之比 1∶1 或 2∶3。患者经量极少，婚后不孕。直肠 - 腹部诊可扪及小而活动的子宫。

（三）双子宫

双子宫系两侧副中肾管未融合，各自形成子宫、宫颈和阴道。每侧子宫均有附件。患者无自觉症状，多在人工流产、产前检查或分娩时发现。

（四）双角子宫和弓形子宫

因子宫底部融合不全呈双角者，称为双角子宫。根据宫角在宫底水平融合不全的程度分为完全双角子宫和不全双角子宫。弓形子宫指宫底中间有一浅凹陷，但多大程度的凹陷可定义弓形子宫尚有争议。一般无症状。检查可扪及宫底部有凹陷。

（五）纵隔子宫

纵隔子宫是最常见的子宫畸形。分两类：①完全纵隔子宫，纵隔末端到达或超过子宫颈内口，外观似双子宫颈；②不全纵隔子宫，纵隔末端终止在内口以上水平。临床一般无症状，但可影响生育期女性的妊娠结局，包括反复流产、早产、胎膜早破等，其中以反复流产为最常见。经阴道超声检查是目前最常用的诊断方法。

（六）单角子宫

只有一侧副中肾管发育形成单角子宫。未发育侧的附件和肾多缺如。单角子宫妊娠后，流产、早产较多见。

（七）残角子宫

残角子宫系一侧正常，另一侧副中肾管中下端发育缺陷。有正常输卵管和卵巢，但常伴有同侧泌尿系统器官的发育异常。若残角子宫内膜无功能，一般无症状，不需治疗；若内膜有周期性出血且与正常宫腔不相通时，往往因宫腔积血而出现痛经，甚至并发子宫内膜异位症，需切除残角子宫。

第三节　女性性发育异常

女性性发育异常（disorders of sex development，DSD）患者，常在性染色体、性腺、外生殖器或性征方面存在一种或多种先天性异常。

一、第二性征发育正常的性发育异常

患者的性染色体为 XX 型，第二性征发育正常，卵巢功能正常，但内生殖器发育异常，如先天性无阴道。

二、第二性征发育不全的性发育异常

1. 特纳综合征　最常见的性发育异常。主要病变是卵巢不发育伴有体格发育异常。临床表现为身材矮（不足 150cm）、面容呆板、蹼颈、胸廓桶状或盾形、肘外翻；第二性征不发育、子宫发育不良、原发性闭经。治疗原则为促进身高、刺激乳房与生殖器发育及预防骨质疏松。

2. 46，XY 单纯性腺发育不全　染色体核型为（46，XY），但原始性腺未能分化为睾丸，不产生雄激素，同时副中肾管发育不良，两侧性腺呈条索状，雌激素水平低下。患者常表现为第二性征发育不全与原发性闭经。检查可发现子宫、输卵管发育不良；性腺为条索状或发育不良的睾丸。

三、女性男性化的性发育异常

此类患者染色体核型为 46，XX，生殖腺为卵巢，内生殖器有子宫、宫颈、阴道，但外生殖器有不同程度的男性化。外生殖器男性化程度取决于胚胎和胎儿暴露于高雄激素的时期和雄激素剂量。

第四节　女性生殖器发育异常患者的护理

【护理评估】

（一）健康史

询问患者的年龄、婚育史、月经史、有无月经紊乱、闭经、不孕、周期性下腹疼痛等情况。

（二）身体状况

1. 症状　评估有无月经来潮，下腹部疼痛的程度、出现时间、性生活满意度等。

2. 体征　注意第二性征发育情况；妇科检查了解生殖器发育情况，阴蒂大小和尿道口位置；观察有无阴道、阴道是否通畅、阴道口处黏膜是否呈紫蓝色膨出或有浅凹陷；有无横隔或纵隔；注意腹股沟部、大阴唇或阴囊内能否扪及生殖腺。

（三）辅助检查

1. 超声检查　了解盆腔内生殖器的情况，包括有无卵巢、子宫和阴道及其发育情况，有无增大的子宫及阴道子宫积血等。

2. 实验室检查　染色体核型，血雌激素、雄激素值，血 FSH、LH 值等。

3. 生殖腺活检　腹腔镜或剖腹探查取生殖腺做病理学检查。

（四）心理－社会支持状况

患者因生殖器发育异常可能会出现自卑、焦虑、恐惧的心理，评估时应注意患者的表现、丈夫的态度和家人的支持情况等。

【常见护理诊断/问题】

1. 急性疼痛　与宫腔积血、手术创伤或更换阴道模型有关。

2. 自尊低下　与身体异常和不能生育有关。

3. 焦虑　与疾病影响生育及担心预后有关。

【护理目标】

1. 患者疼痛减轻并逐渐消失。
2. 患者能正视身体疾病，积极应对治疗。
3. 患者能描述自己的焦虑心态和应对方法。

【护理措施】

1. 一般护理　提供安静、舒适和清洁的病室环境，保证充足的休息与睡眠；加强营养，指导患者进食高蛋白、高维生素和易消化食物。

2. 治疗配合　根据患者原社会性别、畸形程度及患者本人性别自认，确定治疗方案。

（1）术前特殊护理　需做阴道成形术的患者，应根据患者年龄，准备适当型号的阴道模型和丁字带。乙状结肠阴道成形术者，做好肠道准备。

（2）术后护理　严密观察伤口有无渗血、红肿，有无异常分泌物。处女膜切开术后采取头高脚低或半卧位，利于积血排出；阴道引流应通畅，防止创缘粘连。阴道模型每日消毒更换，第一次更换前半小时患者可口服镇痛药减轻疼痛，更换时模型表面涂抹润滑剂。需要教会患者更换阴道模型的方法。乙状结肠阴道成形术后的患者应观察人工阴道的分泌物量及性状、血运、有无感染，尽量推迟第一次排便时间。

3. 心理护理　理解同情患者，鼓励患者表达自身感受，减轻心理压力。多与患者及家属交流沟通，介绍疾病的原因、治疗方法及预后，增强患者治疗的信心，鼓励其参与治疗方案的制订等。

4. 健康指导　术后 1 个月门诊复查。嘱患者及家属注意下次月经周期的时间，月经流出是否通畅，若有下腹胀痛或肛门坠胀感及时就诊。对于有短浅阴道并选用机械扩张方法的患者，应鼓励其坚持使用阴道模型，教会患者正确使用和更换消毒阴道模型的方法。术后医院复诊，阴道伤口完全愈合后可以有性生活。

【护理评价】

通过治疗与护理，患者是否：①疼痛减轻并逐渐消失，舒适感增加；②正确认识自身疾病，增强自尊感；③情绪稳定，焦虑减轻，治愈疾病的信心增加。

知识链接

青少年女性生殖器发育异常患者的心理护理

青少年正处于心理发育关键阶段，知晓自身生殖器发育异常后容易产生负性情绪，出现羞怯、自卑、沮丧、退缩、敌对、担心学业等心理状态。应给予针对性心理护理，促进患者接纳自我、提高自尊，以积极心态面对治疗。向患者及家属详细介绍生殖器发育异常知识和手术方式，督促患者保持良好形象，提高自尊自信。护士亲切与患者及家属进行沟通交流，具有同理心，尊重和关爱患者，不询问患者不愿讲之事、不向他人泄露病情，给予患者足够的心理安全感。

目标检测

答案解析

A 型题

1. 处女膜闭锁青春期典型的症状为
    A. 周期性下腹痛而无月经来潮　　B. 尿潴留　　　　C. 便秘
    D. 肛门坠胀　　　　　　　　　　E. 尿频

2. 下列关于先天性无阴道患者的描述正确的是
    A. 第二性征发育正常　　　B. 多伴有外阴发育异常　　C. 月经正常
    D. 多数患者子宫发育正常　E. 患者伴有脊椎发育正常

3. 患者，女性，15 岁，社会性别女性，染色体核型为 46，XX，阴蒂粗大，最可能的诊断是
    A. 女性假两性畸形　　　B. 男性假两性畸形　　　C. 生殖腺发育异常
    D. 睾丸女性化综合征　　E. 真两性畸形

4. 患者，女性，25 岁，平常经量极少，婚后 2 年不孕。直肠－腹部诊可扪及小而活动的子宫，宫颈较长。该患者应考虑为
    A. 纵隔子宫　　　　B. 残角子宫　　　　C. 单角子宫
    D. 始基子宫　　　　E. 幼稚子宫

5. 患者，女性，28 岁，婚后性生活困难半年。询问了解其既往无月经来潮，查体可见前庭后部有一浅凹。该患者最可能的诊断是
    A. 先天性无阴道　　　B. 阴道横隔　　　　C. 阴道纵隔
    D. 处女膜闭锁　　　　E. 无子宫

X 型题

6. 特纳综合征患者的临床表现包括
    A. 身材矮（不足 150cm）　　B. 蹼颈　　　　　C. 面容呆板
    D. 第二性征不发育　　　　　E. 子宫发育不良

（蒋　佩）

书网融合……

重点小结　　　　微课　　　　习题

第八章 生殖内分泌疾病患者的护理

学习目标

知识目标：

通过本章学习，应能掌握排卵障碍性异常子宫出血的临床表现、治疗原则、常见护理问题和护理措施；掌握闭经的概念、常见病因；熟悉痛经、经前期综合征、绝经综合征、多囊卵巢综合征、高催乳素血症的临床表现和护理要点；了解女性生殖内分泌疾病的发病机制。

技能目标：

1. 能运用所学知识对女性生殖内分泌患者进行护理评估，分析常见护理问题，制订护理措施。
2. 能配合医师对患者进行健康宣教。

素质目标： 具有较好的沟通能力，理解患者的心理状况与诉求，给予患者人文关怀和心理护理。

第一节 排卵障碍性异常子宫出血

PPT

情境导入

情境： 患者，女性，48岁，月经紊乱1年，阴道流血15天。1年前开始出现月经紊乱，周期 $10^+ \sim 40^+$ 天不等，15天前出现阴道流血，量时多时少，偶有小血块。患者6个月前曾在外院行诊刮术，病理结果提示：增殖期子宫内膜。平素身体健康，生育史1-0-0-1，使用工具避孕。查体：体温36.5℃，脉搏68次/分，呼吸19次/分，血压110/75mmHg。神志清楚，精神可，营养发育正常，心肺听诊无异常，腹平软，无压痛、反跳痛。妇科检查未见异常，血红蛋白96g/L，尿妊娠试验阴性。

思考： 1. 护士接诊患者后，还需收集哪些资料？

2. 张女士可能的疾病诊断是什么？

3. 目前主要的护理问题有哪些？针对患者的病情，护士应主要采取哪些护理措施？

异常子宫出血（abnormal uterine bleeding，AUB）是妇科临床常见的症状和疾病，指与正常月经的周期频率、规律、经期长度、经量中任何一项不符合、源自子宫腔的异常出血。AUB限定于育龄期非妊娠妇女，不包括妊娠期、产褥期、青春期前和绝经后出血。

AUB病因分为两大类9个类型，按英语首字母缩写为"PALM-COEIN"，"PALM"指子宫本身存在结构性改变、可采用影像学技术和（或）组织病理学方法明确诊断，而"COEIN"无明显子宫结构性改变。"PALM-COEIN"具体为：子宫内膜息肉所致AUB（AUB-P）、子宫腺肌病所致AUB（AUB-A）、子宫平滑肌瘤所致AUB（AUB-L）、子宫内膜恶变和不典型增生所致AUB（AUB-M）；全身凝血相关疾病所致AUB（AUB-C）、排卵障碍相关的AUB（AUB-O）、子宫内膜局部异常所致AUB（AUB-E）、医源性AUB（AUB-I）、未分类的AUB（AUB-N）。

排卵障碍性异常子宫出血（AUB-O），约占AUB的50%。AUB-O分为无排卵性和排卵性两类，前者是无排卵或稀发排卵所致，后者主要是黄体功能异常所致。AUB-O，曾称"功能失调性子宫出血"（功血），2011 年 FIGO 建议停用此术语。

一、无排卵性异常子宫出血

【病因及发病机制】

1. 不同年龄阶段无排卵性异常子宫出血的病因　无排卵性 AUB 多发生于青春期和绝经过渡期妇女，亦可见于育龄期妇女。各时期无排卵性功血的病因和发病机制有所不同。

（1）青春期　由于青春期少女下丘脑 - 垂体 - 卵巢轴的反馈调节功能尚未成熟，大脑中枢对雌激素的正反馈作用反应低下，FSH 持续处于低水平状态，虽然有卵泡生长，但不能发育为成熟卵泡；LH 不能形成排卵前必需的陡直高峰而无排卵。此外，青春期少女正处于生理与心理急剧变化期，发育不成熟的下丘脑 - 垂体 - 卵巢轴容易受内外环境因素（如精神过度紧张、过度劳累、环境和气候骤变以及体重过重或过轻等）的影响，导致排卵障碍。青春期少女初潮后大约需要 3 年时间建立稳定的月经周期性调控机制，青春期功血因此多发生于初潮后的几年内。

（2）绝经过渡期　在绝经过渡期，妇女的卵巢功能不断衰退，卵巢剩余卵泡对促性腺激素的反应降低，雌激素分泌减少，以致促性腺激素水平升高，FSH 常比 LH 更高，不能形成排卵前 LH 高峰，故无排卵。

（3）生育期　生育期妇女发生无排卵性异常子宫出血，主要有两类原因：一类是妇女受到内外环境刺激，如劳累、应激、手术、疾病等，通过中枢神经系统引起下丘脑 - 垂体 - 卵巢轴功能调节异常，引起短暂的无排卵；另一类是因为肥胖、多囊卵巢综合征、高催乳素血症等，引起持续无排卵。

2. 无排卵性异常子宫出血的发病机制　各种原因引起的无排卵都可以导致子宫内膜只受雌激素刺激而缺乏孕激素拮抗，进而出现雌激素突破性出血或撤退性出血。无排卵性 AUB 还与子宫内膜出血自限机制缺陷有关。

【病理】

根据体内雌激素水平的高低和持续作用时间长短，以及子宫内膜对雌激素反应的敏感性，子宫内膜发生不同程度的增生性改变，少数亦可呈萎缩性改变。

1. 增殖期子宫内膜　子宫内膜与正常月经周期中的增殖期内膜相同。但在月经周期的后半期乃至月经期，仍表现为增殖期子宫内膜的形态。

2. 子宫内膜增生　根据 2014 年 WHO 女性生殖系统肿瘤学分类如下。

（1）不伴有不典型增生　指子宫内膜腺体过度增生，大小和形态不规则，腺体和间质比例高于增殖期子宫内膜，但无明显的细胞不典型。是长期雌激素作用而无孕激素拮抗所致，发生子宫内膜癌的风险极低。

（2）不典型增生/子宫内膜上皮内瘤变　指子宫内膜增生伴有细胞不典型。镜下表现为管状或分支腺体排列拥挤，并伴有细胞不典型，包括细胞核增大、多形性、圆形、极性消失；病变区域腺体比例超过间质，腺体拥挤，仅有少量间质分隔。发生子宫内膜癌的风险较高，属于癌前病变，不属 AUB - O 范畴。

3. 萎缩型子宫内膜　子宫内膜萎缩菲薄，腺体少而小，腺管狭而直，腺上皮为单层立方形或低柱状细胞，间质少而致密，胶原纤维相对增多。

【护理评估】

（一）健康史

询问年龄、婚姻状况、月经史、生育史以及避孕措施等基本信息，以排除妊娠或产褥相关的出血；了解是否存在引起异常子宫出血的器质性疾病，如生殖器肿瘤、感染、血液系统及肝、肾、甲状腺疾病等；了解患者出血的模式、诊疗情况；回顾与本次疾病有关的诱因，如精神创伤、营养问题、过度劳累、环境改变或近期有无服用干扰排卵的药物或抗凝药物等。

（二）身体状况

1. 症状

（1）子宫不规则出血　多数不排卵妇女表现为不规则出血，即失去正常周期和出血自限性，出血间隔长短不一，短者几日，长者数月；出血量多少不一，少者只有点滴出血，多者大量出血，不能自止，导致贫血或休克。出血的类型取决于血雌激素水平及其下降速度、雌激素对子宫内膜持续作用的时间以及子宫内膜厚度。

（2）贫血症状　患者有头晕、乏力、失眠、精神不振、心悸等。

2. 体征　出血时间长者多呈贫血貌，妇科检查无明显器质性改变。

（三）辅助检查

辅助检查目的是鉴别诊断和判断病情严重程度及是否存在合并症。

1. 血液检查　全血细胞计数、凝血功能检查。

2. 尿妊娠试验或 hCG 检测　有性生活史者，应除外妊娠及妊娠相关疾病。

3. 诊断性刮宫　简称诊刮，止血的同时能留取子宫内膜送病理学检查。适用于年龄 >35 岁、药物治疗无效或存在子宫内膜癌高危因素的异常子宫出血患者。为明确卵巢是否排卵和黄体功能，应于经前 1~2 天或月经来潮 6 小时内刮宫，对不规则阴道流血或大量出血时，可随时诊刮。诊刮时必须搔刮整个宫腔，尤其是两侧宫角，并注意宫腔大小、形态，宫壁是否平滑，刮出物性质和数量。无排卵异常子宫出血患者的子宫内膜病理检查可见增殖期变化或不同程度增生改变，无分泌期出现。无性生活患者，若激素治疗无效或疑有器质性病变需进行诊刮时，应经患者或家属知情同意。

4. 超声检查　了解子宫内膜厚度及回声，以明确有无宫腔占位性病变及其他生殖道器质性病变。

5. 宫腔镜检查　直接观察宫颈管、子宫内膜情况，表面是否光滑，有无组织突起及充血。在宫腔镜直视下选择病变区进行活检，较盲取内膜的诊断价值高。

6. 基础体温测定　无排卵性异常子宫出血的妇女，基础体温呈单相型（图 8-1）。

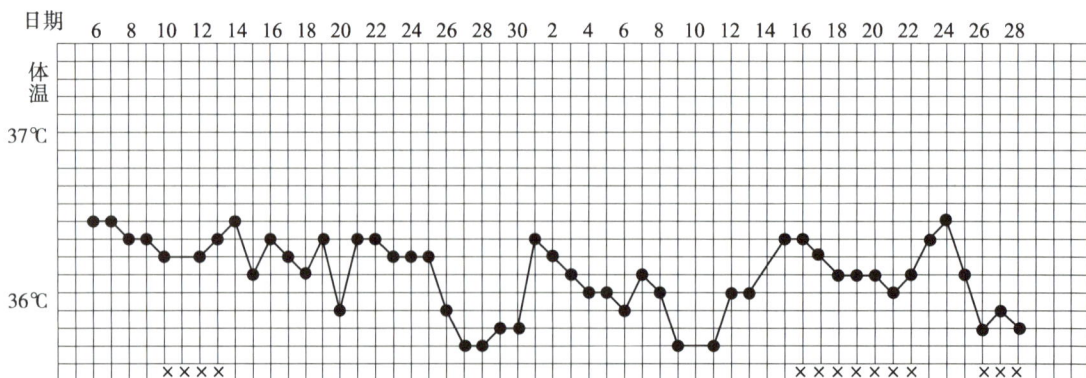

图 8-1　基础体温单相型（无排卵性异常子宫出血）

7. 生殖内分泌测定　为确定有无排卵和黄体功能，可测定孕酮水平；可于早卵泡期测定血黄体生成素（LH）、卵泡刺激素（FSH）、催乳素（prolactin，PRL）、雌二醇（estradiol，E_2）、睾酮（T）、促甲状腺素（TSH）水平，以了解无排卵病因。

8. 宫颈黏液结晶检查　经前仍可见羊齿植物叶状结晶提示无排卵。目前较少应用。

（四）心理 - 社会支持状况

异常子宫出血、月经紊乱等，都会造成患者的心理压力。尤其是年轻患者，常常会因为羞愧或有其他顾虑而不能及时就诊，也不与他人沟通，如果病程长或并发感染或止血效果不佳，更容易产生恐惧和焦虑。

【常见护理诊断/问题】

1. 活动耐力下降　与子宫异常出血导致继发性贫血有关。

2. 有感染的危险　与子宫不规则出血、出血量多导致严重贫血，机体抵抗力下降有关。

3. 焦虑　与反复阴道出血、担心预后有关。

4. 知识缺乏　缺乏正确服用性激素的知识。

【护理目标】

1. 患者能够完成日常生活。
2. 患者住院期间无感染发生。
3. 患者焦虑减轻或消失。
4. 患者能够正确服用性激素。

【护理措施】

1. 一般护理　患者因为出血多，体质较差，每日需要保证充足的睡眠与休息，避免剧烈运动；加强营养以改善全身情况，可补充铁剂、维生素C和蛋白质。向患者推荐含铁较多的食物如猪肝、瘦肉、蛋黄、菠菜、木耳等，同时，参照患者的饮食习惯制订适合饮食计划，保证患者获得足够的营养。

2. 治疗配合　治疗原则是出血期止血并纠正贫血，止血后调整周期预防子宫内膜增生和AUB复发，有生育要求者促排卵治疗。青春期以止血、调整周期为主；生育期在止血、调整周期的基础上，有生育要求者给予促排卵治疗；绝经过渡期以止血、调整周期、减少经量，防止子宫内膜癌变为主。

（1）止血　根据不同情况选择合适的方案。

1）内分泌治疗　为首选治疗方案。性激素尽量使用最低有效剂量，为尽快止血而药量较大时应及时合理调整剂量，治疗过程严密观察，以免因性激素应用不当而引起再出血。常用的方法如下。①单孕激素：使增生的子宫内膜转化为分泌期或促进内膜萎缩，停药后内膜剥落，这种治疗方法也称"子宫内膜脱落法"或"药物刮宫"，一般停药后短期内即有撤退性出血。适用于体内已有一定雌激素水平、血红蛋白水平>90g/L、生命体征稳定的患者。常用药物有黄体酮、地屈孕酮、醋酸甲羟孕酮等。②单雌激素：能使子宫内膜增生，达到内膜修复，这种治疗方法也称"子宫内膜修复法"。适用于出血时间长、量多致血红蛋白<90g/L的青春期患者。常用药物有戊酸雌二醇、苯甲酸雌二醇、结合雌激素等，血止3天后每3天递减1/3量，直至维持量。采用各种雌激素治疗过程中，当血红蛋白升至90g/L以上时均必须加用孕激素，使子宫内膜转化。有血液高凝或血栓性疾病史的患者，禁忌应用大剂量雌激素止血。③复方短效口服避孕药：适用于长期而严重的无排卵出血。目前使用的药物有屈螺酮炔雌醇片、去氧孕烯炔雌醇片或炔雌醇环丙孕酮片等。④孕激素内膜萎缩法：高效合成孕激素使内膜萎缩，达到止血目的，此法不适用于青春期患者。使用的药物有炔诺酮、左炔诺孕酮。

2）刮宫术 刮宫可迅速止血，也可了解子宫内膜病理，除外其他病变。对于绝经过渡期及病程长的生育期妇女应首先考虑使用刮宫术，对未婚、无性生活史的青少年不轻易选择刮宫术，仅适于大量出血且药物治疗无效需立即止血或需要行子宫内膜组织病理学检查者。术前应征得患者及家属知情同意。

3）辅助治疗 一般用止血药，如氨甲环酸、维生素 K 进行辅助治疗；丙酸睾酮通过对抗雌激素作用，减少盆腔充血，增加子宫血管张力，达到减少子宫出血量的作用；出血严重时补充凝血因子，如纤维蛋白原、血小板；中重度贫血患者给予铁剂和叶酸治疗，必要时输血；出血时间长、贫血严重、抵抗力差及合并感染者，给予抗菌药物治疗。

（2）调整月经周期 止血后病因尚未去除，停药后多数患者病情可复发，需采取措施控制月经周期，防止 AUB－O 再次发生。

1）雌孕激素序贯疗法 即人工周期，为模拟自然月经周期中卵巢的内分泌变化，将雌孕激素序贯应用，使子宫内膜发生相应变化，引起周期性脱落。此法适用于青春期 AUB－O，或育龄期 AUB－O 内源性雌激素水平较低者。一般连续应用 3 个周期，部分患者能自发排卵。若正常月经仍未建立，可重复上述序贯疗法。

2）雌孕激素合并应用 治疗开始雌孕激素合并使用，其中孕激素可限制雌激素促子宫内膜生长作用，使撤药性出血逐渐减少，而雌激素可预防治疗过程中孕激素突破性出血。常用的药物为短效口服避孕药，它可以很好地控制月经周期，尤其适用于有避孕需求的患者。

3）孕激素法 适用于体内有一定雌激素水平的各年龄段患者。于月经周期后半期（撤药性出血的第 16～25 天）服用孕激素，酌情应用 3～6 个周期。

（3）促排卵 经调整月经周期药物治疗几个疗程后，通过雌、孕激素对中枢的反馈调节作用，部分患者可恢复排卵。青春期不应采用促排卵药物，有生育要求无排卵患者，可针对病因采取促排卵治疗。促排卵治疗可能导致卵巢过度刺激综合征，严重者可危及生命。用促性腺素诱发排卵，需有经验的医师在超声和激素水平监测的条件下用药。

（4）手术治疗 适用于药物治疗无效或不宜用药、无生育要求的患者，尤其是不易随访的年龄较大者。根据子宫内膜病理结果选择相应术式。

3. 病情观察 重点观察子宫出血量、贫血程度、性激素止血的效果。嘱患者保留出血期间使用的会阴垫及内裤，以便估计出血量；观察并记录患者的生命体征。

4. 预防感染 严密观察与感染有关的征象，如体温、脉搏、子宫体压痛，监测白细胞计数，做好会阴护理，保持局部清洁。若有感染征象，及时与医师联系并遵医嘱进行抗菌药物治疗。

5. 心理护理 鼓励患者表达内心感受，耐心倾听患者的诉说，了解患者的疑虑；向患者解释病情及提供相关信息，帮助患者澄清问题，解除思想顾虑。

6. 健康指导 指导患者正确测量基础体温；指导患者定期随访；对治疗无效患者按医嘱进一步检查以排除其他疾病；出血时要注意外阴清洁，勤换内裤及月经垫等卫生用品，不能因出血而不清洗外阴；出血期间禁性生活和盆浴。

【护理评价】

通过治疗与护理，患者是否：①异常子宫出血停止，贫血的症状减弱或消失；②未发生感染，体温正常、血白细胞正常；③正确认识疾病，心态积极乐观；④能说出正确服用性激素的方法并实施。

二、排卵性异常子宫出血

排卵性异常子宫出血（排卵性月经失调）较无排卵性少见，多发生于生育年龄的妇女。因为患者有周期性排卵，因此临床上仍有可辨认的月经周期。

【分类】

排卵性异常子宫出血主要包含黄体功能不足、子宫内膜不规则脱落和子宫内膜局部异常所致 AUB。

【病因和发病机制】

1. 黄体功能不足　指月经周期中有卵泡发育及排卵，但黄体期孕激素分泌不足或黄体过早衰退，导致子宫内膜分泌反应不良和黄体期缩短。黄体功能不足的原因在于患者神经内分泌调节功能紊乱，导致卵泡期 FSH 缺乏，卵泡发育缓慢，雌激素分泌减少，从而对垂体及下丘脑正反馈不足；LH 峰值不高及排卵后 LH 低脉冲缺陷，使排卵后黄体发育不全，孕激素分泌减少；卵巢本身发育不良，卵泡期颗粒细胞 LH 受体缺陷，也使排卵后颗粒细胞黄素化不良，孕激素分泌减少，从而使子宫内膜分泌反应不足。生理性因素如初潮、分娩后、绝经过渡期，以及内分泌疾病、代谢异常、高催乳素血症可导致黄体功能不足。

2. 子宫内膜不规则脱落　指月经周期有排卵，黄体发育良好，但萎缩过程延长，导致子宫内膜不规则脱落。其发病原因是下丘脑－垂体－卵巢轴调节功能紊乱，或溶黄体机制失常，造成黄体萎缩不全，子宫内膜持续受孕激素影响，不能如期完整脱落。

3. 子宫内膜局部异常所致异常子宫出血　指月经周期规律、经期正常，患者自觉经量多影响生活质量。其发病机制尚不清楚，可能是调节子宫内膜局部凝血与纤溶功能的机制异常或子宫内膜修复的分子机制异常，如子宫内膜炎、感染、炎性反应异常和子宫内膜血管生成异常等。

【病理】

1. 黄体功能不足　患者子宫内膜形态也表现为分泌期内膜，但腺体分泌不良，间质水肿不明显或间质发育不同步，内膜活检显示分泌反应落后 2 天。

2. 子宫内膜不规则脱落　患者在月经期第 5～6 天，仍见呈分泌反应的子宫内膜，常表现为分泌期内膜和增殖期内膜共存的混合型子宫内膜。

3. 子宫内膜局部异常所致异常子宫出血　患者的子宫内膜形态为分泌期内膜，可能存在间质水肿或腺体与间质发育不同步现象。

【护理评估】

（一）健康史

询问年龄、月经史、婚姻史、生育史、避孕措施等信息。了解本次月经异常发生的时间、持续的时间、用药情况、用药后机体反应。了解既往健康情况：有无肝病、血液病、高血压、代谢性疾病等可引起月经失调的全身或生殖系统的相关疾病史。

（二）身体状况

1. 症状　月经过多者表现为周期规则，经期正常，患者自觉经量多影响生活质量；黄体功能不足者表现为月经周期缩短；子宫内膜不规则脱落者表现为月经周期正常，但经期长达 9～10 天，月经量较多。

2. 体征　妇科检查无引起异常子宫出血的生殖器器质性病变。

（三）辅助检查

1. 子宫内膜活组织检查　黄体功能不足者显示分泌反应至少落后 2 天；子宫内膜不规则脱落者在月经期第 5～6 天的子宫内膜仍有分泌反应。

2. 基础体温测定 黄体功能不足者的基础体温呈双相型，但高温相持续时间小于 11 天（图 8 – 2）；子宫内膜不规则脱落者的基础体温也呈双相型，但下降缓慢（图 8 – 3）。

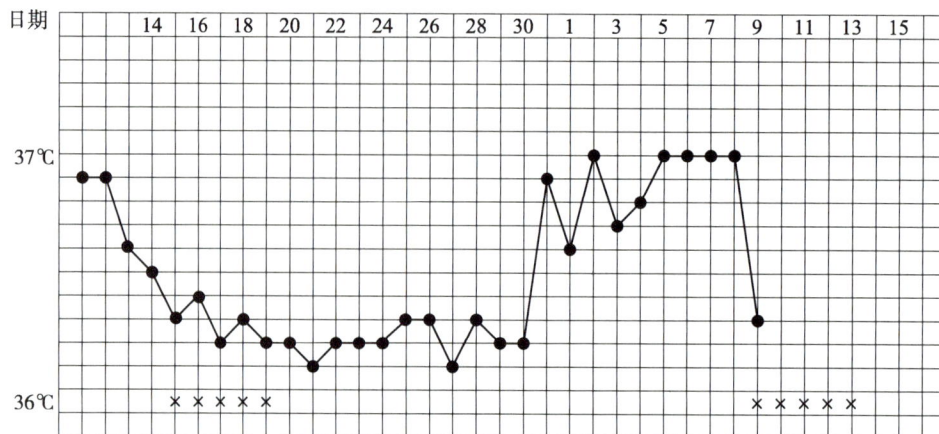

图 8 – 2 基础体温双相型（黄体期短）

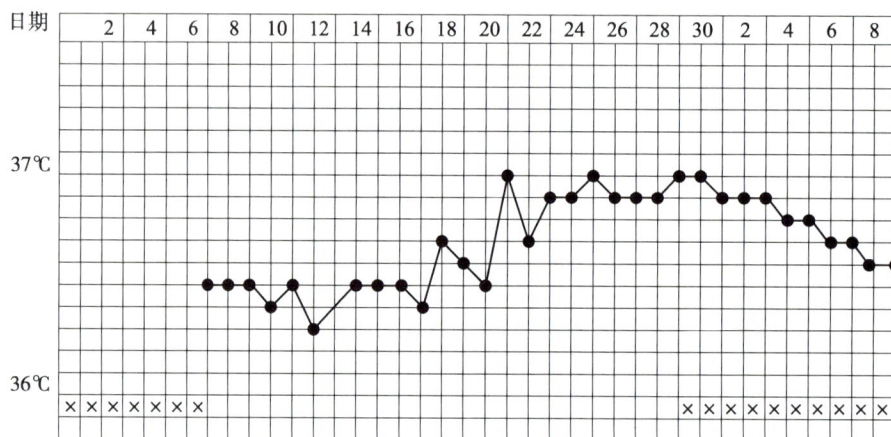

图 8 – 3 基础体温双相型（子宫内膜不规则脱落）

（四）心理 – 社会支持状况

因黄体功能不足引起不孕或妊娠早期流产，患者常有相应的心理压力和反应。绝经过渡期患者常常担心疾病严重程度和恶变而不安。随着病程延长并发感染或止血效果不佳引起大量出血，患者易产生焦虑和恐惧。

【常见护理诊断/问题】

1. 舒适度减弱 与经期延长影响工作、学习有关。

2. 焦虑 与病程长、治疗时间长、不孕有关。

【护理目标】

1. 患者能找到增加舒适感的方法。

2. 患者能够表达对疾病的感受。

【护理措施】

1. 一般护理 患者需要保证充足的睡眠与休息，避免剧烈运动；加强营养，特别是贫血的患者，以改善全身情况；出血量多者应额外补充铁剂；保持会阴清洁、干燥。

2. 治疗配合　正确使用性激素：准时准量给药，保证稳定的血药浓度，不得随意停服和漏服，避免因药量不足所致的撤退性出血。

（1）黄体功能不足　治疗原则是促进卵泡发育、刺激黄体功能及黄体功能替代。分别应用氯米芬、绒毛膜促性腺激素、黄体酮等。氯米芬可促进卵泡发育，诱发排卵，促使正常黄体形成。绒毛膜促性腺激素可促进及支持黄体功能。黄体酮补充黄体分泌孕酮的不足，用药后使月经周期正常，出血量减少。有避孕需求者可选用口服避孕药。

（2）子宫内膜不规则脱落　治疗原则为调节下丘脑 – 垂体 – 卵巢轴的反馈功能，使黄体及时萎缩，常用药物有孕激素和绒毛膜促性腺激素。孕激素作用是调节下丘脑 – 垂体 – 卵巢轴的反馈功能，使黄体及时萎缩，内膜及时完整脱落。绒毛膜促性腺激素有促进黄体功能的作用。有避孕需求者可选用口服避孕药。

（3）子宫内膜局部异常所致异常子宫出血　先行药物治疗，推荐药物治疗顺序为：左炔诺孕酮宫内缓释系统、氨甲环酸抗纤溶治疗或非甾体类抗炎药、短效口服避孕药、孕激素子宫内膜萎缩治疗等。刮宫术仅用于紧急止血及需要病理学检查者。对无生育要求者，可考虑保守手术，如子宫内膜切除术。

3. 检查配合　子宫内膜检查时取内膜的时间要正确。黄体功能不足者在排卵后取内膜；子宫内膜不规则脱落者在月经期第 5~7 天取内膜。诊断性刮宫患者要做好手术前准备。

4. 病情观察　重点观察治疗效果、用药反应。出血多的患者要嘱其保留出血期间使用的会阴垫及内裤，准确估计出血量。

5. 心理护理　向患者解释病情及提供相关信息，帮助患者澄清问题，解除思想顾虑，积极配合治疗，倾听患者的诉说，改善焦虑情绪。

6. 健康指导　告知患者遵医嘱使用性激素，指导患者定期随访。

（1）按时按量正确服用性激素，保持稳定的血药物浓度，药物减量必须遵医嘱，不得随意增减或停服。

（2）指导患者在治疗期间如出现不规则阴道流血应及时就诊。

【护理评价】

通过治疗与护理，患者是否：①经量经期正常，经间期出血停止，疲乏的感觉减弱或消失；②了解疾病情况，焦虑情绪减弱或消失。

第二节　闭　经

PPT

情境导入

情境： 患者，女性，29 岁，人流术后无月经来潮半年。平素月经规律，13 岁月经来潮，经期 3~5 天，周期 28~30 天，经量中等，无痛经；生育史 1 – 0 – 0 – 1，2 年前顺产一女婴。追问病史，患者人流术后 3 天出现腹痛、发热、阴道分泌物呈脓性，经抗感染治疗 15 天后好转。患者情绪低落，急于知道不来月经的原因，担心自己的健康状况。体格检查：血压 105/75mmHg，心肺听诊无异常，诊断为闭经。

思考： 1. 闭经按原因分为哪几类？

2. 该患者主要存在哪些护理问题？其依据是什么？

闭经（amenorrhea）是妇科常见症状，表现为无月经或月经停止。通常根据既往有无月经来潮将闭经分为原发性和继发性两类。原发性闭经（primary amenorrhea）指年龄超过 13 岁，第二性征尚未发育者；或年龄超过 15 岁，第二性征已发育，月经尚未来潮者。继发性闭经（secondary amenorrhea）指曾有月经、以后月经停止，包括原来月经频率正常者停经 3 个月或月经稀发者停经 6 个月。根据其发生原因，闭经又可分为生理性和病理性两大类。青春期前、妊娠期、哺乳期及绝经后的月经不来潮均属生理现象，本节不讨论。

【病因】

（一）原发性闭经

原发性闭经较少见，往往由于遗传因素或先天性发育异常引起。根据女性第二性征的发育情况，分为第二性征存在和第二性征缺乏两类。第二性征存在的原发性闭经如米勒管发育不全综合征（MRKH 综合征）、雄激素不敏感综合征等，第二性征缺乏的原发性闭经如特纳综合征（Turner syndrome）。

（二）继发性闭经

继发性闭经发生率明显高于原发性闭经，病因复杂。下丘脑闭经最常见，依次为垂体、卵巢及子宫性闭经。

1. 下丘脑性闭经　下丘脑性闭经是由中枢神经系统包括下丘脑功能和器质性疾病引起的闭经。其特点是下丘脑合成和分泌促性腺激素释放激素（GnRH）缺陷或下降，导致垂体促性腺激素（Gn），即促卵泡生成素（FSH）和黄体生成素（LH）特别是 LH 分泌功能低下，属低 Gn 性闭经。

（1）功能性闭经　是因各种应激因素抑制 GnRH 分泌引起的闭经，如治疗及时，可以逆转。

1）应激性闭经　精神打击、环境变化等可引起内源性阿片类物质、多巴胺和促肾上腺皮质激素释放激素（ACTH）水平应激性升高，继而抑制下丘脑 GnRH 的分泌。

2）运动性闭经　运动员（如长跑、芭蕾舞、现代舞训练）持续剧烈运动后可出现闭经，与患者的心理、应激反应程度以及体脂下降有关。若体质量减轻 10%～15% 或体脂丢失 30% 时将出现闭经。

3）营养相关性闭经　因过度节食、神经性厌食、慢性消耗性疾病、肠道疾病、营养不良等导致体质量急剧下降，最终导致下丘脑多种神经内分泌激素分泌水平的降低，引起垂体前叶多种促性腺激素包括 LH、FSH、ACTH 等分泌水平下降。

（2）基因缺陷性闭经　因基因缺陷引起的先天性 GnRH 分泌缺陷，主要存在伴有嗅觉障碍的 Kallmann's 综合征与不伴有嗅觉障碍的特发性低 Gn 性闭经。

（3）药物性闭经　长期使用抑制中枢或下丘脑的药物，如抗抑郁药、抗精神病药、避孕药等可抑制 GnRH 分泌而致闭经，但一般停药后均可恢复月经。

（4）器质性闭经　最常见的是颅咽管瘤，瘤体增大可压迫下丘脑和垂体并引起闭经、生殖器萎缩、肥胖、颅内压增高、视力障碍等症状，也称肥胖生殖无能营养不良症。

2. 垂体性闭经　主要病变在垂体。垂体病变或功能失调可影响促性腺激素的分泌，继而影响卵巢功能而引起闭经，如垂体肿瘤、空蝶鞍综合征、希恩综合征（Sheehan syndrome）。

3. 卵巢性闭经　卵巢性激素水平低落，子宫内膜不发生周期性变化而导致闭经，如卵巢早衰、卵巢功能性肿瘤如多囊卵巢综合征等。

4. 子宫性闭经　子宫性闭经的原因在子宫。继发性子宫性闭经的病因如感染、创伤导致宫腔粘连引起的闭经，此时月经调节功能正常，第二性征发育也往往正常，但子宫内膜受到破坏或对卵巢激素不能产生正常的反应，从而引起闭经。常见原因如 Asherman 综合征，手术切除子宫或放疗破坏子宫内膜也可致闭经。

5. 其他内分泌疾病相关闭经　内分泌功能异常，如甲状腺、肾上腺、胰腺等功能紊乱也可引起闭经。常见的疾病有甲状腺功能减退或亢进、先天性肾上腺皮质增生症等。

【护理评估】

（一）健康史

询问年龄、婚姻状况、生育史及产后并发症等信息。了解本次疾病情况，详细询问月经史，了解闭经前月经情况、第二性征发育情况。此外特别注意询问闭经期限及伴随症状，发病前有无引起闭经的诱因，如精神因素、环境改变、体重增减、剧烈运动、各种疾病及用药影响等。询问患者婴幼儿期生长发育过程，有无先天性缺陷或其他疾病，家族中有无相同疾病者。

（二）身体状况

1. 症状　主要表现为无月经或月经停止，同时出现与疾病相关的症状。阴道横隔或无孔处女膜患者可出现周期性下腹痛；嗅觉缺失综合征患者可有嗅觉减退或丧失；卵巢早衰患者可有绝经综合征症状；神经性厌食者伴有体重急剧下降。

2. 体征　临床评估可发现与疾病相关的体征。注意观察全身发育状况有无异常，包括智力、身高、体重，第二性征发育情况，有无体格发育畸形，甲状腺有无肿大，乳房有无溢乳，皮肤色泽及毛发分布。计算四肢与躯干比例，观察五官特征。妇科检查应注意内、外生殖器发育，有无先天缺陷、畸形等。嗅觉缺失综合征患者其内外生殖器呈幼稚型；多囊卵巢综合征患者有毛发增多、肥胖、双侧多囊样改变；特纳综合征患者有身体发育异常、第二性征缺失、卵巢不发育等；希恩综合征患者的生殖器官萎缩、阴毛稀少等；先天性下生殖道发育异常可见处女膜闭锁或阴道横隔等。

（三）辅助检查

生育期闭经妇女首先排除妊娠。常用检查如下。

1. 子宫功能检查　主要了解子宫、子宫内膜状态及功能。

（1）诊断性刮宫　适用于已婚妇女，了解子宫腔深度和宽度，宫颈管或宫腔是否有粘连。刮取子宫内膜做病理学检查，了解子宫内膜对性激素的反应，以及是否有结核感染等。

（2）子宫输卵管碘油造影　了解宫腔形态、大小及输卵管情况，用以诊断生殖系统发育不良、畸形、结核感染及宫腔粘连等病变。

（3）宫腔镜检查　直视观察是否有宫腔粘连，若可疑结核病变，取材送病理学检查。

（4）药物撤退试验　常用孕激素试验和雌、孕激素序贯试验：①孕激素试验用以评估内源性雌激素水平，服用孕激素 8~10 天，停药 3~7 天后无撤药性出血（阴性反应），说明患者体内雌激素水平低下，对孕激素无反应，应进一步做雌、孕激素序贯试验。②雌、孕激素序贯试验，以雌激素刺激子宫内膜增生，停药后出现撤退性出血，了解子宫和下生殖道情况。服用雌激素 21 天，最后 10 天加用孕激素，停药后 3~7 天发生撤药性出血为阳性，提示子宫内膜功能正常，对性激素有反应，闭经是由于患者体内雌激素水平低落所致，应进一步寻找原因。若无撤药性出血为阴性，可再重复试验一次，若再次试验均阴性，提示子宫内膜有缺陷或破坏，可诊断为子宫性闭经。

2. 卵巢功能检查

（1）基础体温测定　有排卵者的基础体温呈双相型，即月经周期后半期的基础体温较前半期上升 0.3~0.5℃，则提示卵巢有排卵或黄体形成。

（2）阴道脱落细胞检查　涂片见有正常周期性变化，提示闭经原因在子宫。涂片中见中、底层细胞，表层细胞极少或无，无周期性变化，若 FSH 升高，提示病变在卵巢。涂片表现不同程度雌激素低落，或持续轻度影响，若 FSH、LH 均低，提示下丘脑或垂体功能低下引起的闭经。

（3）宫颈黏液结晶检查　羊齿状结晶越明显、越粗，提示雌激素作用越显著。若涂片上见成排的椭圆体，提示雌激素作用的基础上已受孕激素影响。

（4）性激素测定　包括雌二醇、孕酮及睾酮测定。若雌激素水平低，提示卵巢功能不正常或衰竭；若孕酮水平升高，提示有排卵；若睾酮水平升高，提示可能为多囊卵巢综合征、卵巢性索间质肿瘤等。

（5）超声监测　从月经周期第 10 天开始用超声动态监测卵泡发育及排卵情况。卵泡直径达 18 ～ 20mm 时为成熟卵泡，估计约在 72 小时内排卵。

3. 垂体功能检查　雌激素试验阳性提示患者体内雌激素水平低落，为确定原发病因在卵巢、垂体或下丘脑，需做以下检查。

（1）血 PRL、FSH、LH 测定　PRL > 25μg/L 时诊断高催乳素血症，PRL > 100μg/L 时应进一步做垂体 MRI 检查，以排除垂体肿瘤；相隔 1 个月 2 次基础 FSH > 40IU/L，提示卵巢功能衰竭；基础 LH < 5IU/L，提示病变可能在垂体或下丘脑。

（2）垂体兴奋试验　又称 GnRH 刺激试验，用以了解垂体功能减退病变在垂体或下丘脑。注射 LHRH 后 LH 升高，说明垂体功能正常，病变在下丘脑；经多次重复试验，LH 值仍无升高或增高不显著，说明垂体功能减退。

（3）影像学检查　疑有垂体肿瘤时，应做头颅和（或）蝶鞍 CT 或 MRI 检查。疑有子宫畸形、肾上腺皮质增生或肿瘤时可做超声检查。

（4）其他检查　高 Gn 性闭经及性分化异常者，应做染色体检查。TSH 明显升高或降低提示可能为甲减或甲亢相关闭经。闭经与肾上腺功能有关时可做尿 17 - 酮、17 - 羟类固醇或血皮质醇测定。

（四）心理 - 社会支持状况

患者担心闭经对自己的性生活、生育能力和健康状况有影响。病程过长及反复治疗效果不佳时会加重患者和家属的心理压力，可表现为情绪低落，对治疗和护理缺失信心，反过来又会加重闭经。

【常见护理诊断/问题】

1. 长期低自尊　与月经不能正常来潮、治疗效果不明显而出现自我否定等有关。

2. 焦虑　与担心疾病对性生活、生育能力和健康状况影响有关。

3. 持续性悲伤　与担心丧失女性形象有关。

【护理目标】

1. 患者能够接受闭经的事实，客观地评价自己。

2. 患者能够主动诉说病情及担心。

3. 患者能够主动、积极地配合诊治方案。

【护理措施】

1. 一般护理　给予足够的营养，鼓励患者加强锻炼，保持标准体重，增强体质。

2. 治疗配合

（1）全身治疗　由于闭经的发生多与神经内分泌的调控有关，因此全身体质性治疗在闭经治疗中占有重要地位。如运动性闭经者适当减少运动量；单纯营养不良者需增加营养保持标准体重。

（2）手术治疗　闭经若由器质性病变引起，应针对病因采用相应手术治疗。如宫腔粘连者可行宫腔镜宫腔粘连分离术；先天性畸形处女膜闭锁、阴道横隔或阴道闭锁可行切开或成形术，使经血流出顺畅；卵巢或垂体肿瘤者应制订相应治疗方案。

（3）激素治疗　明确病变环节及病因后，给予相应激素治疗以纠正体内激素水平不平衡，达到治疗目的。

1）性激素补充治疗　其目的是维持女性全身健康，包括心血管、骨骼及骨代谢、神经系统等；促进和维持第二性征。常用有单雌激素疗法、单孕激素疗法、雌孕激素序贯疗法、雌孕激素联合疗法。单雌激素疗法适用于无子宫患者；单孕激素疗法适用于体内有一定内源性雌激素水平的患者；雌、孕激素序贯疗法适用于有子宫患者。

2）促排卵　适用于有生育要求的闭经者。对于低促性腺激素水平的患者，在采用雌激素治疗促进生殖器发育，子宫内膜已获得对雌孕激素的反应后，可用尿促性素（hMG）联合绒毛膜促性腺激素（hCG）促进卵泡发育及诱发排卵。但须由有经验的医师在有 B 型超声和激素水平监测的条件下用药；对于 FSH 和 PRL 正常的闭经患者，由于其体内有一定内源性雌激素，可选用氯米芬促排卵；对于 FSH 升高的闭经患者，由于其卵巢功能衰竭，不适合用促排卵药物治疗。

（4）辅助生殖技术　适用于有生育要求，诱发排卵后未成功妊娠，合并输卵管问题的闭经者或男方因素不孕者。

3. 检查配合　做功能试验的检查，要保证患者在正确的时间用正确的药物并随访用药后的反应，如是否有撤药性出血；做激素水平测定，要保证患者正确收集检查的样本；做影像学检查时，要做好检查前的准备工作和检查后的护理；做宫腔镜和腹腔镜检查时，要做好手术前后的护理。

4. 心理护理　心理护理对闭经患者非常重要。如精神性闭经应行精神心理疏导，神经性厌食症者应进行精神心理方面的治疗。要与患者建立良好的护患关系，鼓励患者表达自己的感受，鼓励患者对健康、治疗和预后提出问题。主动向患者提供诊疗信息，帮助患者正确认识闭经与女性特征、生育及健康的关系，帮助其澄清一些观念，减轻或解除疾病对患者的心理影响；促进患者的社交活动，鼓励患者与同伴、亲人交往，参与社会活动，达到减轻心理压力的目的；保持心情舒畅，正确对待疾病。

5. 健康指导　指导合理用药，说明性激素的药理作用、副反应、剂量、具体用药方法、用药时间等；指导患者做好用药和治疗的随访和自我监测；指导患者进行自我心理调节，增强应激能力；指导患者采用适合减轻心理压力的方法。

【护理评价】

通过治疗与护理，患者是否：①能够积极自我肯定，自尊水平得到提到；②正确认识疾病，主动积极配合治疗，焦虑减轻或消失；③持续性悲伤的心理减轻或消失，女性形象得以维持。

第三节　痛　经

PPT

情境导入

情境：患者，女性，17 岁，未婚，经期下腹痛 2 年，较剧烈，需服镇痛药并卧床休息。平素体健，月经周期规律，测基础体温呈双相型。体格检查：血压 110/75mmHg，心肺听诊无异常，腹软，无压痛、反跳痛，肝脾未触及。肛查：子宫前倾前屈位，正常大小，质中，无压痛，双附件（－）。

思考：1. 该患者最可能的疾病诊断是什么？

2. 该患者主要存在哪些护理问题？其依据是什么？

3. 该患者经期腹痛的原因可能有哪些？护士如何进行健康指导？

痛经（dysmenorrhea）为妇科最常见的症状之一，是指行经前后或月经期出现下腹疼痛、坠胀、腰酸或合并头痛、头晕、乏力、恶心等其他不适，严重者可影响生活和工作质量。痛经分为原发性和继发性两类，前者指生殖器官无器质性病变的痛经，后者指由于盆腔器质性疾病如子宫内膜异位症、盆腔炎等引起的痛经。本节只叙述原发性痛经。

原发性痛经多见于青春期，其疼痛发生与月经来潮时子宫内膜前列腺素（prostaglandin，PG）含量增高有关。原发性痛经的患者子宫内膜和月经血中 PGF_{2a} 和 PGE_2 含量较正常妇女明显升高，其中 PGF_{2a} 是造成痛经的主要原因。在月经周期中，分泌期子宫内膜的前列腺素浓度较增殖期子宫内膜高，月经期溶酶体酶溶解子宫内膜细胞，使 PGF_{2a} 和 PGE_2 大量释放致含量增高。PGF_{2a} 含量增高诱发子宫平滑肌过强收缩，血管痉挛，引起子宫缺血、缺氧而出现痛经。无排卵子宫内膜无分泌期反应，所含前列腺素浓度很低，通常不发生痛经。增多的前列腺素进入血液循环，可引起心血管和消化道等症状。血管加压素、内源性缩宫素等物质的增加也与原发性痛经有关。此外，原发性痛经还受精神、神经因素的影响，疼痛的主观感受与个体痛阈的高低有关，应激状态下人体的疼痛阈值降低，易发生痛经。

【护理评估】 📱微课

（一）健康史

了解年龄、婚姻状况、月经史与生育史，询问诱发痛经相关的因素，疼痛与月经的关系，疼痛发生的时间、部位、性质及程度。是否服用止痛药缓解疼痛，用药量及持续时间，疼痛时伴随的症状以及自觉最能缓解疼痛的方法和体位。

（二）身体状况

原发性痛经一般在初潮后 1~2 年内发病。

1. 症状 下腹部疼痛是主要症状。疼痛多自月经来潮后开始，最早出现在行经前 12 小时，月经第 1 天疼痛最为严重，常呈痉挛性，持续 2~3 天后缓解；疼痛通常位于下腹部耻骨上，或放射至腰骶部、外阴或肛门，少数可放射至大腿内侧。可伴有恶心、呕吐、腹泻、头晕、乏力等症状，严重时面色发白、出冷汗。

2. 体征 妇科检查无异常发现，偶可触及子宫呈过度的前倾前屈或过度的后倾后屈位。

（三）辅助检查

目的是排除继发性痛经和其他原因造成的疼痛。可做超声检查、腹腔镜检查、宫腔镜检查，排除子宫内膜异位症、子宫腺肌症、子宫肌瘤和盆腔炎性疾病等。

（四）心理 – 社会支持状况

痛经引起小腹胀痛或腰酸的感觉，影响正常的生活，往往会使患者有意识或无意识地怨恨自己是女性，认为来月经是"倒霉""痛苦"，甚至出现神经质的性格。

【常见护理诊断/问题】

1. 急性疼痛 与月经期子宫收缩，子宫肌组织缺血缺氧有关。

2. 焦虑 与反复疼痛有关。

3. 睡眠型态紊乱 与痛经有关。

【护理目标】

1. 患者的疼痛症状缓解或消失。

2. 患者月经来潮前及月经期无焦虑感。

3. 患者在月经期得到足够的休息和睡眠。

【护理措施】

1. 一般护理 做好经期卫生，保持外阴清洁干燥，经期禁性生活。

2. 治疗配合　主要目的是缓解疼痛及其伴随症状。

局部热疗或针灸一定程度上可缓解痛经症状。

对疼痛不能忍受者可进行药物的辅助治疗。协助医师指导原发性痛经患者使用前列腺素合成酶抑制剂，如布洛芬、酮洛芬、双氯芬酸钠，于月经来潮即开始服用，连服 2 ~ 3 天。有避孕要求的痛经妇女可使用口服避孕药，通过抑制排卵减少月经血前列腺素含量减轻疼痛。

3. 心理护理　重视心理疏导，向患者说明月经时轻度不适是生理反应，消除紧张和顾虑可缓解疼痛。心理暗示及催眠等有助于缓解经期焦虑情绪及疼痛症状。

4. 健康指导　告知患者保持足够的休息和睡眠、进行规律而适度的锻炼、戒烟等对缓解疼痛有一定的帮助。

【护理评价】

通过治疗与护理，患者是否：①疼痛减轻，并能说出减轻疼痛的措施；②焦虑和紧张的情绪减轻或消失，舒适感增加；③自诉在月经期睡眠良好。

第四节　经前期综合征

PPT

经前期综合征（premenstrual syndrome，PMS）指妇女反复在月经周期的黄体期出现以情感、行为和躯体障碍为特征的综合征，发生率 20% ~ 30%，严重者占 2% ~ 5%。25 ~ 45 岁的妇女多见。

目前对引起经前期综合征的原因仍不清楚，可能与卵巢激素波动、中枢神经递质异常以及精神、社会等因素有关。

【护理评估】

（一）健康史

评估患者生理、心理方面的疾病史，既往妇科、产科等病史；排除精神病及心、肝、肾等疾病引起的浮肿。不在经前期发生但在经前期加重的疾病如偏头痛、子宫内膜异位症等都不属于经前期综合征。

（二）身体状况

1. 症状　有周期性反复出现的特点。症状常出现于月经前 1 ~ 2 周，月经来潮后迅速减轻直至消失。主要症状有三类。

（1）躯体症状　可有头痛、乳房胀痛、腹部胀痛、便秘、肢体水肿、体重增加、运动协调功能减退等。

（2）精神症状　表现为易怒、焦虑、抑郁、情绪不稳定、疲乏及饮食、性欲改变，其中，易怒为主要症状。

（3）行为改变　患者有注意力不集中、工作效率降低、记忆力减退等表现。

2. 体征　全身检查有浮肿体征，但妇科检查无异常。

（三）辅助检查

排除心、肝、肾等疾病引起的水肿。

（四）心理 - 社会支持状况

患者的精神症状，如易怒、焦虑、抑郁、情绪不稳定、疲乏并确定严重的程度。

【常见护理诊断/问题】

1. 焦虑 与月经前周期性出现不适症状有关。

2. 体液过多 与雌、孕激素失调有关。

【护理目标】

1. 患者在月经来潮前两周及月经期焦虑缓解。

2. 患者水肿的体征减轻或消失。

【护理措施】

1. 一般护理 做好饮食护理。选择高碳水化合物低蛋白饮食，有水肿者限制盐、糖、咖啡因、乙醇等摄入。补充富含维生素 B_6 和微量元素镁的食物，如猪肉、牛奶、蛋黄。保证充足的休息和睡眠，避免劳累和精神紧张。加强运动，可选择有氧运动，如走路、跳舞、慢跑、游泳，对肌肉张力具有镇定作用。

2. 治疗配合 指导应对压力的技巧，教会患者做一些放松活动，如腹式呼吸、渐进性肌肉松弛。根据患者的用药情况进行相应的护理。抗焦虑药适用于有明显焦虑及易怒的患者；利尿剂适用于月经前体重增加明显（>1.5kg）者；维生素 B_6 调节自主神经系统与下丘脑－垂体－卵巢轴的关系，也可抑制催乳素的合成而改善症状。

3. 心理护理 对患者进行心理安慰与疏导，帮助患者调整心态，认识疾病，建立勇气与信心，协调好自己的生活与工作。

4. 健康指导 向患者和家属讲解可能造成经前期紧张综合征的原因，有效的处理措施。帮助患者获得家人的支持，增加女性自我控制的能力。

【护理评价】

通过治疗与护理，患者是否：①情绪稳定，月经来潮前没有明显的不适感；②能列举预防水肿的方法。

第五节　绝经综合征

PPT

情境导入

情境：患者，女性，49 岁，月经紊乱 1 年，周期 1~3 个月不等，经期 5~7 天，量少，伴潮热、出汗、心悸，偶有眩晕。既往身体健康，月经史：14 岁 5~7/30 天，生育史：1－0－1－1，家族史无特殊。体格检查：生命征平稳，心肺听诊无异常，腹部平软，无压痛；妇科检查无特殊。

　　思考：1. 目前该患者主要存在哪些护理问题？

　　　　　2. 护士如何对其进行健康指导？

绝经综合征（menopause syndrome）是指妇女在绝经前后性激素水平波动或减少，出现的一组躯体、精神心理症状。多发生在 45~55 岁。有人可持续至绝经后 2~3 年，少数人可持续到绝经后 5~10 年，症状才有所减轻或消失，严重影响妇女的生活质量。

【分类】

绝经分为自然绝经和人工绝经两种。自然绝经是由于卵巢卵泡自然耗竭引起月经永久停止。40 岁以上女性停经 12 个月，排除妊娠及其他可能导致闭经的疾病，即可临床诊断为绝经，属回顾性诊断。人工绝经是手术切除双卵巢或因医源性丧失双卵巢功能（如化学治疗或放射治疗）。人工绝经妇女较自然绝经妇女更易发生绝经综合征。

【内分泌变化】

绝经前后最明显的变化是卵巢功能衰退，随后表现为下丘脑－垂体功能退化。卵泡闭锁导致雌激素和抑制素水平降低以及 FSH 水平升高，是绝经的主要信号。

1. 雌激素　卵巢功能衰退的最早征象是卵泡对 FSH 敏感性降低，FSH 水平升高。绝经过渡期早期雌激素水平波动很大，整个绝经过渡期雌激素水平并非逐渐下降，只是在卵泡完全停止生长发育后，雌激素水平才迅速下降。

2. 孕激素　绝经过渡期卵巢尚有排卵功能，但因卵泡发育的程度不足，可表现为孕激素相对不足。随着排卵停止，卵巢不再分泌孕激素。

3. 雄激素　卵巢产生的雄激素是雄烯二酮和睾酮。绝经后雄烯二酮量约为绝经前的一半，主要来源于肾上腺。卵巢主要产生睾酮，由于升高的 LH 对卵巢间质细胞的刺激增加，使睾酮水平较绝经前增高。

4. 促性腺激素　绝经过渡期 FSH 水平升高，呈波动型，LH 仍在正常范围，FSH/LH 仍 <1。绝经后 FSH、LH 明显升高，LH 升高更显著，FSH/LH >1。

5. 促性腺激素释放激素（GnRH）　绝经后 GnRH 分泌增加，并与 LH 相平衡。

6. 抑制素　绝经后妇女血抑制素水平下降，较 E_2 下降早且明显，可能成为反映卵巢功能衰退更敏感的指标。

7. 抗米勒管激素（anti-Müllerian hormone，AMH）　绝经后 AMH 水平下降，较 FSH 升高、E_2 下降早，能较早反映卵巢功能衰退。

【护理评估】

（一）健康史

了解患者年龄、绝经年龄、婚育史及月经史等信息。了解症状出现时间、持续时间以及严重程度，诊疗情况以及效果等；了解既往健康史，排除器质性病变及精神疾病，如肝病、高血压、糖尿病、冠心病等。了解既往是否切除子宫，是否卵巢手术，是否接受过盆腔放射治疗等。

（二）身体状况

绝经综合征主要有近期症状和远期症状，没有特异性体征。妇科检查仅见内外生殖器萎缩样改变。

1. 近期症状

（1）月经紊乱　是绝经过渡期的常见症状。由于稀发排卵或无排卵，表现为月经周期不规则。如月经稀发（ >35 天）或月经频发（ <21 天），经期持续时间延长或正常，经量增多或减少。

（2）血管舒缩症状　主要表现为潮热、出汗，为最常见且典型的症状，患者感自胸部向颈及面部扩散的阵阵上涌的热浪，同时上述部位皮肤有弥散性或片状发红，继之出汗，汗后又有畏寒。持续时间一般 1~3 分钟。一般潮红与潮热同时出现，多在凌晨乍醒、活动进食、穿衣、盖被过多等热量增加的情况下或情绪激动时容易发作，轻者每日发作数次，严重者十余次或更多，影响情绪、工作、睡眠，患者感到异常痛苦。此种血管舒缩症状可持续 1~2 年，有时长达 5 年或更长。

（3）自主神经失调症状　常出现心悸、眩晕、头痛、失眠、耳鸣等。

（4）精神神经症状　常表现为注意力不集中，情绪波动大，易激怒、焦虑不安或情绪低落、抑郁，不能自我控制等情绪症状，也常有记忆力减退。

2. 远期症状

（1）泌尿生殖器绝经后综合征（genitourinary syndrome of menopause，GSM）　主要表现为泌尿生殖道萎缩症状，出现阴道干燥、性交困难、反复阴道感染；排尿困难、尿痛、尿急等反复发生的尿路感染。

（2）骨质疏松　绝经后妇女雌激素缺乏使骨质吸收速度快于骨质生成，导致骨量快速丢失而出现骨质疏松。一般发生在绝经后 5~10 年内，主要发生在椎体。

（3）阿尔茨海默病　绝经后期妇女比老年男性患病风险高，可能与绝经后内源性雌激素水平降低有关。

（4）心血管病变　绝经后妇女糖、脂代谢异常增加，动脉硬化、冠心病的发病风险较绝经前明显增加，可能与雌激素水平低下有关。

（三）辅助检查

有相关症状时要进行相应的检查。

1. 血清激素测定　①血清 FSH 及 E_2 测定：了解卵巢功能。绝经过渡期血清 FSH >10U/L，提示卵巢储备功能下降。闭经、FSH >40U/L 且 E_2 <10~20pg/ml，提示卵巢功能衰竭。②抗米勒管激素：抗米勒管激素低至 1.1ng/ml 提示卵巢储备功能下降。

2. 超声检查　基础状态卵巢的窦状卵泡数减少、卵巢容积缩小、子宫内膜变薄。

（四）心理 - 社会支持状况

工作、家庭、社会环境变化可以加重身心负担，可能诱发和加重绝经相关症状。所以，要评估患者近期有关日常生活、工作、学习相关事件，以及对患者的影响。

【常见护理诊断/问题】

1. 焦虑　与绝经过渡期内分泌改变、家庭和社会环境改变、个性特点、精神因素有关。

2. 知识缺乏　缺乏正确的绝经过渡期生理、心理变化知识和应对技巧。

【护理目标】

1. 患者能够描述自己的焦虑心态和应对方法。

2. 患者能够正确描述绝经过渡期生理、心理变化。

【护理措施】

1. 一般护理　帮助患者选择既有营养又符合饮食习惯的食物，保证足够、均衡的营养摄入；帮助患者选用促进睡眠的方法，必要时遵医嘱选用镇静剂以保证充足的睡眠；保持一定的运动量，可选择散步、太极拳、做操等，增强体质。

2. 治疗配合　绝经综合征的处理原则是缓解绝经相关症状，早期发现，有效预防骨质疏松症、动脉硬化等老年性疾病。

（1）一般治疗　绝经过渡期精神症状可因精神状态不稳定而加剧，应进行心理治疗。必要时可选用适量的镇静药以助睡眠，谷维素有助于调节自主神经功能，可以缓解潮热症状。为预防骨质疏松，患者应坚持身体锻炼，增加日晒时间，饮食注意摄取含钙丰富食物，并按医嘱补充钙剂。

（2）绝经激素治疗（menopausal hormone therapy，MHT）　激素补充治疗是针对绝经相关健康问题而采取的一种医疗措施，可有效缓解绝经相关症状，从而改善生活质量。协助专科医师指导患者用药，了解用药的目的、适应证与禁忌证、用药的方法及可能出现的副反应。

1）适应证　①绝经相关症状：月经紊乱，血管舒缩症状（潮热、出汗），睡眠障碍，疲乏无力，情绪障碍如易激动、烦躁、焦虑，躯体症状如胸闷、气短、心悸、肌肉关节痛等。②泌尿生殖道萎缩症状。③低骨量及骨质疏松症。

2）禁忌证 已知或可疑妊娠、原因不明的阴道流血、已知或可疑患有乳腺癌、已知或可疑患有性激素依赖性恶性肿瘤、脑膜瘤（禁用孕激素）、近 6 个月内患有活动性静脉或动脉血栓栓塞性疾病、严重肝肾功能障碍、血卟啉症、耳硬化症等。

3）慎用情况 子宫肌瘤、子宫内膜异位症及子宫腺肌病、子宫内膜增生史、血栓形成倾向、胆囊疾病、免疫系统疾病、乳腺良性疾病及乳腺癌家族史、癫痫、偏头痛、哮喘、尚未控制的糖尿病及严重高血压、高催乳素血症及已完全缓解的部分性激素依赖性妇科恶性肿瘤，如子宫内膜癌、卵巢上皮性癌等。

慎用情况并非禁忌证，在应用前和应用过程中，患者应该咨询专业医师，共同确定应用的时机和方式，并采取比常规随诊更为严密的措施，护士应协助医师加强对此类患者病情监测。

4）制剂及用药途径 主要药物为雌激素，有子宫者需配伍孕激素保护子宫内膜。剂量和用药方案要个性化，严格按照医嘱用药，以最小剂量且有效为最佳。原则上选用天然性激素制剂，性激素可因制剂不同而有不同的使用途径，常用的有口服、经阴道给药、经皮肤给药。

（3）非激素类药物 包括选择性 5 - 羟色胺再摄取抑制剂、钙剂和维生素 D。维生素 D 适用于绝经期妇女缺少户外活动者，与钙剂合用有利于钙的吸收。

3. 心理护理 重视心理疏导。与患者建立良好相互信任的关系，帮助患者及其家人了解围绝经期妇女生理、心理变化，减轻焦虑、抑郁，取得家人的理解和配合。围绝经期是抑郁症高发年龄段，若出现患者中重度抑郁症状，协助医师转诊精神心理专科。

4. 健康指导

（1）知识传授 提供围绝经期妇女生理、心理变化的知识，使妇女对即将发生的变化有心理准备，以减轻由绝经相关症状引发的焦虑情绪。

（2）健康生活指导 加强对围绝经期妇女的科普宣教，给予全面的生活健康管理指导，包括推荐合理饮食，坚持适度锻炼，提倡增加社交和脑力活动，避免不良习惯，如吸烟、酗酒、浓茶及偏食等。鼓励坚持户外运动，接触紫外线帮助增加体内合成的维生素 D，有助于保护骨健康。

【护理评价】

通过治疗与护理，患者是否：①能以乐观、积极的态度对待绝经，焦虑减轻或消失；②能说出绝经过渡期生理、心理变化，认识到绝经是女性正常生理过程。

第六节 多囊卵巢综合征

PPT

多囊卵巢综合征（polycystic ovary syndrome，PCOS）是一种最常见的妇科内分泌疾病之一。在临床上以雄激素过高的临床或生化表现、持续无排卵、卵巢多囊改变为特征，常伴有胰岛素抵抗和肥胖。其对患者影响的生命跨度从青春期到绝经期。因 Stein 和 Leventhal 于 1935 年首先报道，故又称 Stein - Leventhal 综合征。PCOS 的病因未阐明，目前认为可能是由遗传因素与环境因素共同作用所致。

【内分泌特征】

PCOS 的主要内分泌特征：①雄激素过多；②雌酮过多；③黄体生成素/卵泡刺激素（LH/FSH）比值增大；④胰岛素过多。

【病理】

1. 卵巢变化 大体检查见双侧卵巢均匀性增大，为正常妇女的 2~5 倍，包膜增厚、坚韧、色灰白。切面见卵巢白膜均匀性增厚，其下见大小不等直径＜1cm 的囊性卵泡。镜下见白膜增厚、硬化，皮质表层纤维化、细胞少、血管明显存在。白膜下见多个不成熟阶段呈囊性扩张的卵泡及闭锁卵泡，无成熟卵泡生成及排卵迹象。

2. 子宫内膜变化　因无排卵，子宫内膜长期受雌激素影响，呈现不同程度的增生性改变，甚至呈不典型增生，长期持续无排卵增加子宫内膜癌的发生风险。

【护理评估】

（一）健康史

详细询问月经史，包括初潮年龄、月经周期、经期、经量等，已婚患者还应了解婚育情况，了解是否有体重增加等情况。

（二）身体状况

1. 月经失调　为最主要症状，常表现为月经稀发或闭经，闭经多为继发性，闭经前常有月经稀发或经量减少。也可表现为不规则子宫出血，无月经周期可辨认。

2. 不孕　生育期妇女因排卵障碍而导致不孕。

3. 多毛、痤疮　由高雄激素引起，可出现不同程度的多毛，以性毛为主，阴毛浓密且呈男性型分布，可延及腹股沟、大腿根部、腹中线，也可出现于上唇、下颌、胸部和背部。油脂性皮肤及痤疮也常见，与体内高雄激素刺激皮脂腺分泌有关。

4. 肥胖　50% 以上患者肥胖（体质指数≥28），且常呈腹型肥胖（腰围≥85cm）。肥胖与胰岛素抵抗、雄激素过多、游离睾酮比例增加及瘦素抵抗有关。

5. 黑棘皮症　常在颈背部、腋下、乳房下和腹股沟等皮肤皱褶处出现灰褐色色素沉着，呈对称性、皮肤增厚、质地柔软。

（三）辅助检查

1. 基础体温测定　多表现为单相型。

2. 超声检查　双侧卵巢增大，包膜回声增强，轮廓较光滑，间质回声增强，一侧或两侧卵巢各有 12 个及以上直径 2～9mm 无回声区，围绕卵巢边缘，称为项链征；卵泡发育监测一般表现为未见无优势卵泡发育及排卵迹象，或稀发排卵。多囊卵巢是指单侧或双侧卵巢内直径 2～9mm 卵泡数目≥12 个，和（或）卵巢体积≥10ml。多囊卵巢也可见于非 PCOS 女性，因此不建议单凭多囊卵巢诊断 PCOS。

3. 抗米勒管激素（AMH）　通常高于正常妇女。

4. 诊断性刮宫　应选择月经前数日或月经来潮 6 小时内进行，表现为子宫内膜呈增殖期或不同程度增生改变，无分泌期变化。对于闭经或月经不规则、病程较长者需考虑诊刮术，了解子宫内膜增生情况。目前临床较少应用。

5. 腹腔镜检查　可见卵巢增大，包膜增厚，表面光滑，呈灰白色，有新生血管。包膜下隐约见多个卵泡，但无排卵征象（排卵孔、血体或黄体）。镜下取卵巢活组织检查可确诊。

6. 内分泌及代谢指标测定　血清 LH 值升高，雄激素升高，$E_1/E_2 > 1$。腹部肥胖型患者，应检测空腹血糖及口服葡萄糖耐量试验（OGTT），还应检测空腹胰岛素及葡萄糖负荷后血清胰岛素。部分患者存在脂代谢异常，应行血脂、肝肾功能检测。

（四）心理－社会支持状况

青春期患者因肥胖、多毛、痤疮而烦恼、沮丧；已婚者可因月经失调、不孕心理压力大、精神紧张、焦虑；或因治疗效果不佳而沮丧、情绪低落，对治疗和护理失去信心。

【常见护理诊断/问题】

1. 营养失调：高于机体需要量　与激素水平失调有关。

2. 精神困扰　与肥胖、多毛、痤疮有关。

3. 焦虑　与月经失调、不孕有关。

【护理目标】

1. 患者体重得到控制并逐渐接近正常。

2. 患者精神困扰减轻或消失。

3. 患者能正确认识该疾病的特点，焦虑减轻或消失。

【护理措施】

1. 一般护理　指导患者多食蔬菜、水果，少食肥甘厚味，不宜饮酒，饮食勿过饱。进行规律锻炼或参加减肥训练。

2. 治疗配合　基于患者的临床特征和需求综合制定个性化治疗方案，以期缓解临床症状，解决生育问题，维护健康，提高生活质量。

（1）生活方式干预　饮食控制、运动和行为干预是首选的基础治疗。尤其对肥胖 PCOS 患者。生活方式干预应在药物治疗之前开始，伴随终生。体重减轻也有助于改善促排卵治疗的结局。

（2）用药护理

1）调节月经周期　定期合理应用药物，对抗雄激素作用并控制月经周期非常重要。①口服避孕药：为雌孕激素联合周期疗法。孕激素通过负反馈抑制垂体 LH 异常高分泌，减少卵巢产生雄激素，并可直接作用于子宫内膜，抑制子宫内膜过度增生；抑制性轴调节月经周期；雌激素可促进肝脏产生性激素结合球蛋白（SHBG），使游离睾酮减少。常用口服短效避孕药，周期性服用，疗程一般为 3~6 个月，可重复使用。同时能抑制毛发生长和治疗痤疮。②孕激素后半期疗法：可调节月经并保护子宫内膜。对 LH 异常分泌同样有抑制作用，亦可达到恢复排卵效果。

2）降低血雄激素水平　常用药有：①糖皮质类固醇，如地塞米松，遵医嘱用药，避免过量而造成过度抑制垂体 - 肾上腺轴功能；②环丙孕酮（CPA）具有很强的抗雄激素作用，使体内睾酮水平降低，与炔雌醇组成口服避孕药，对降低高雄激素血症和治疗高雄激素体征有效；③螺内酯治疗多毛需用药 6~9 个月，出现月经不规则，可与口服避孕药联合应用。

（3）手术治疗护理　手术方式有腹腔镜下卵巢打孔术、卵巢楔形切除术等，做好围手术期护理。

3. 心理护理　鼓励患者放松心情，建立治疗信心。

4. 健康指导　指导患者改变生活方式，调整饮食、控制体重，建立治疗信心。关注本病远期并发症如糖尿病、子宫内膜癌、心血管疾病等。

【护理评价】

通过治疗与护理，患者是否：①能认识到良好生活方式、饮食习惯对治疗疾病的重要性；②了解病情，以乐观积极的态度对待疾病；③积极配合诊治，焦虑减轻或消失。

第七节　高催乳素血症

PPT

高催乳素血症（hyperprolactinemia）指各种原因导致血清催乳素（prolactin，PRL）水平持续增高 >1.14nmol/L（25μg/L）。过高的催乳素可抑制垂体促性腺激素的分泌而导致不排卵或闭经。闭经伴溢乳者称"闭经溢乳综合征"。垂体病变为最常见的病因，其中垂体催乳素瘤最多见。

【护理评估】

（一）健康史

应详细询问月经史，有无闭经、月经紊乱、不孕；有无溢乳及溢乳开始的时间；有无头痛、视力障碍；有无长期服用抗精神病、抗抑郁、氯丙嗪、利血平、避孕药等升高催乳素的药物；有无慢性疾病如甲状腺疾病、肾脏疾病等。

（二）身体状况

1. 月经紊乱及不孕 85% 以上患者有月经紊乱。生育年龄患者可不排卵或黄体期缩短，表现为月经少、稀发甚至闭经。青春期前或青春期早期女性可出现原发性闭经，生育期多为继发性闭经。生育期患者无排卵或黄体功能不足可导致不孕或流产。

2. 溢乳 是本病的特征之一。闭经-溢乳患者中约 2/3 存在高催乳素血症，溢乳通常表现为双乳流出或挤出非血性、乳白色或透明液体。

3. 头痛、眼花及视觉障碍 垂体腺瘤增大明显时，由于脑脊液回流障碍及视神经受压，可出现头痛、眼花、呕吐、视野缺损及动眼神经麻痹等症状。

4. 低雌激素症状 由于垂体 LH 与 FSH 分泌受抑制，出现低雌激素状态，表现为阴道壁变薄或萎缩，分泌物减少，性欲减退。

（三）辅助检查

1. 血液学检查 血 PRL > 1.14nmol/L（25μg/L）可确诊为高催乳素血症。

2. 影像学检查 当外周血 PRL > 4.55nmol/L（100μg/L）时，应行蝶鞍 CT 或 MRI 检查，明确是否存在微腺瘤或腺瘤。

3. 眼底检查 由于蝶鞍腺瘤可侵犯（和）或压迫视交叉，因眼底、视野检查可了解垂体腺瘤的大小、部位，是一种简单、低廉、有价值的检查方法。

（四）心理-社会支持状况

患者因溢乳疑有乳腺肿瘤而焦虑、不安；担心闭经、生殖器官萎缩、不孕，常表现为情绪低落、沮丧，对治疗和护理失去信心。

【常见护理诊断/问题】

1. 恐惧 与溢乳、担心有乳腺肿瘤有关。

2. 性功能障碍 与体内低雌激素水平所致的阴道壁变薄或萎缩有关。

3. 焦虑 与月经失调、不孕有关。

【护理目标】

1. 患者恐惧情绪缓解或消失。

2. 患者生殖道症状得到改善。

3. 患者焦虑减轻或消失。

【护理措施】

1. 协助检查 需要抽血检查垂体激素者，应严格按照标准送检标本。指导患者在上午 9~12 时检测血清催乳素。

2. 治疗配合 治疗目标是降低 PRL、抑制异常溢乳，恢复正常月经和排卵。根据患者的年龄、病情、生育状况选择治疗方法。充分告知各种治疗的优势和不足，尊重患者意愿，做出适当选择。高催乳素血症的治疗手段有药物治疗、手术治疗及放射治疗。

（1）用药护理

1）降催乳素治疗　目前我国最常用的药物为溴隐亭。溴隐亭是多巴胺受体激动剂，能有效降低催乳素。溴隐亭对功能性或肿瘤引起的 PRL 水平升高均能产生抑制作用。另外溴隐亭治疗后能缩小肿瘤体积，使闭经 – 溢乳妇女月经和生育能力得以恢复。监测患者是否出现不良反应，主要表现有恶心、头痛、眩晕、疲劳、嗜睡、便秘、直立性低血压等，在用药数日后可自行消失。卡麦角林作为新型麦角碱衍生物，其半衰期长、疗效佳且耐受性好，胃肠道等不良反应少于溴隐亭。

2）维生素 B_6　和多巴胺受体激动剂同时使用时可产生协同作用。

（2）手术治疗患者的护理　当垂体肿瘤产生明显压迫及神经系统症状或药物治疗无效时，应考虑手术切除肿瘤。做好术前准备和术后康复护理。

（3）放射治疗患者的护理　放射治疗用于不能坚持或耐受药物治疗，不愿手术或不能耐受手术者。放射治疗显效慢，可能引起垂体功能低下、视神经损伤、诱发肿瘤等并发症，不主张单纯放射治疗。接受放射治疗前，使患者理解放疗的目的、意义，取得患者的配合。

3. 病情观察　对特发性高催乳素血症、PRL 轻微升高、月经规律、卵巢功能未受影响、无溢乳、未影响正常性生活时，可不必治疗，应定期复查，观察临床表现和 PRL 的变化。

4. 心理护理　向患者及家庭成员解释疾病的发病原因、治疗方法、怀孕可能性等相关知识和监测 PRL 的临床意义，使患者及家属树立信心，帮助患者解除顾虑，摆脱焦虑，积极配合治疗和护理。

5. 健康指导　已婚妇女每年进行一次健康体检。育龄期妇女若出现继发性闭经，同时伴有溢乳，应及时到医院就诊，排除垂体催乳素腺瘤可能。

【护理评价】

通过治疗与护理，患者是否：①能正确认识疾病的发病原因，恐惧、焦虑减轻或消失；②能认识到疾病对生育、生殖系统的影响，理解坚持用药的必要性；③积极配合诊疗，在心理和生理上舒适度增加。

知识链接

早发性卵巢功能不全

早发性卵巢功能不全（premature ovarian insufficiency，POI）指女性在 40 岁之前出现的卵巢功能减退，主要表现为月经异常（闭经、月经稀发），FSH > 25IU/L，雌激素水平波动性下降。发病率为 1%~4%。不同于正常女性的自然绝经，POI 不仅影响患者的生育力、心理健康及生命质量，而且对骨骼、心血管、泌尿生殖系统和认知等神经系统健康造成严重影响。POI 的常见病因包括遗传、免疫、感染、环境及医源性因素等，然而，半数以上的 POI 患者病因尚不明确，为特发性 POI。迄今为止尚无确切有效的恢复卵巢功能的方法。因此，早期筛查、诊断和处理 POI，有利于改善患者的生育结局、提高生命质量、减少长期健康问题及远期并发症。

目标检测

答案解析

A 型题

1. 患者，女性，25 岁，人流术后出现闭经 6 个月，余无不适，闭经的原因可能属于

　　A. 子宫性闭经　　　　　　　B. 卵巢性闭经　　　　　　　C. 垂体性闭经

　　D. 下丘脑性闭经　　　　　　E. 中枢性闭经

2. 患者，女性，27 岁，诉月经频发，经量正常，婚后 1 年未孕。妇科检查，子宫正常大小，双附件无异常，基础体温呈双相型，最可能的诊断是
   A. 无排卵功血　　　　　　　B. 黄体功能不足　　　　　　C. 子宫内膜不规则脱落
   D. 子宫内膜炎　　　　　　　E. 子宫肌瘤

3. 患者，女性，49 岁，G_2P_1，月经紊乱 2 年，不规则阴道流血 30 天，量时多时少，无腹痛，其最佳的止血方法为
   A. 大剂量雌激素　　　　　　B. 大剂量孕激素　　　　　　C. 大剂量雄激素
   D. 大量止血药物　　　　　　E. 诊断性刮宫

4. 患者，女性，15 岁，月经来潮 3 次，月经周期不规律，2 ~ 6 个月，阴道点滴出血 15 天，最佳治疗方法是
   A. 暂不处理　　　　　　　　B. 雌激素治疗　　　　　　　C. 孕激素治疗
   D. 雌 – 孕激素周期治疗　　　E. 雄激素治疗

5. 患者，女性，16 岁，未婚，诉经期下腹痛，剧烈，需服镇痛剂并卧床休息，影响学习。平素月经周期规律，基础体温双相型。肛查：子宫前倾前屈位，常大，质中，无压痛，两侧附件未及异常。本病最可能的诊断是
   A. 子宫内膜炎　　　　　　　B. 子宫腺肌病　　　　　　　C. 输卵管炎
   D. 子宫肌瘤　　　　　　　　E. 痛经

6. 患者，女性，48 岁，近 1 年月经周期不规律，行经 2 ~ 3 天干净，量极少，自感阵发性潮热，心悸，出汗，时有眩晕。妇检子宫正常大小，双附件区未及异常。与护士向其宣教知识内容相关的疾病是
   A. 无排卵性异常子宫出血　　B. 绝经综合征　　　　　　　C. 黄体萎缩延迟
   D. 黄体发育不全　　　　　　E. 神经衰弱症

7. 患者，女性，32 岁，闭经 8 个月，排除妊娠，查体双侧乳腺溢乳，以下错误的是
   A. 临床表现为闭经溢乳继之生殖器官萎缩
   B. 服用利血平、口服避孕药等可能引起闭经溢乳
   C. 可能存在垂体微腺瘤
   D. $PRL > 25\mu g/L$ 时可协助诊断
   E. GnRHa 的应用有较好疗效

8. 患者，女性，25 岁，初潮起月经稀发，周期 1 ~ 6 个月不等，经期经量正常，身高 158cm，体重 70kg，体重指数（BMI）28，考虑多囊卵巢综合征可能，下述错误的是
   A. 不孕
   B. $LH/FSH \geq 2 ~ 3$
   C. LH 呈持续低水平也不出现峰值
   D. 查体常见多毛、痤疮等高雄激素体征
   E. 超声提示卵巢多囊样改变

X 型题

9. 绝经后雌激素缺乏引起的远期改变有
   A. 可能与早老性痴呆有关　　B. 骨质疏松症　　　　　　　C. 易怒
   D. 盆底肌肉松弛　　　　　　E. 血管舒缩功能障碍

10. 下列有关 AUB – O 的治疗，不正确的是
    A. 子宫内膜修复法适用于青春期 AUB – O
    B. 绝经过渡期 AUB – O 单用雄激素止血效果好
    C. 调整周期促排卵是青春期功血止血后的措施
    D. 绝经过渡期 AUB – O 止血后不需要做调整周期的治疗
    E. 孕激素子宫内膜萎缩法适用于绝经过渡期 AUB – O

（连成瑛）

书网融合……

| 重点小结 | 微课 | 习题 |

第九章　不孕症和辅助生殖技术

学习目标

知识目标：

通过本章学习，应能掌握不孕症和辅助生殖技术的定义与分类；熟悉不孕症的病因、常用的检查方法和治疗原则；了解各种辅助生殖技术的适应证和常见并发症。

技能目标：

能运用所学知识对不孕症患者进行辅助生殖技术的夫妇进行护理评估、护理及健康教育。

素质目标： 通过本章的学习，树立较强的责任心，尊重患者感受，关注生育对不孕夫妇生活质量的影响，保护患者隐私。

情境导入

情境： 妇科门诊护士接待一对不孕症夫妇。该夫妇结婚3年余，近2年来因不孕而不断到不同等级的综合医院和专科医院就诊，并尝试各种途径来源的"受孕偏方"。经检查：男性少精、弱精，女性患有多囊卵巢综合征。目前夫妻俩十分焦虑，求子经历让他们感觉筋疲力尽，打算进行医学助孕。

思考： 1. 该夫妇不孕的原因可能有哪些？

2. 该患者夫妇适合进行辅助生殖技术吗？护士要怎么配合医师指导患者提高妊娠率？

第一节　不孕症

PPT

【分类】

女性未避孕正常性生活至少12个月未孕，称为不孕症（infertility），在男性则称为不育症。按照是否有过妊娠，不孕症可分为原发性和继发性两类，其中从未妊娠者称为原发不孕，有过妊娠而后不孕者称为继发不孕。不同人种和地区间不孕症发病率差异并不显著，我国不孕症发病率为7%～10%。

【病因分类】

1. 女性不孕因素　受孕是一个复杂的生理过程，必须具备下列条件：卵巢排出正常的卵子；精液正常并含有正常的精子；精卵能在输卵管内相遇结合成为受精卵，并顺利输送入子宫腔；子宫内膜已充分准备适合于受精卵着床。这些环节中任何一个不正常便能阻碍受孕。

（1）盆腔因素　是我国女性不孕症，特别是继发性不孕症最主要的原因，约占全部不孕因素的35%。常见病因包括：①输卵管因素，盆腔粘连、盆腔炎症及其后遗症；②子宫体病变，子宫内膜病变、子宫肌瘤、子宫腺肌病、子宫腔粘连等；③子宫颈因素，子宫颈管先天性异常、闭锁或狭窄、子宫颈黏液异常等；④子宫内膜异位症；⑤生殖器官发育异常，如纵隔子宫、双角子宫、双子宫和先天性输卵管发育异常等。

（2）排卵障碍　占女性不孕的25%～35%，常见病因包括：①下丘脑病变，如低促性腺激素性无排卵；②垂体病变，如高催乳素血症；③卵巢病变，如多囊卵巢综合征、早发性卵巢功能不全和先天性性腺发育不全、放化疗所致的卵巢功能衰竭等；④其他内分泌疾病，甲状腺、肾上腺、胰腺等功能紊乱也可引起排卵障碍，如甲状腺功能亢进或减退、先天性肾上腺皮质增生症等。

（3）卵巢生殖功能衰老　随着年龄增加，高龄女性卵巢内对 FSH 敏感的卵泡被不断消耗，而对 FSH 不敏感的衰老卵泡则相对增加，导致卵母细胞数量减少和质量下降。

2. 男性不育因素

（1）精液异常　①精子异常，指精子的量、质异常和畸形；②精浆异常，精液量和颜色异常等。表现为少、弱精子症，以及畸形精子症、无精子症和单纯性精浆异常等。

（2）性功能障碍　指器质性或心理性原因引起的男性勃起功能障碍、不射精或逆行射精等。

（3）其他　如免疫因素，但目前临床尚无明确的诊断标断。

3. 不明原因性不孕　指夫妇双方经过不孕症的常规检查未发现异常，属于男女双方均可能存在的因素。约占不孕人群的 10%。可能病因包括免疫因素、隐性输卵管因素、潜在的卵母细胞异常、受精障碍、胚胎发育阻滞、胚胎着床失败和遗传缺陷等。

【护理评估】

对不孕夫妇的检查和判定，首先应将不孕夫妇作为一个整体来考虑，询问病史、身体评估、相关检查等步骤，必不可少。

（一）健康史

应从家庭、社会、性生殖等方面，全面评估男女双方的健康史。双方的健康资料包括年龄、生长发育史、生育史、结婚年龄、同居时间、是否两地分居、性生活情况（性交频次、采用过的避孕措施、有无性交困难）等。近期辅助检查结果和治疗情况。了解个人嗜好、生活习惯，以及工作、生活环境。另外，男方还需询问既往有无影响生育的疾病史、生殖器官外伤史或手术史。如有无生殖器官感染史，包括睾丸炎、腮腺炎、前列腺炎、结核，手术史包括疝修补术、输精管切除术等病史。女方重点询问年龄、不孕年限、月经史（初潮、经期、周期、经量、痛经等），是否有生殖器官炎症（盆腔炎、宫颈炎、阴道炎）及慢性疾病史。对继发不孕者，应了解以往流产或分娩情况，有无感染史等。

（二）身体状况

1. 症状　不孕是患者就诊的主要原因。不同病因导致的不孕症，可伴有相应疾病的临床症状。

2. 体征　夫妇双方均应进行全身检查，评估体格发育及营养状况，有无全身疾病。男方重点检查外生殖器有无畸形或病变，包括阴茎、阴囊、睾丸及前列腺的大小、形状等。女方体格检查包括第二性征的发育，注意有无皮肤改变，如多毛、痤疮和黑棘皮征等；妇科检查应依次检查外阴发育、阴毛分布、阴蒂大小、阴道和子宫颈，注意有无异常排液和分泌物，子宫位置、大小、质地和活动度，附件有无增厚、包块和压痛，直肠子宫陷凹有无触痛结节，下腹有无压痛、反跳痛和异常包块。

（三）辅助检查

1. 男方检查　精液检查是不孕（育）症夫妇首选的检查项目。根据《世界卫生组织人类精液检查与处理实验室手册》（第 6 版）进行，需行 2～3 次精液检查，以明确精液质量。其他检查包括激素检测、生殖系统超声和遗传筛查等。

2. 女方检查

（1）超声检查　经阴道超声检查是不孕症的常规检查手段，检查内容包括：①明确子宫和卵巢大小、位置、形态、有无异常结节或包块；②评估卵巢储备功能、监测卵泡发育情况及同期子宫内膜厚度和形态。

（2）血清激素水平测定　激素检测包括血清 FSH、LH、雌二醇、孕酮、睾酮、催乳素的检测。

激素的测定以月经周期第 2~4 日的血清基础内分泌水平最为重要，可反映卵巢的基础状态和其储备能力或某些病理状态。

（3）输卵管通畅度检查　子宫输卵管造影术是评价输卵管通畅度的首选方法，既可评估子宫腔病变，又可了解输卵管通畅度。

（4）其他检查　包括基础体温测定、宫腔镜和腹腔镜检查等。

（四）心理－社会支持状况

不孕的诊治过程可能是长期且令人心力交瘁的过程，个人在生理、心理、社会和经济方面都可能遭受压力。相比而言，女性较男性更容易出现心理问题，严重者可导致自我形象和自尊紊乱。需要酌情同时对夫妇双方或分别评估其心理反应。

1. 心理影响　一旦妇女被确认患有不孕症之后，立刻出现一种"不孕危机"的情绪状态。曼宁（Menning）曾将不孕妇女的心理反应描述为震惊、否认、愤怒、内疚、孤独、悲伤和解脱。

（1）震惊　因为生育能力被认为是女性的自然职能，所以对不孕症诊断的第一反应是震惊。以前使用过避孕措施的女性会对此诊断感到惊讶，对自己的生活向来具有控制感的女性，也明显会表示出她们的震惊。

（2）否认　这也是不孕妇女经常出现的一种心理反应，特别是被确认为绝对不孕之后妇女的强烈反应。如果否认持续时间过久，将会影响妇女的心理健康，因此，尽量帮助妇女缩短此期反应时间。

（3）愤怒　在得到可疑的临床和实验结果时，愤怒可能直接向配偶发泄。尤其在经历过一连串的不孕症检查而未得出异常的诊断结果之后，出现的一种心理反应，检查过程中的挫折感、失望和困窘会同时暴发。

（4）内疚和孤独　内疚感也可能来源于既往的婚前性行为、婚外性行为，使用过避孕措施或流产。为避免让自己陷入不孕的痛苦心理状态中，不孕妇女往往不再和有孩子的朋友、亲戚交往，比男性更多一个人忍受内疚和孤独。这种心理可能导致夫妇缺乏交流，降低性生活的快乐，造成婚姻压力和紧张。

（5）悲伤　诊断确定之后妇女的一种明显反应。悲伤源于生活中的丧失，如丧失孩子、丧失生育能力等。

（6）解脱　解脱并不代表对不孕的接受，而是在检查和治疗过程当中反复忙碌以求结果。此阶段会出现一些负性的心理状态，如挫败、愤怒、自我概念低下、紧张、疲乏、强迫行为、焦虑、歇斯底里、恐惧、抑郁、失望和绝望。

2. 生理的影响　多来源于激素治疗和辅助生殖技术的治疗过程。即使不孕原因在男方，但多数的治疗方案仍由女性承担，女性不断经历着检查、治疗、手术等既费时又痛苦的过程。

3. 社会和文化的影响　不孕夫妇往往承担来自家族、社会的压力。一些文化因素，使人们认为婚姻的目的就是在于传宗接代，并把不孕的责任更多归结为女性因素，即使最后确认不孕的因素是在于男方。

4. 经济影响　漫长而繁杂的诊疗过程需要花费许多时间和金钱，也常常带来很多不适，影响不孕夫妇的工作和生活。如果诊疗结果不理想，则更易出现抑郁、丧失自尊、丧失性快感、丧失自信、丧失希望等心理问题。

【常见护理诊断/问题】

1. 知识缺乏　缺乏解剖知识和性生殖知识。

2. 自尊紊乱　与不孕症诊治过程中繁杂的检查、无效的治疗效果有关。

3. 社交孤立　与缺乏家人的支持，不愿与人交流有关。

【护理目标】

1. 患者能了解受孕过程及不孕的相关知识。

2. 患者能客观地自我评价。

3. 患者逐渐恢复自信心，融入社会。

【护理措施】

1. 一般护理　改善生活方式，注意休息，保持心情轻松愉快，避免过度紧张和劳累。均衡饮食，对体重超重者减轻体重至少 5%~10%；对体质瘦弱者纠正营养不良和贫血。戒除不良嗜好，如烟、酒、毒品。

2. 检查配合

（1）指导患者配合相关检查　如超声监测排卵，一般于月经周期第 10 天开始；排卵障碍和年龄≥35 岁女性均应于月经周期第 2~4 日测定 FSH、LH、E_2、T、PRL 和 P 基础水平。排卵期 LH 测定有助于预测排卵时间，黄体期 P 测定有助于提示有无排卵、评估黄体功能；监测基础体温通常需要连续进行 3 个月经周期；于月经来潮前及来潮后 6 小时内行诊断性刮宫术，判断有无排卵和子宫内膜情况；输卵管通畅试验在月经干净后 3~7 天无禁忌证时进行。

（2）解释诊疗引起的不适　如子宫输卵管碘油造影可能引起腹部痉挛感，在术后持续 1~2 小时，随后可以在当日或第 2 日返回工作岗位而不留后遗症；腹腔镜手术后 1~2 小时可能感到一侧或双侧肩部疼痛，可遵医嘱给予药物止痛。

3. 治疗配合　针对不孕症的病因进行处理，必要时根据具体情况选择辅助生殖技术。常用的方法有：①积极治疗盆腔器质性病变；②诱发排卵；③免疫治疗；④辅助生殖技术等。对于不明原因的不孕症，目前缺乏有效的治疗方法和疗效指标，一般对年轻、卵巢功能良好的夫妇，可行期待治疗，一般不超过 3 年。对年龄越过 30 岁的夫妇慎重选择期待。

（1）指导正确用药　如果妇女服用促排卵药物，护士应告知此类药物的不良反应。较多见的不良反应有下腹疼痛、卵巢囊肿；少见的不良反应如乏力、头昏、抑郁、恶心、呕吐、食欲增加、体重增加、风疹、过敏性皮炎、复视、畏光、视力下降、多胎妊娠、自然流产、乳房不适及可逆性脱发。采取的护理措施包括：①教会妇女在月经周期遵医嘱按时服药；②说明药物的作用及副反应；③提醒妇女及时报告药物的不良反应，如潮热、恶心、呕吐、头痛；④指导妇女发现妊娠后立即停药。

（2）协助选择人工辅助生殖技术　医护人员要解释各种辅助生殖技术的优缺点及其适应证，以帮助不孕夫妇进行知情选择，合理决策。许多因素会影响不孕夫妻的决定，如：①社会、文化、宗教信仰因素；②治疗的困难程度，包括危险性、不适感等，涉及生理、心理、地理、时间等方面；③妇女的年龄可以影响成功率；④经济问题，繁多的诊疗项目和昂贵的费用，使不孕家庭面临经济困窘，而影响辅助生殖技术选择。

4. 心理护理

（1）减轻患者的心理压力　护士应与患者建立良好的护患关系，用通俗的语言、恰当的方法，向夫妇双方讲解有关生殖方面的解剖生理知识；纠正夫妇关于受孕的一些错误观念和认识，关心、理解、尊重患者，保护患者的隐私；做好家属的解释指导工作，帮助夫妇进行交流，可以使用一些沟通交流的技巧，如倾听、鼓励方法，帮助妇女表达自己的心理感受。同时，鼓励男方讨论他们和女性不同的心理感受，向男方解释妇女面对不孕可能比男性承受更多的压力，如果沟通不畅可能导致误解。

（2）降低妇女的孤独感　和有孩子的女性交往，常常唤起不孕妇女的痛苦，因而，不孕妇女常常远离朋友和家人，导致缺乏社会及家庭的支持。护士应鼓励和帮助不孕妇女和她们的重要亲友进行沟通，提高自我评价。

（3）提高妇女的自我形象　鼓励妇女维持良性的社会活动，如运动、义工。如果妇女存在影响治疗效果的行为也应及时提醒，如节食。每一个人对生育的重要性评价都不同，男性和女性比较也有差异。女性可以公开谈论她们的挫折，而男性往往把情感隐藏起来。

（4）提高妇女的自我控制感　不孕症对于不孕夫妇来说是一个生活危机，将经历一系列的心理反应，不孕的时间越长，夫妇对生活的控制感越差。因此，应采取心理护理措施，帮助他们尽快度过悲伤期。不孕的压力可以引起一些不良心理反应，如焦虑和抑郁，又将进一步影响成功妊娠的概率，因此，护士必须教会妇女进行放松，如练习瑜伽、调整认知、改进表达情绪的方式方法。

（5）正视不孕症治疗的结局　不孕症治疗可能的 3 个结局：①治疗失败，妊娠丧失。如异位妊娠患者往往感到失去了一侧输卵管，进一步影响生育能力，而产生更多的悲伤、痛苦和担忧。②治疗成功，发生妊娠。此时期她们的焦虑并没有减少，常常担心在分娩前出现不测，即使娩出健康的新生儿，她们仍需要他人帮助自己确认事实的真实性。③治疗失败，停止治疗。一些不孕夫妇因为经济、年龄、心理压力等因素放弃治疗，可能会领养一个孩子。当多种治疗措施的效果不佳时，护士需帮助夫妇正视诊疗结果，帮助他们选择停止治疗或选择继续治疗，无论不孕夫妇做出何种选择，护士都应给予尊重并提供支持。

5. 健康指导　教会患者提高妊娠率的技巧。①保持健康生活方式，规律生活，劳逸结合，保持良好心态，合理营养，适当体育锻炼，戒除烟、酒等不良嗜好；②与伴侣交流自己的感受和希望，保持愉悦心情；③选择最佳的受孕时机，在排卵期前后增加性交次数，隔日 1 次为宜，采用性交后抬高臀部 20 ~ 30 分钟，利于精子进入宫颈管；④性交前后避免阴道灌洗、用药和使用润滑剂。

【护理评价】

通过治疗与护理，患者是否：①了解受孕过程及不孕的相关知识；②能客观自我评价，积极配合检查和接受护理指导；③具有良好的心态，能与家人和朋友进行有效的沟通。

第二节　辅助生殖技术及护理 ⓔ 微课

辅助生殖技术（assisted reproductive technique，ART）也称医学助孕。是指在体外对配子和胚胎采用显微操等作技术，帮助不孕夫妇受孕的一组方法。辅助生殖技术包括人工授精、体外受精－胚胎移植及在这些技术基础上衍生的各种新技术。

知识链接

《人类精子库管理办法》简介（部分）

为了规范人类精子库管理，保证人类辅助生殖技术安全、有效应用和健康发展，保障人民健康。2001 年 2 月 20 日国家计划生育委员会颁布了《人类精子库管理办法》，明确了申请设置人类精子库的医疗机构应当符合下列条件：①具有医疗机构执业许可证；②设有医学伦理委员会；③具有与采集、检测、保存和提供精子相适应的卫生专业技术人员；④具有与采集、检测、保存和提供精子相适应的技术和仪器设备；⑤具有对供精者进行筛查的技术能力；⑥应当符合卫生部制定的《人类精子库基本标准》。同时，也明确了供精者条件和限制，如供精者应当年龄限制在 22 ~ 45 岁的健康男性，且不得具有下列情况：①遗传病家族史或者患遗传性疾病；②精神病患者；③传染病患者或者病原携带者；④长期接触放射线和有害物质；⑤精液检查不合格者；⑥其他严重器质性疾病患者。若违反本办法相关规定，将面临相应的处罚。

【分类】

1. 人工授精（artificial inseminations，AI）　是利用器械将精液注入宫颈管内或宫腔内取代性交使女性妊娠的方法。按精液来源不同分两类：夫精人工授精（artificial insemination by husband，AIH）、供精人工授精（artificial insemination by donor，AID）。按国家法规，目前 AID 精子来源一律由国家卫生健康委员会（卫健委）认定的人类精子库提供和管理。根据授精部位可将人工授精分为子宫腔内人工授精、子宫颈管内人工授精、阴道内人工授精等，目前临床上以子宫腔内人工授精最为常用。

（1）适应证

1）AIH 的适应证　主要适用于：①男性少精、弱精、液化异常、性功能障碍和生殖器畸形等不育；②子宫颈因素不孕；③生殖道畸形及心理因素导致性交不能等不育；④免疫性不育；⑤原因不明不育。

2）AID 的适应证　主要适用于：①不可逆的无精子症、严重的少精子症、弱精子症和畸形精子症；②输精管复通失败；③射精障碍；④男方和（或）家族有不宜生育的严重遗传性疾病；⑤母儿血型不合不能得到存活新生儿。

在 AID 适应证①②③中，除不可逆的无精子症外，其他需行 AID 的患者，医务人员必须向其交代清楚，通过卵胞质内单精子注射方法也可能使其获得患者本人血亲关系的后代，如果其仍坚持放弃通过此方法助孕的权益，则必须与其签署知情同意书后，方可采用 AID 技术助孕。

（2）子宫腔内人工授精的常规流程　为将精液洗涤处理后，去除精浆，取 0.3～0.5ml 精子悬浮液，在女方排卵期间，通过导管经子宫颈注入子宫腔内。

（3）AID 的安全性　性传播疾病是 AID 的主要危险。如沙眼衣原体可以通过 AI 传给受精者而造成许多不良后果，因此必须对供精者尿道取材进行沙眼衣原体检查；而 HIV 感染后 3 个月血清才呈阳性反应，故禁止用新鲜精液而采纳冷冻精子 AI 技术。

2. 体外受精－胚胎移植（in vitro fertilization and embryo transfer，IVF－ET）　俗称"试管婴儿"，指从女性卵巢内取出卵子，在体外与精子发生受精并培养 3～5 天，再将发育到卵裂球期或囊胚期阶段的胚胎移植到子宫腔内，使其继续着床、发育成胎儿的全过程。

（1）适应证　①女方盆腔因素导致的配子运输障碍；②排卵障碍；③子宫内膜异位症；④男方因素不育症。⑤不明原因不孕症。

（2）主要步骤

1）控制性促排卵　采用促排卵药物在可控制的范围内诱发较多的卵细胞同时发育和成熟，以获得更多的卵母细胞和可供移植的胚胎使用。

2）取卵　在卵泡发育成熟而未破裂时，在超声引导下经后穹隆或腹腔穿刺取卵。

3）体外受精　将取出的卵母细胞在试管内与优化处理的精子混合受精，体外培养受精卵。

4）胚胎移植　体外培养的受精卵形成卵裂球期或囊胚期胚胎，再移植入子宫腔内。

5）移植后处理　移植后休息 24 小时，限制活动 3～4 天，用黄体酮或 hCG 支持黄体功能。移植后 14 天测血或尿 hCG，若为阳性，4～5 周后行超声检查，确定是否宫内妊娠。妊娠成功后按高危妊娠加强监测管理。

3. 卵细胞质内单精子注射（intracytoplasmic sperm injection，ICSI）　是在显微操作系统帮助

下，在体外直接将精子注入卵母细胞质内，获得卵子正常受精和卵裂过程，药物刺激排卵和卵泡监测同常规 IVF – ET。主要适用于重度少、弱、畸形精子症的男性不育者，不可逆的梗阻性无精子症、体外受精失败、精子顶体异常以及需行植入前胚胎遗传学检测的不孕夫妇。

4. 胚胎植入前遗传学检测（preimplantation genetic testing，PGT） 包括胚胎植入前单基因病检测、胚胎植入前染色体结构异常检测、胚胎植入前非整倍性遗传学检测，主要用于单基因相关遗传病、染色体病、性连锁遗传病及可能生育异常患儿的高风险人群等。

主要步骤：从体外受精第 3 天的胚胎或第 5 天的囊胚，取 1～2 个卵裂球或部分滋养层细胞，进行细胞和（或）分子遗传学检测，检出带致病基因和异常核型的胚胎，将正常基因和核型的胚胎移植，得到健康后代。

5. 配子移植术 配子移植术是将男女生殖细胞取出，并经适当的体外处理后移植入女性体内的一类助孕技术。目前应用较多的是经阴道行子宫腔内配子移植术。随着体外培养技术的日臻成熟，配子移植术的临床使用逐渐减少，目前主要针对经济比较困难或者反复 IVF – ET 失败的患者，作为治疗的备选方案之一。

6. 配子/胚胎冷冻技术 人类卵母细胞、精子和胚胎冷冻等技术是辅助生殖技术中非常重要的部分。卵母细胞冷冻应用于女性生育力保存、取卵当日男方不能提供精子或行卵母细胞捐赠等。精子冷冻可应用于捐精志愿者精子冻存、精液标本保存或辅助生殖治疗前冻存精子等。胚胎冷冻可将患者多余胚胎进行冻存，或因其他因素需暂时冻存胚胎，以利于选择合适的时机移植胚胎。

【常见并发症及护理】

1. 卵巢过度刺激综合征（ovarian hyperstimulation syndrome，OHSS） OHSS 指诱导排卵药物刺激卵巢后，导致多个卵泡发育、雌激素水平过高及颗粒细胞的黄素化，引起全身血管通透性增加、血液中水分进入体腔和血液成分浓缩等血流动力学病理改变。发病机制尚不完全清楚，hCG 的使用是触发其发生的重要因素。在接受促排卵药物的妇女中，约 20% 发生卵巢过度刺激综合征，重症者约 1%～4%。

患者主要表现为腹胀、呼吸困难、少尿、无尿，卵巢增大，大量腹腔积液、胸腔积液，血液浓缩、重要脏器血栓形成和功能损害及电解质紊乱等严重并发症，严重者可引起死亡。

治疗原则以增加胶体渗透压扩容为主，防止血栓形成等严重并发症，辅以改善症状和支持。针对 OHSS 做好预防措施和相应的症状护理、治疗配合。主要的护理要点有：①预防，查阅实施 ART 不孕症夫妇的基本资料，协助医师采取个体化促排卵、全胚冷冻等策略预防 OHSS 发生；②进行避免剧烈运动、体位突变等健康教育，降低附件发生扭转的风险；③注意观察病情，及时发现 OHSS 症状。

2. 多胎妊娠 促排卵药物的使用或多个胚胎移植可导致多胎妊娠的发生。多胎可增加母体孕产期并发症和早产的发生，导致围产儿死亡率增加。若三胎或三胎以上妊娠可早期实施选择性胚胎减灭术。

3. 其他并发症 取卵操作时存在血管、肠管、膀胱、输尿管等邻近器官组织损伤风险，引发出血、感染等并发症。护理要点：首先要预防损伤，熟悉解剖结构，取卵前排空膀胱。必要时留置尿管及膀胱冲洗。

不孕不育问题会给夫妇带来沉重的心理负担，尤其对于女性可能会导致自我价值感下降、焦虑、抑郁等心理问题，同时也对婚姻和家庭关系造成压力。无论不孕不育是否为女方单方面的原因，治疗过程均会对女性的身心造成进一步的影响。辅助生殖技术日趋成熟，但其并发症的危害不仅影响妊娠结局，还影响生活质量甚至生命健康，因此，为不孕（育）症夫妇提供个体化的护理非常必要。采用辅助生殖技术后的妊娠均视为高危妊娠，需加强和重视围产期保健，及时防治产科并发症，以得到良好的产科结局。同时辅助生殖技术因涉及伦理、法规和法律问题，需要严格管理和规范。

▪ 知识链接

试管婴儿的来历

1959 年美籍华裔科学家张明觉教授与科学家 Pincus 合作时，成功地实现了兔子的体外受精和胚胎移植，为人类 IVF - ET 的建立奠定了基础。1978 年英国胚胎学家 Edwards 与妇产科医师 Steptoe 合作，分娩了世界上第一例试管婴儿 Louise Brown，至此人类 IVF - ET 技术正式建立。1985 年和 1986 年我国台湾、香港地区先后诞生了两地的首例试管婴儿。1988 年我国内地的首例试管婴儿也在北京大学第三医院张丽珠教授领导的生殖中心诞生。当今国际上采用的助孕新技术多是从 IVF - ET 衍生出来的。辅助生殖技术因涉及伦理、法规和法律问题，需要严格管理和规范。同时新技术蓬勃发展，例如卵浆置换、核移植、治疗性克隆和胚胎干细胞体外分化，必将面临伦理和法律问题新的约束和挑战。

····· 目标检测

答案解析

A 型题

1. 女性不孕最常见的原因为
   - A. 输卵管因素
   - B. 慢性宫颈炎
   - C. 子宫黏膜下肌瘤
   - D. 阴道炎
   - E. 子宫内膜异位症

2. 人工授精不适用于
   - A. 男方性功能障碍，治疗无效
   - B. 男方无精症
   - C. 男方携有不良遗传基因
   - D. 女方宫颈狭窄或有抗精子抗体
   - E. 输卵管结扎术后

3. 患者，女性，27 岁，婚后性生活正常，3 年未孕，16 岁初潮，2 个月 1 次，每次 6～8 天，量中等，无痛经，经夫妇双方检查，男方精液常规结果正常，女方阴道通畅，宫颈光滑，宫口见清亮透明状分泌物，宫体后位，大小及活动度正常，附件未见异常，基础体温为单相型。该患者不孕的原因可能为
   - A. 宫颈炎
   - B. 子宫后位
   - C. 无排卵
   - D. 黄体发育不全
   - E. 黄体萎缩不全

4. 患者，女性，29 岁，婚后 5 年未孕。夫妇双方生殖器形态学检查未见异常，监测有无排卵，下列不宜采用的项目是
   - A. 基础体温测定
   - B. 宫颈黏液结晶检查
   - C. 超声波检查
   - D. 经前诊断性刮宫
   - E. 腹腔镜检查

B 型题

(5～7 题共用题干)

患者，女性，31 岁，性生活正常，婚后 2 年未孕，经检查基础体温双相，子宫内膜病理为分泌期改变。男方精液检查常规为正常。

5. 患者需要做的进一步检查是
   - A. 阴道镜检查
   - B. 女性激素测定
   - C. 输卵管通畅检查

D. 腹腔镜检查　　　　　　　E. 超声监测卵泡发育

6. 上述检查发现有异常，应选择
　　A. 异常部位活检送病理　　B. 氯米芬促排卵　　　　C. 抗感染治疗
　　D. 输卵管通液治疗　　　　E. 服己烯雌酚

7. 接受上述治疗后，夫妻正常性生活1年余仍未孕，该夫妻最佳的治疗选择
　　A. 人工授精　　　　　　　B. 体外受精与胚胎移植　　C. 氯米芬促排卵
　　D. 输卵管通液治疗　　　　E. 卵细胞浆内单精子注射

X 型题

8. 导致男性不育精液异常的包括
　　A. 腮腺炎并发睾丸炎　　　B. 先天性睾丸发育不全　　C. 过多接触化学物质
　　D. 进行化疗和放疗　　　　E. 长期桑拿浴

（刘中艳）

书网融合……

重点小结　　　微课　　　习题

第十章 生育规划妇女的护理

学习目标

知识目标：

通过本章学习，应能掌握常用避孕方法及其副作用、并发症和护理措施；掌握避孕失败补救措施及其护理措施；熟悉常用避孕方法的避孕原理；绝育的护理措施；了解女性绝育方法。

技能目标：

1. 能够根据妇女自身状况和需求，帮助其选择合适的避孕方法。
2. 能运用所学知识对实施生育规划措施妇女进行护理及健康教育。

素质目标： 通过本章的学习，树立具备人文关怀的职业精神，培养他们保护妇女隐私、规范个人言行的职业道德。

生育规划（family planning）是妇女生殖健康的重要内容，是通过科学的方法实现适度生育水平、调控人口数量，提高人口素质，优化人口结构，促进人口长期均衡发展及与经济、社会、资源、环境协调发展。做好避孕方法的知情选择是生育规划优质服务的主要内容。本章主要介绍女性避孕方法、绝育方法以及避孕失败后的补救措施。

情境导入

情境： 患者，女性，28岁，已婚，因"产后6个月，前来医院咨询适宜的避孕方法"。该女士6个月前自然分娩1对双胞胎女婴，产后一直母乳喂养，现月经复潮1次，经量适中，无生育计划，前来咨询避孕方法。既往体健，15岁初潮，平素月经规律，周期28~30天，经期3~5天，量适中，无痛经。未孕时曾服用过短效避孕药，不良反应较重。无高血压、糖尿病等病史。超声检查子宫、附件无异常。查体：体温36.8℃，脉搏76次/分，呼吸19次/分，血压110/70mmHg。血常规、阴道分泌物检查正常。

思考： 请为患者选择合适的避孕方法。选择该方法的依据是什么？所选择的避孕方法有哪些副作用？该避孕方法相应的护理要点有哪些？

第一节　常用避孕方法及护理

PPT

避孕（contraception）是指采用药物、器具及利用妇女的生殖生理自然规律，在不妨碍正常性生活和身心健康的情况下，使妇女暂时不受孕。理想的避孕方法应符合安全、有效、简便、实用、经济的原则，对性生活及性生理无不良影响，男女双方均能接受且乐意持久使用。常用的避孕方法有药物避孕、工具避孕等。

一、激素避孕 [e] 微课

女用避孕药种类繁多，目前国内常用的避孕药多为人工合成的甾体激素类药物，其主要成分为雌激素和孕激素。

（一）避孕原理

1. 抑制排卵 避孕药中雌、孕激素通过负反馈抑制下丘脑释放 GnRH，使垂体分泌 FSH 和 LH 减少，同时直接影响垂体对 GnRH 的反应，排卵前不出现 LH 高峰，导致卵泡发育障碍，卵巢不排卵。

2. 改变子宫内膜形态及功能 避孕药中的孕激素使子宫内膜增生不良，提前出现分泌期变化，子宫内膜与受精卵发育不同步，不利于孕卵着床。

3. 改变宫颈黏液性质 避孕药中的孕激素使宫颈黏液量减少且变黏稠，拉丝度降低，不利于精子通过。

4. 改变输卵管功能 在雌、孕激素的作用下，输卵管上皮纤毛功能、肌肉节段运动和输卵管液体分泌均受到影响，改变受精卵在输卵管内正常运行，干扰受精卵着床。

（二）激素避孕禁忌证和慎用情况

甾体激素避孕药适用于健康育龄妇女、无避孕药禁忌证者。甾体激素避孕的禁忌证和慎用情况包括：①严重心血管疾病、血栓性疾病不宜应用，如高血压病、冠心病、静脉栓塞等；②急、慢性肝炎或肾炎；③部分恶性肿瘤、癌前病变；④内分泌疾病，如糖尿病、甲状腺功能亢进症等；⑤哺乳期不宜使用复方口服避孕药；⑥年龄 > 35 岁的吸烟妇女服用避孕药，增加心血管疾病发病率，不宜长期服用；⑦精神病患者；⑧有严重偏头痛，反复发作者。

（三）甾体激素避孕药临床种类及用法

甾体激素避孕药根据药物作用时间分为短效、长效、速效和缓释类。按照给药途径可分为口服、注射、经皮肤、经阴道及经宫腔（宫内节育系统）。常用药物种类见表 10 – 1 和 10 – 2。

表 10 – 1　常用的女用甾体激素复方短效口服避孕药

名称	雌激素含量/mg	孕激素含量/mg	剂型
复方炔诺酮片（避孕片 1 号）	炔雌醇 0035	炔诺酮 0.6	22 片/板
复方甲地孕酮片（避孕片 2 号）	炔雌醇 0.035	甲地孕酮 1.0	22 片/板
复方去氧孕烯片	炔雌醇 0.03	去氧孕烯 0.15	21 片/板
炔雌醇环丙孕酮片	炔雌醇 0.035	环丙孕酮 2.0	21 片/板
屈螺酮炔雌醇片	炔雌醇 0.03	屈螺酮 3.0	21 片/板
屈螺酮炔雌醇片Ⅱ	炔雌醇 0.02	屈螺酮 3.0	（21 + 4）片/板
左炔诺孕酮/炔雌醇三相片			21 片/板
第一相（1~6 片）	炔雌醇 0.03	左炔诺孕酮 0.05	
第二相（7~11 片）	炔醇 0.04	左炔诺孕酮 0.075	
第三相（12~21 片）	炔雌醇 0.03	左炔诺孕酮 0.0125	

表 10-2 其他女用甾体激素避孕药

类型	名称	雌激素含量/mg	孕激素含量/mg	剂型	给药途径
探亲避孕药	炔诺酮探亲片		炔诺酮 5.0	片	口服
	甲地孕酮探亲避孕片 1 号		甲地孕酮 2.0	片	口服
	炔诺酮探亲避孕片		炔诺酮 3.0	片	口服
	53 号避孕药		双炔失碳酯 7.5	片	口服
长效避孕针	醋酸甲羟孕酮避孕针		醋酸羟孕酮 150	针	肌内注射
	庚炔诺酮注射液		庚炔诺酮 200	针	肌内注射
	复方庚炔诺酮（避孕 1 号针）	戊酸雌二醇 5.0	庚酸炔诺酮 50	针	肌内注射
皮下埋置剂	左炔诺孕酮硅胶棒Ⅰ型		左炔诺孕酮 36/根	6 根	皮下埋置
	左炔诺孕酮硅胶棒Ⅱ型		左炔诺孕酮 75/根	2 根	皮下埋置
	依托孕烯植入剂		依托孕烯 68/根	1 根	皮下埋置
阴道避孕环	甲地孕酮硅胶环		甲地孕酮 200 或 250	只	阴道放置
	左炔诺孕酮阴道避孕环		左炔诺孕酮 5	只	阴道放置
	依托孕烯炔雌醇阴道环	炔雌醇 2.7	依托孕烯 11.7	只	阴道放置

1. 口服避孕药（oral contraception） 包括复方短效口服避孕药、复方长效口服避孕药。

（1）复方短效口服避孕药 是雌、孕激素组成的复合制剂。雌激素成分主要为炔雌醇，孕激素成分各不相同，构成不同配方及制剂。随着激素避孕的发展，复方短效口服避孕药中的炔雌醇 35μg 降低到 20μg，孕激素结构更接近天然孕酮，使药物的活性增加，提高避孕效果，降低副作用。用法及注意事项：目前复方短效口服避孕药通常在月经周期的第 1 天开始服药。不同剂型活性药片数量不同，如 21 片剂型，连服 21 天，停药 7 天后服用第 2 周期的药物；而 24 + 4 片剂型，则先服完 24 片活性片后，继续服 4 片空白片，无须停药接着服下一周期。应用中若有漏服应及早补服，且警惕有妊娠可能。用法及漏服药的补服方法需参考使用避孕药的说明书。复方短效口服避孕药正确使用能达到高效避孕，但漏服药物时有效率下降。

（2）复方长效口服避孕药 主要由长效雌激素和人工合成的孕激素配伍制成。胃肠道吸收长效的炔雌醚后，储存在脂肪组织内缓慢释放，起长效避孕作用，因不良反应较多，已较少应用。

2. 探亲避孕药 适用于短期探亲夫妇，不受月经周期和时间限制，在任何一天开始服用均能发挥避孕作用，由于探亲避孕药剂量大，现已经很少使用。

3. 长效避孕针 目前的长效避孕针有单孕激素制剂和雌、孕激素复合制剂两种。有效率达 98% 以上。尤其适用于对口服避孕药有明显胃肠道反应者。单孕激素制剂：醋酸甲羟孕酮避孕针，每隔 3 个月注射 1 针，避孕效果好。庚炔诺酮避孕针，每隔 2 个月肌内注射 1 次。由于单孕激素制剂对乳汁的质和量影响小，适用于哺乳期妇女。长效避孕针有月经紊乱、点滴出血或闭经等副作用。

4. 缓释避孕药 又称缓释避孕系统，是将避孕药（主要是孕激素）与具备缓释性能的高分子化合物制成多种剂型，在体内持续恒定微量释放，起长效避孕作用。临床常用的缓释避孕药有皮下埋植剂、阴道药环、避孕贴片及含药的宫内节育器（详见"宫内节育器"）。

（1）皮下埋植剂 是一种缓释系统的避孕剂，内含孕激素，有效率达 99% 以上。含左炔诺孕酮皮下埋植剂分为左炔诺孕酮硅胶棒Ⅰ型和Ⅱ型，Ⅰ型每根硅胶棒含左炔诺孕酮 36mg（LNG），总量 216mg，使用年限 5 ~ 7 年。Ⅱ型每根硅胶棒含左炔诺孕酮 75mg，总量 150mg，使用年限 3 ~ 5 年。含依托孕烯单根埋植剂内含依托孕烯 68mg，其放置简单，副作用小，埋植 1 次放置 3 年。皮下埋植剂不含雌激素，不影响乳汁质量，可用于哺乳期妇女。因能随时取出，使用方便，取出后可迅速恢复生育功能（图 10 – 1）。

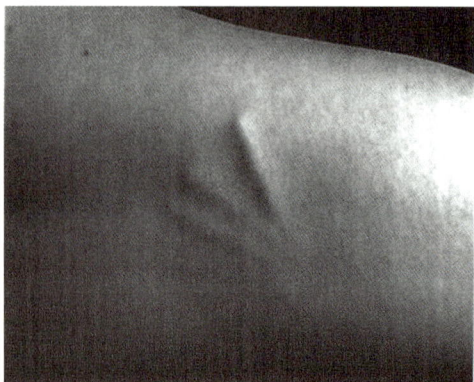

图 10 – 1 皮下埋植

用法及注意事项：在月经周期开始的 7 天内均可放置，用套管针将硅胶棒埋入左上臂内侧皮下，呈扇形。放置 24 小时后即可发挥避孕作用。平均年妊娠率为 0.3%。副反应主要有不规则阴道少量流血或点滴出血，少数闭经，一般 3～6 个月后能够逐渐减轻或消失，若流血时间长或不能耐受者，可给予雌激素治疗，也可采用中药止血。少数妇女可出现一些由于孕激素作用而产生的副反应，如功能性卵巢囊肿、情绪变化、头痛等。

（2）缓释阴道避孕环　以硅胶或柔韧塑料为载体，内含激素的阴道环，每日释放小剂量激素，通过阴道壁吸收进入人体血液循环而达到避孕。甲地孕酮硅胶环内含甲地孕酮 200mg 或 250mg，每日释放 100μg，一次放置，避孕 1 年，经期不需取出。其副作用与其他单孕激素制剂基本相同。用法：月经干净后将甲地孕酮硅胶环放入阴道后穹隆或套在宫颈上，具有取、放方便的优点。

（3）避孕贴片　避孕药放在特殊贴片内，黏贴在皮肤上，每日释放一定剂量避孕药，通过皮肤吸收达到避孕目的。用法：月经周期第 1 天使用，每周 1 片，使其黏附于皮肤，连用 3 周，停药 1 周，每月共用 3 片。

（四）副作用及处理

1. 类早孕反应　服药后约 10% 妇女有食欲减退、恶心、呕吐、困倦、头晕、乳房胀痛、白带增多等类似早孕反应，轻者不需处理，坚持服药数个周期后副作用可自然消失。症状严重者考虑更换制剂或改用其他措施。

2. 不规则阴道流血　又称突破性出血。多数发生在漏服避孕药后，少数未漏服避孕药也会发生。轻者点滴出血，不需处理，随着服药时间延长而逐渐减少直至停止。若流血量偏多，可每晚在服用避孕药同时加服雌激素直至停药。流血似月经量或流血时间接近月经期者，则停止用药，作为一次月经来潮。在流血第 5 天开始服用下一周期药物，或更换避孕药。

3. 闭经　1%～2% 妇女可发生闭经，常发生于月经不规则妇女。对原有月经不规则妇女，使用避孕药应谨慎。停药后月经不来潮，需排除妊娠，停药 7 天后可继续服药，若连续停经 3 个月，需停药观察。

4. 色素沉着　极少数妇女颜面皮肤出现蝶形淡褐色色素沉着，停药后多数可自行消退或减轻。

5. 体重增加　少数妇女较长时间服用避孕药而出现体重增加，与避孕药可能促进体内合成代谢及水钠潴留有关。随着口服避孕药不断发展，雄激素活性降低，孕激素活性增强，用药量小，副作用明显降低。新一代口服避孕药屈螺酮炔雌醇片有抗皮质激素的作用，可减少雌激素引起的水钠潴留。

6. 其他　个别妇女服药后出现头痛、复视、乳房胀痛等，可对症处理，必要时停药做进一步检查。

【护理评估】

（一）健康史

询问该女性年龄、婚育史、现病史及既往史，以决定是否适合药物避孕。

（二）身心状况

一般情况、精神状态、生殖器官及乳房评估，重点评估有无药物避孕的禁忌证。评估该妇女及配偶对药物避孕的认知程度。必要时行血常规及肝肾功能检查。

【常见护理诊断/问题】

1. 知识缺乏 缺乏药物避孕相关知识。

2. 焦虑 与药物副反应、避孕失败有关。

【护理目标】

1. 患者能正确叙述药物的使用方法及注意事项。

2. 患者了解药物副反应、避孕失败的对策，焦虑减轻或消失。

【护理措施】

1. 知情选择 认真做好解释工作，消除其思想顾虑，使育龄妇女在指导和帮助下能自主选择适宜的避孕药，乐于接受和配合。

2. 掌握好适应证和禁忌证 对有禁忌证者，耐心说明情况，帮助其选择最为适宜的避孕方法。

3. 做好用药指导 服用避孕药应避免同时服用某些药物，如巴比妥类、抗癫痫类、利福平、苯妥英钠和四环素类抗菌药物等；避孕药应存放于阴凉干燥处，药物受潮后不宜使用。

4. 确保药物有效剂量 注射长效避孕针时必须将药液吸尽、注完，并做深部肌内注射，减轻局部不良反应。

5. 做好随访 了解用药后情况，及时发现问题并指导解决。

6. 健康指导

（1）复方短效口服避孕药中激素含量低，停药后即可妊娠，不影响子代生长与发育；长效避孕药内含激素成分及剂量与短效避孕药不同，停药 6 个月后妊娠比较安全。

（2）出现严重不良反应，应及时就诊，长期使用药物避孕者应定期进行肝、肾功能检查。

【护理评价】

通过治疗与护理，患者是否：①能根据自身情况正确选择药物，并知道药物的服用方法及注意事项；②无焦虑表现。

二、工具避孕

利用器具阻止精子与卵子结合或改变宫腔内环境，从而达到避孕目的，称为工具避孕。常用的避孕器具有阴茎套、女用避孕套及宫内节育器。

（一）阴茎套

阴茎套（condom）也称避孕套（图 10-2），为男性避孕工具。作为屏障阻止精子进入阴道从而达到避孕的目的。阴茎套为筒状优质薄乳胶制品，顶端呈小囊状，射精时精液潴留在小囊内，容量为 1.8ml。筒径有 29、31、33、35mm 四种规格。使用前应先吹气检查有无漏孔，同时排去小囊内空气，射精后在阴茎尚未软缩时即捏住套口与阴茎一起取出。

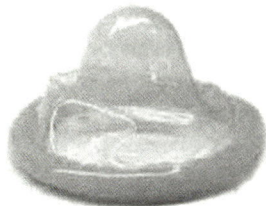

图 10-2 阴茎套

选择合适型号的阴茎套，不宜过大或过小。事后必须检查阴茎套有无破裂，若有破裂或使用过程中发生阴茎套脱落，需采取紧急避孕措施。每次性交均应全程使用，不能反复使用。使用阴茎套还具有防止性传播疾病的作用，故应用广泛。

（二）女用避孕套

女用避孕套是一种由聚氨酯（或乳胶）制成的宽松、柔软袋状物，长 15～17cm。开口处连接直径为 7cm 的柔韧"外环"，套内有一直径 6.5cm 的游离"内环"，置于女性阴道中，阻止精子和卵子接触。女用避孕套既能避孕，又能预防性传播疾病。除阴道过紧、生殖道畸形、子宫脱垂、生殖道急性炎症及对女用避孕套过敏者，均可使用。

（三）宫内节育器

宫内节育器（intrauterine device，IUD）是将避孕器具放置于子宫腔内，通过局部组织对它的各种反应而达到避孕效果，是一种安全、有效、简便、经济、可逆的避孕方法，为我国育龄妇女所接受并广泛使用。

1. 种类 IUD 大致分为两大类（图 10-3）。

（1）惰性 IUD（第一代 IUD）由金属、硅胶、塑料或尼龙等惰性材料制成。我国既往使用的不锈钢圆环带器妊娠和脱落率较高，于 1993 年停产。

（2）活性 IUD（第二代 IUD）内含活性物质，如铜离子（Cu^{2+}）、激素、药物或磁性物质等，副作用小，避孕效果好，分为含铜 IUD 和含药 IUD 两大类。

1）含铜 IUD 是目前我国临床常用的 IUD。在宫腔内持续释放具有生物活性、有较强抗生育能力的铜离子。从形态上分为 T 形、V 形、宫形等多种。不同形态含铜 IUD 又根据含铜表面积分为不同类型，例如 TCu-220（T 形，含铜表面积 $220mm^2$）、TCu-380A、VCu-200 等，其避孕效果与含铜表面积呈正比。

含铜 T 形 IUD（TCu-IUD）：呈 T 型，以聚乙烯为支架，在纵杆或横臂上绕有铜丝或铜套。铜丝易断裂，一般放置 5～7 年。含铜套的 IUD 放置时间可达 10～15 年。T 形 IUD 纵杆末端系以尾丝，便于检查与取出。优点：适应宫腔形态、不易脱落、放取简单。缺点：子宫出血发生率高。

含铜 V 形 IUD（VCu-IUD）：呈 V 形，横臂及斜臂上绕有铜丝，两横臂中间相套为中心扣，外套硅胶管，并带有尾丝，放置年限 5～7 年。优点：带器妊娠率低，脱落率低。缺点：术后点滴或不规则阴道出血稍多。

含铜宫形 IUD：形态接近宫腔形状，不锈钢呈螺旋状内置铜丝，分大、中、小号，无尾丝。优点：带器妊娠率及脱落率低、能长期放置，可放置 20 年。

多负荷含铜节育器（MLCu-375）：又称母体乐。以聚乙烯为支架，呈伞状，两弧形臂上各有 5个小齿，纵臂绕有铜丝，表面积 $375mm^2$，按大小及纵臂长短分为大、中、小号，带有尾丝，可放置 5～8 年。优点：放置、取出方法简便，易于随访，临床效果较好。

含铜无支架 IUD：又称吉妮 IUD。为 6 个铜套串在一根尼龙线上，顶端有一个结能固定于子宫肌层，悬挂在宫腔中，铜表面积 $330mm^2$，有尾丝，适宜宫腔较深、宫颈口较松、有 IUD 脱落史或带器妊娠史的妇女放置，可放置 10 年。

2）含药宫内节育器 将药物储存在节育器内，通过每日微量释放药物来提高避孕效果，降低副反应。目前我国临床主要应用含孕激素 IUD 和含吲哚美辛 IUD。

①左炔诺孕酮宫内节育器（LNG-IUD）：又称曼月乐。以聚乙烯为 T 形支架，将人工合成孕激素左炔诺孕酮储存在纵管内，管外包有含聚二甲基硅氧烷的膜来控制药物释放，每日释放左炔诺孕酮 $20\mu g$，有尾丝，可放置 5 年。其机制是孕激素使子宫内膜变化，不利于受精卵着床；宫颈黏液变黏稠

而不利于精子穿透。优点：脱环率低、带器妊娠率低。主要副反应为点滴出血、经量减少及闭经。

②含吲哚美辛 IUD：常用的有宫铜 IUD、活性 γ‑IUD、吉妮致美 IUD。通过每日释放吲哚美辛，减少放置 IUD 后引起的月经过多等副反应。

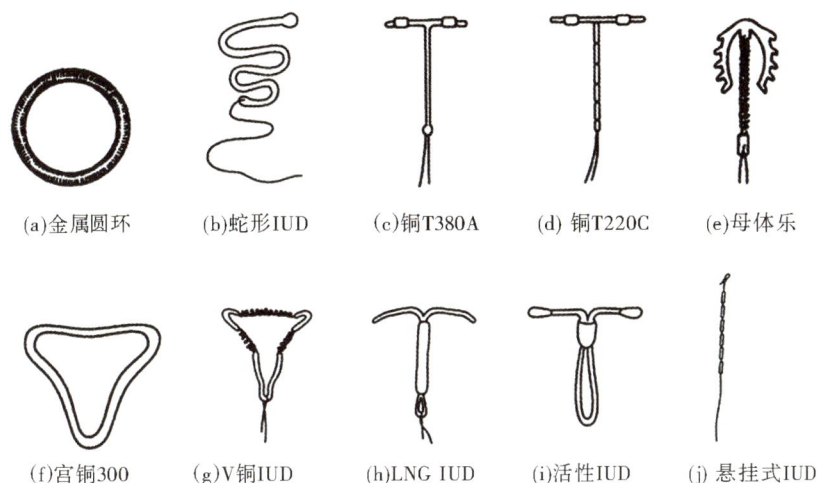

| (a)金属圆环 | (b)蛇形IUD | (c)铜T380A | (d) 铜T220C | (e)母体乐 |

| (f)宫铜300 | (g)V铜IUD | (h)LNG IUD | (i)活性IUD | (j) 悬挂式IUD |

图 10‑3　宫内节育器常见类型

2. 避孕原理　避孕原理复杂，尚未完全阐明，目前认为 IUD 的抗生育作用体现在多个方面，主要是局部组织对异物的组织反应而影响受精卵着床。活性 IUD 的避孕机制还与活性物质有关。

（1）对精子和胚胎的毒性作用　IUD 的异物反应不利于精子活动、胚胎运输和受精卵着床。带铜 IUD 的铜离子也具有杀精作用。

（2）干扰受精卵着床　IUD 的异物反应导致子宫内膜发育与受精卵运行不同步，着床受阻。同时子宫腔液的细胞毒性作用不利于着床。铜离子也有干扰着床的能力。

（3）左炔诺孕酮宫内节育器的避孕作用　可使部分妇女抑制排卵。孕激素使子宫内膜腺体萎缩，间质蜕膜化，间质炎性细胞浸润，不利于受精卵着床；改变宫颈黏液性状，使宫颈黏液稠厚，不利于精子穿透。

（4）含吲哚美辛宫内节育器的避孕作用　吲哚美辛抑制前列腺素合成，减少前列腺素对子宫的收缩作用，从而减少放置宫内节育器后出现的出血反应。

3. 宫内节育器放置术适应证和禁忌证

（1）适应证　凡已婚妇女自愿采用节育器避孕而无禁忌证者。

（2）禁忌证　①严重全身性疾病；②急性生殖器炎症；③宫颈内口过松（固定式 IUD 除外）、严重狭窄、重度宫颈裂伤及重度子宫脱垂；④妊娠或可疑妊娠者；⑤近 3 个月内有月经失调、阴道不规则流血；⑥生殖器肿瘤；⑦生殖器畸形，如纵隔子宫、双子宫等；⑧宫腔深度 < 5.5cm 或 > 9.0cm（除外足月分娩后、大月份引产后或放置含铜无支架 IUD）；⑨人工流产出血多，怀疑有妊娠组织物残留或伴有感染者；中期妊娠引产、分娩或剖宫产胎盘娩出后子宫收缩不良，有出血或潜在感染可能；⑩有铜过敏史。

4. 放置时间　①含铜 IUD 在月经干净 3 ~ 7 天内放置（LNG‑IUS 在月经开始的 7 天内放置）；②人工流产后、中期妊娠引产术后 24 小时内或清宫术后（子宫收缩不良、出血过多或有感染可能除外）；③产后 42 天恶露已净，会阴伤口愈合，子宫恢复正常；④自然流产于正常转经后，药物流产于 2 次正常月经后；⑤哺乳期放置应先排除早孕；⑥性交后 5 天内放置为紧急避孕方法之一。

5. 放置方法　①排空膀胱，取膀胱截石位，双合诊检查子宫大小、形态、位置及附件情况；

②术者穿清洁工作衣，戴帽子、口罩、无菌手套；③消毒外阴、铺无菌孔巾；④阴道窥器暴露宫颈，消毒宫颈和宫颈管；⑤以宫颈钳夹持宫颈前唇（后唇），轻轻向外牵拉以固定子宫。用子宫探针顺子宫位置探测宫腔形态、大小，测量其深度；⑥根据宫颈口的松紧情况和宫内节育器的种类和大小，决定是否扩张宫颈口；⑦将选定的宫内节育器装在放置器上，轻送至宫底。带有尾丝者，距离宫颈外口2cm处剪断尾丝；⑧观察无出血后即可取出宫颈钳和阴道窥器，填写手术记录。

6. 副作用

（1）不规则阴道流血　常发生于放置IUD最初3个月内。主要表现为经量过多、经期延长和少量点滴出血，一般不需处理，3~6个月后逐渐恢复。若需药物治疗，可遵医嘱给予止血剂。出血时间长者应补充铁剂，并予以抗菌药物。若经上述处理无效，应考虑取出IUD，改用其他避孕方法。

（2）腰腹酸胀感　IUD与宫腔大小形态不符时，可引起子宫频繁收缩而出现腰腹酸胀感。轻者无须处理，重者应考虑更换合适的节育器。

（3）白带增多　多因节育器刺激子宫内膜或其产生的机械损伤所致，带尾丝者明显，若无炎症表现，可观察。

7. 并发症及其防治

（1）感染　放置IUD时未严格执行无菌操作、IUD尾丝过长及生殖道本身存在感染灶，均可导致上行感染，引起宫腔炎症。有明确宫腔感染者，应在选用广谱抗菌药物治疗的同时取出宫IUD。

（2）节育器异位　因手术操作不当造成子宫穿孔，将IUD放到宫腔外；节育器过大、过硬或子宫壁薄且软，子宫收缩造成IUD逐渐移至宫腔外。确诊后应经腹或腹腔镜下将IUD取出。

（3）节育器嵌顿或断裂　常见的原因有放置IUD时损伤了子宫壁、放置时间过长及绝经后取出IUD过晚，致部分器体嵌入子宫肌壁或发生断裂。一经确诊，需尽早取出。若取出困难，可在超声下进行操作，必要时在宫腔镜下取出。

（4）节育器下移或脱落　主要由于操作不规范，节育器放置未达宫底部；节育器与宫腔大小、形态不符；月经过多；宫颈内口过松或子宫过度敏感等原因造成。常见于放置节育器一年内。

（5）带器妊娠　多见于宫内节育器下移、脱落及异位。一经确诊，行人工流产的同时取出节育器。

8. 宫内节育器取出术

（1）适应证　①不需要避孕者；②改用其他避孕措施或绝育者；③放置期限已满需要更换者；④因不良反应治疗无效或出现并发症者；⑤绝经过渡期停经1年内；⑥带器妊娠者。

（2）禁忌证　①生殖器官急性、亚急性炎症；②严重全身性疾病。

（3）取器时间　①以月经干净后3~7天为宜；②带器妊娠可于人工流产手术同时取出；带器异位妊娠，术前行诊断性刮宫时，或在术后出院前取出；子宫不规则流血者，随时可取，取IUD同时需行诊断性刮宫，刮出组织送病理检查，排除子宫内膜病变。

（4）取器方法　①排尿后取膀胱截石位，消毒外阴及阴道，铺无菌孔巾；②戴无菌手套做双合诊检查，查清子宫大小、位置及双附件情况；③放置窥阴器，常规消毒子宫颈，宫颈钳钳夹子宫颈并向外牵引；④用子宫探针探查宫腔深度及方向，探查节育器位置；⑤如为金属节育器，取环钩伸入宫腔，钩住环的下缘轻轻拉出。如为带尾丝节育器，用宫颈钳或长止血钳夹住尾丝向外牵拉，轻轻取出；⑥取环有困难者，可在超声直视下进行操作，必要时在宫腔镜下取出。节育环嵌顿者，可将环拉直剪断，由一端抽出。

【护理评估】

（一）健康史

询问年龄、生育史、月经史、末次月经干净的时间，是否自愿放置宫内节育器，有无急性全身性及生殖器官疾病史，有无严重心、肝、肾脏疾病及血液病病史。

（二）身心状况

全身重要器官和妇科检查以评估有无禁忌证，评估妇女本人及配偶对所选择避孕工具的认知程度。进行血常规、阴道分泌物检查，必要时行超声检查。评估受术者是否有焦虑、恐惧的心理。

【常见护理诊断/问题】

1. 知识缺乏　缺乏工具避孕的有关知识。

2. 焦虑　与工具避孕副反应、并发症及担心避孕失败有关。

【护理目标】

1. 患者能说出工具避孕的有关知识。

2. 患者焦虑程度减轻或消失。

【护理措施】

1. 宫内节育器放置术和取出术的护理措施

（1）术前护理　做好心理护理，解除受术者的恐惧心理，协助医师了解有无禁忌证。

（2）术中配合　提醒受术者排空膀胱，协助摆好膀胱截石位，完成外阴、阴道消毒等术前准备；术中注意观察受术者的一般情况，发现异常及时报告医师，配合医师完成处理。

（3）术后护理　术后可能有少量阴道出血及下腹不适，2～3月后症状可消失。如有异常随时就诊。

2. 健康指导

（1）放置宫内节育器者，术后休息3天，1周内避免重体力劳动，2周内禁止性生活和盆浴，保持外阴清洁。术后出现严重腹痛、发热、出血等应及时就诊。放置节育器后1个月、3个月、半年、1年各复查1次，以后每年复查1次。复查一般安排在月经干净后。

（2）保持外阴清洁，嘱患者如术后有严重不适随时就诊。

（3）做好工具避孕相关知识的宣传，指导夫妇选择适宜的避孕工具及其正确的使用办法。

【护理评价】

通过治疗与护理，患者是否：①获得工具避孕的有关知识；②能积极应对副反应和并发症，无焦虑表现。

三、其他避孕

（一）紧急避孕

紧急避孕（emergency contraception）是指在无保护性生活或避孕失败后的几小时或几日内，妇女为防止非意愿妊娠而采取的避孕方法，包括放置宫内节育器和口服紧急避孕药。临床上常通过药物的方法以达避孕的目的。其避孕机制是阻止或延迟排卵、干扰受精或阻止受精卵着床。紧急避孕药虽可减少不必要的人工流产率，但其激素剂量大，对月经的影响和副作用较为明显，该方法只针对一次无防护性生活起保护作用，一个月经周期也只能用一次，不能将本类药物作为常规避孕方法。

1. 适应证

（1）避孕失败者（如阴茎套破裂或滑脱、未能做到体外排精、错误计算安全期、IUD脱落或移位、漏服避孕药等）。

（2）性生活未采取任何避孕措施者。

（3）遭到性强暴者。

2. 方法

（1）紧急避孕药　①雌、孕激素复方制剂：我国现有复方左炔诺孕酮片，在无保护性生活后72小时内即服4片，12小时后再服4片。②单孕激素制剂：现有左炔诺孕酮片，含左炔诺孕酮0.75mg，无保护性生活72小时内即服用1片，12小时后再服1片。③抗孕激素制剂：如米非司酮片，在无保护性生活120小时之内服用10mg或25mg，有效率达85%以上。

（2）宫内节育器　带铜宫内节育器可用于避孕。无保护性生活后5天（120小时）内放入，有效率达95%以上，适用于希望长期避孕且符合放置节育器，以及对激素应用有禁忌证者。

3. 副作用　服药后可能出现恶心、呕吐、不规则阴道流血及月经紊乱，一般不需处理。若月经延迟1周以上，需排除妊娠。

（二）自然避孕法

自然避孕法也称安全期避孕。是根据妇女的自然生理规律，不用任何避孕药物或工具，选择在月经周期中的易受孕期进行禁欲而达到避孕目的。自然避孕法包括日历表法、基础体温法、宫颈黏液观察法。日历表法适用于周期规则妇女，排卵多在下次月经来潮前14天左右，据此推算排卵前后4~5天内为易受孕期，其余时间不易受孕为安全期。基础体温法和宫颈黏液观察法是根据基础体温测量和宫颈黏液判断排卵日期。需注意的是妇女排卵过程受情绪、健康状况、性生活以及外界环境等多种因素影响，可提前或推迟排卵，也可发生额外排卵，因此，自然避孕法并不可靠，失败率高，不宜推广。

（三）外用杀精剂

目前临床常用外用杀精剂有避孕栓剂、片剂、胶冻剂、凝胶剂及避孕薄膜等，杀精子剂中的活性物质（如壬苯醇醚）破坏精子细胞膜，使精子失去活力，而其中的惰性物质（如胶冻、发泡剂、成膜剂等）可使杀精剂扩散并覆盖宫颈口，起到防止精子进入宫腔和杀死精子的作用。生育年龄女性除对本品过敏、阴道炎不能耐受药物刺激、子宫脱垂、阴道壁松弛、宫颈严重裂伤等均可使用。

应用注意事项：①每次性交前均需使用；②片剂、栓剂和薄膜置入阴道后需等待5~10分钟，溶解后才能起效而后性生活。若置入30分钟尚未性交，必须再次放置。③绝经过渡期妇女阴道分泌物少，不易溶解。最好选用胶冻剂或凝胶剂，不宜选用其他杀精剂。正确使用外用杀精剂，有效率达95%以上。使用失误，失败率高达20%以上，不作为避孕首选药。

第二节　生育规划相关的输卵管手术及护理

PPT

生育规划相关的手术包括输卵管绝育术和输卵管吻合术。

一、输卵管绝育术

输卵管是卵子与精子结合受精并将受精卵运送到子宫腔的通道。任何原因导致输卵管的阻塞均可引起不孕。输卵管绝育术是指通过输卵管结扎或用药物使输卵管管腔粘连堵塞，阻断精子与卵子相遇而达到绝育目的。输卵管绝育术是一种安全、永久性节育措施，绝育方式可经腹、经腹腔镜或经阴道操作。目前常用方法为经腹输卵管结扎术、经腹腔镜输卵管结扎术。

（一）经腹输卵管结扎术

经腹输卵管结扎术是国内应用最广的绝育方法，具有切口小、组织损伤小、操作简易、安全、方便等优点。

1. 适应证

（1）要求绝育手术且无禁忌证者。

（2）患严重全身疾病不宜生育者，如严重心脏病、肾病、遗传性疾病。

2. 禁忌证

（1）24小时内两次体温达37.5℃或以上。

（2）全身状况不佳，不能耐受手术者，如心力衰竭、血液病等。

（3）患严重的神经官能症。

（4）各种疾病急性期。

（5）腹部皮肤有感染灶或患有急、慢性盆腔炎。

3. 术前准备

（1）手术时间选择：非孕妇女在月经干净后3~4天。人工流产或分娩后宜在48小时内，哺乳期或闭经妇女应排除早孕后再行绝育术。

（2）解除受术者思想顾虑，作好解释和咨询。

（3）详细询问病史，并作全身检查与妇科检查，白带常规、血尿常规、凝血功能、肝功能等检查。

（4）按妇科腹部手术前常规准备。

4. 麻醉　局部浸润麻醉或硬膜外麻醉。

5. 手术步骤

（1）排空膀胱，取仰卧位，留置导尿管。

（2）手术野常规消毒。

（3）手术经过　取下腹正中耻骨联合上两横指（3~4cm）处行2cm纵切口，产后则在宫底下2~3cm处行纵切口；寻找提取输卵管是手术的主要环节，提取输卵管后找到输卵管伞端才证实为输卵管，术中须同时检查卵巢有无异常；阻断输卵管，方法有抽芯包埋法、输卵管银夹法和输卵管折叠结扎切除法。抽芯包埋法具有血管损伤少、并发症少、成功率高等优点，为目前我国常用方法。阻断输卵管后，检查无出血后送回腹腔，清点纱布、器械无误，逐层缝合关腹结束手术。同法结扎对侧输卵管。

6. 术后并发症及防治措施　严格遵守手术操作规程，一般不发生。

（1）出血或血肿　过度牵拉损伤输卵管或输卵管系膜血管，引起腹腔内积血或血肿。防治措施：手术操作忌粗暴，避免损伤输卵管，关闭腹腔前仔细检查有无出血。一旦发生出血或血肿，要协助医师采取相应措施。

（2）感染　包括局部感染和全身感染，以腹部伤口感染为多见。感染源因为体内原有感染尚未控制、消毒不严或手术操作无菌观念不强。防治措施：术前要严格掌握手术适应证和禁忌证，术中严格执行无菌操作规程。

（3）损伤　见于膀胱或肠管损伤。多因手术者操作不熟练、解剖关系辨认不清，或腹膜粘连、术中肠胀气等导致手术困难所致。防治措施：一旦发生应立即修补，并注意术后观察。

（4）输卵管再通　绝育有1%~2%再通率。多因绝育方法本身缺陷或技术操作失误所致，要警惕输卵管妊娠的可能。操作时手术者思想应高度集中，严防误扎、漏扎输卵管。

（二）经腹腔镜输卵管结扎术

经腹腔镜输卵管结扎术包括热损坏输卵管结扎术、内套圈结扎输卵管术、输卵管夹绝育术和输卵管硅胶绝育术。经腹腔镜输卵管结扎术方法简单、安全、创伤小、术后恢复快。

1. 适应证 同经腹输卵管结扎术。

2. 禁忌证 腹腔粘连、心肺功能不全和膈疝者禁用，其余同经腹输卵管结扎术。

3. 术前准备 同经腹输卵管结扎术。

4. 操作方法 患者取头低臀高仰卧位，采用局部浸润麻醉、硬膜外麻醉或全身麻醉。常规消毒腹部皮肤，于脐孔下缘行1cm小切口，将气腹针插入腹腔，充 CO_2 2～3L，然后插入套管针放置腹腔镜。在腹腔镜直视下用弹簧夹或硅胶环置于输卵管峡部，以阻断输卵管通道。也可采用双极电凝法烧灼输卵管峡部1～2cm。双极电凝比单极电凝造成的组织损伤范围小，经统计各种方法绝育术的失败率，以电凝术再通率最低为1.9‰，硅胶环为3.3‰，弹簧夹较高达到27.1‰。机械性绝育术与电凝术相比，具有毁损组织少，一旦受术者需要生育，输卵管复通术成功率较高。

二、输卵管吻合术

输卵管吻合术（sterilization reversal），又称输卵管复通术，指输卵管绝育术后，由于各种原因要求恢复生育功能而行的输卵管手术。手术将结扎或堵塞部位的输卵管切除，再将两断端修整后重新接通。适应于夫妇双方身体健康具有生育功能的女性。为了提高手术的精确度和成功率，减少损伤形成的粘连，输卵管复通术可在显微镜下进行。近几年来，腹腔镜微创手术技术的不断成熟，腹腔镜下输卵管吻合术逐年增加，弥补了肉眼下手术的不足，替代了显微镜下输卵管吻合术。

【护理评估】

（一）健康史

询问受术者的年龄、月经史、婚育史，了解过去和现在有无手术禁忌证，注意了解有无药物过敏史、其他腹腔手术史等。

（二）身心状况

评估生命体征和全身一般情况，了解心、肺、肝和肾等重要器官有无异常。妇科检查注意有无内、外生殖器官急、慢性炎症及肿瘤等。进行血、尿常规、出凝血时间、血小板计数、肝肾功能等检查。评估受术者及其配偶对绝育术的认知程度；了解受术者对手术的心理反应。

【常见护理诊断/问题】

1. 感染 与手术操作、出血有关。

2. 围术期受伤 与脏器解剖位置及手术者操作水平有关。

3. 恐惧 与缺乏手术相关知识有关。

【护理目标】

1. 受术者无感染发生。

2. 受术者术中没有受到意外损伤。

3. 受术者了解手术相关知识等，恐惧感减轻或消失。

【护理措施】

1. 术前护理

（1）知情选择 详细介绍手术适应证、禁忌证、手术方法及可能发生的并发症、术后康复情况及注意事项等，以便取得受术者及其家属的知情同意。

（2）做好术前准备 协助医师了解有无手术禁忌证，完成各项术前准备工作，如器械、敷料、腹部手术备皮、药物过敏试验等。

（3）做好心理护理 主动与受术者交流，使其消除对手术的恐惧心理，了解手术过程及术后情况，能轻松愉快接受手术，并主动配合。

2. 术中配合 协助受术者摆好手术要求的体位；术中注意观察受术者的生命体征，及时发现异常并报告，配合医师完成各项处理措施。

3. 术后护理

（1）密切观察各项生命体征是否平稳，有无体温、脉搏变化，有无腹痛及内出血征象等。

（2）观察切口情况，保持敷料干燥清洁，以利于伤口愈合。

（3）局部浸润麻醉者不需禁食，鼓励受术者及早下床活动，以免腹腔粘连。经腹腔镜输卵管结扎术静卧 4～6 小时可下床活动。

（4）术后休息 3～4 周，禁止性生活 2 周。

4. 健康指导 出院后有发热、腹痛者及时就诊。绝育术有再通的可能，生育期年龄段妇女，若手术后出现停经，应立即就诊，排除早孕。

【护理评价】

通过治疗与护理，患者是否：①术后无感染发生或感染后得到及时处理；②手术顺利，术中没有受到意外损伤，术后愈合良好；③知道手术相关知识，积极应对手术，恐惧感减轻或消失。

第三节 避孕失败的补救措施及护理

PPT

>> 情境导入 ///

情境：患者，女性，45 岁，已婚，因停经 53 天来医院就诊。尿妊娠试验阳性，超声检查于宫腔内探及妊娠囊。该女士平素月经规律。已育有 2 子，曾有 1 次人工流产史。既往体健，无生殖道炎症。平时采用安全期避孕，此次属于意外妊娠，要求行人工流产。

体格检查：体温 36.8℃，脉搏 78 次/分，呼吸 20 次/分，血压 110/65mmHg。身体检查无异常发现。

思考：1. 如何为实施人工流产术的患者提供护理？

2. 该患者人工流产术后，可以采取哪些方式避孕？

任何避孕措施都有可能失败，人工终止妊娠（简称人工流产）是指因意外妊娠、疾病等原因而采用人工方法终止妊娠，是避孕失败的补救措施。

一、早期妊娠终止方法

终止早期妊娠的人工流产方法包括药物流产和手术流产。

（一）药物流产

药物流产（medical abortion or medical termination）也称药物抗早孕。是用药物而非手术终止早孕的一种方法。目前临床应用的药物为米非司酮和米索前列醇。米非司酮是类固醇类的抗孕激素制剂，它对子宫内膜孕激素受体的亲和力比孕酮高 5 倍，能和孕酮竞争受体，取代孕酮与蜕膜的孕激素受体结合，从而阻断孕酮活性而终止妊娠。米索前列醇是前列腺素衍化物，具有兴奋子宫肌和软化宫颈的作用。两者配伍应用终止早孕完全流产率达 90% 以上。

1. 适应证 ①妊娠49天以内可行门诊药物流产，妊娠大于49天应酌情考虑，必要时住院流产。②本人自愿要求，血或尿 hCG 阳性，超声确诊为宫内妊娠。③手术流产有高危因素者，如哺乳期、瘢痕子宫、宫颈发育不良或严重骨盆畸形。④多次人工流产史，对手术流产有恐惧和顾虑心理者。

2. 禁忌证 ①有使用米非司酮的禁忌证，如肾上腺及其他内分泌疾病、妊娠期皮肤瘙痒史、血液病、血管栓塞等病史。②有使用前列腺素药物禁忌证，如心血管疾病、哮喘、癫痫、青光眼、严重胃肠功能紊乱等。③异位妊娠、带器妊娠者。④其他，如过敏体质，妊娠剧吐，长期服用抗结核、抗癫痫、抗抑郁、抗前列腺素药等。

3. 用药方法 有米非司酮分服法和顿服法，每次服药前后至少空腹1小时。

（1）米非司酮分服法 150mg 米非司酮分日口服，服药第1天晨服50mg，8～12 小时再服25mg；用药第2天早、晚各服米非司酮25mg；第3天早晨再服25mg，1小时后服米索前列醇0.6mg。

（2）米非司酮顿服法 是于用药第1天顿服200mg 米非司酮，于服药的第3天早上口服米索前列醇0.6mg。

4. 不良反应

（1）胃肠道反应 部分服药者有轻度的恶心、呕吐、眩晕、乏力、腹痛、腹泻等胃肠道症状，这是由于米非司酮和米索前列醇抑制胃酸分泌和胃肠道平滑肌收缩所致。症状轻者无须特殊处理，给予心理安慰。症状较重者，可按医嘱口服维生素 B_6 20mg 或甲氧氯普胺 10mg，必要时给予补液治疗，可缓解症状。

（2）阴道流血 出血时间长、出血量较多是药物流产的主要副反应。极少数人可出现大量出血而需急诊刮宫终止妊娠；出血时间长，应用抗菌药物预防感染；值得注意的是行药物流产前应排除异位妊娠，否则异位妊娠者药物流产可导致失血性休克。药物流产必须在有正规抢救条件的医疗机构进行。

【护理评估】

1. 健康史 询问孕妇的年龄、月经史、婚育史，掌握准确的停经时间及本次妊娠的经过。了解有无服用米非司酮、前列腺素类药物的禁忌证等。

2. 身心状况 评估生命体征和全身一般情况。常规行超声检查，确定宫内妊娠，必要时行血常规、出凝血时间等检查。评估孕妇及其配偶对药物流产的认知程度，评估孕妇有无害怕、恐惧等心理。

【常见护理诊断/问题】

1. 有感染的危险 与服药后阴道出血时间长有关。

2. 有组织灌注量改变的危险 与服药后阴道出血有关。

3. 恐惧 与缺乏相关知识，害怕流产失败有关。

【护理目标】

1. 孕妇没有感染发生。

2. 孕妇无组织灌注量不足。

3. 孕妇的恐惧感消失或减轻。

【护理措施】

1. 向孕妇讲解药物流产的过程及可能发生的不良反应，做好心理护理，解除其思想顾虑。

2. 嘱其按医嘱定时定量服药，要求服药的最后一日来院以便观察，确保药物流产的安全性。

3. 备齐缩宫素、止血药等急救物品，做好输血、输液准备。

4. 告知服药者，一般服用米索前列醇6小时内即可排出胚胎。出现阴道流血后，宜用便盆留取排出的组织物送医护人员检查。

5. 观察孕妇阴道流血情况，认真检查排出的绒毛情况，以判断胚胎是否完全排出，是否存在不全流产。若出现持续阴道流血、量多或排出的绒毛与妊娠天数不符，应考虑不全流产的可能，必要时行超声检查。一旦诊断明确应积极配合医师及时清宫。

6. 若药物流产失败，配合医师及时采用手术方法终止妊娠。

7. 健康指导

（1）加强休息和营养，保持外阴清洁卫生，禁止性生活、盆浴1个月。

（2）嘱服药者观察流血情况，出现阴道流血时间长、出血量减少后又增加、阴道分泌物出现异味或腹痛等情况时均应及时就诊。

（3）指导妇女选择正确的避孕或绝育方法，防止意外妊娠。

（4）再次妊娠应安排在月经复潮6个月后。对于年龄大于35岁或者卵巢储备功能异常者，可视内膜修复情况适当缩短避孕时间。

（二）手术流产

手术流产（surgical abortion）是指采用手术方法终止妊娠，包括负压吸引术（vacuum aspiration）和钳刮术。

1. 负压吸引术　利用负压吸引原理，将妊娠物从宫腔内吸出，称为负压吸引术。适用于妊娠10周以内者（图10－4）。

（1）适应证　妊娠10周内自愿要求终止妊娠而无禁忌证者，因某种严重疾病不宜继续妊娠者。

（2）禁忌证　生殖道炎症；全身各种疾病的急性期；全身情况不良，不能耐受手术者，如严重贫血、心力衰竭、妊娠剧吐酸中毒未纠正者；术前测体温两次达到或超过37.5℃者。

（3）术前准备　①详细询问病史，进行全身检查及妇科检查。②血或尿hCG测定，超声检查确诊宫内妊娠。

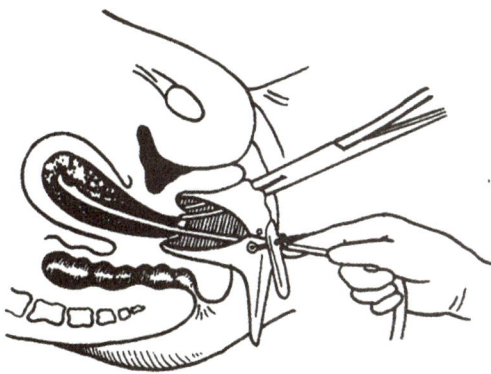

图10－4　负压吸引术

③实验室检查包括阴道分泌物常规、血常规及凝血方面等检测。④术前测量体温、脉搏、血压。⑤通过宣教让患者充分了解手术风险以及对女性生育力的损害，建议并督促指导患者及时落实适宜的高效避孕方法。⑥签署知情同意书。⑦排空膀胱。

（4）手术步骤　①消毒：受术者取膀胱截石位。常规消毒外阴和阴道，铺无菌巾。做双合诊复查子宫位置、大小及附件情况。阴道窥器扩张阴道，消毒阴道和宫颈管。②探测宫腔：用宫颈钳夹持子宫颈前唇（或后唇），用探针探测宫腔方向及深度，并根据宫腔深度决定吸宫所用吸管的型号。③扩张宫颈：以执笔式手法持宫颈扩张器由小号到大号，依次扩张宫颈管，扩张至大于所用吸管半号或1号。④吸取宫内物：将吸管连接到负压吸引器上，缓慢送入宫底部，遇到阻力略向后退。按孕周及宫腔大小给予负压，一般控制在400～500mmHg，按顺时针方向吸宫腔1～2圈。感到宫壁粗糙、宫腔缩小时，提示组织物吸净。此时将橡皮管折叠，在不带负压的情况下退出吸管。⑤清宫：用小号刮匙轻轻搔刮宫底及两侧宫角。检查宫腔是否吸净。必要时再次用低负压吸宫腔1圈。⑥子宫探针复查宫腔深度。⑦取下宫颈钳，用棉球拭净宫颈外口及阴道内血迹，取出阴道窥器。⑧将吸出物过滤，测量血液量及组织物量，检查有无绒毛。肉眼检查未见绒毛者需将吸出物送病理检查。

（5）注意事项　①正确判别子宫大小及方向，动作轻柔，减少损伤。②扩宫颈管时用力均匀，以防宫颈内口撕裂。③严格遵守无菌操作常规。④流产术后做好避孕宣教，告知流产的利害关系，立即落实避孕措施，避免再次意外妊娠。

2. 钳刮术　适用于妊娠10～14周者。在充分扩张宫颈后，用卵圆钳夹破胎膜，待羊水充分流出后，卵圆钳伸进宫腔夹出胎儿及胎盘组织，待大块组织钳夹干净后，再用吸宫头或刮匙依次清理宫腔。余同负压吸引术。

【**常见并发症及防治**】

1. 人工流产综合反应　手术时疼痛或局部刺激，使受术者在术中或术后出现恶心、呕吐、心动过缓、心律不齐、面色苍白、头昏、胸闷、冷汗，严重者甚至出现血压下降，昏厥、抽搐等迷走神经兴奋症状。这与受术者情绪、身体状况及手术操作有关。发现上述症状立即停止手术，遵医嘱给予吸氧，一般能自行恢复，严重者静脉注射阿托品0.5～1mg。预防措施主要有：术前重视精神安慰，术中各种操作要轻柔，扩张宫颈宜缓慢进行，适当降低吸宫压力，减少不必要的反复吸刮宫腔。以上措施均能降低人工流产综合反应的发生率。

2. 出血　妊娠月份较大时，因子宫较大，子宫收缩欠佳而出血量多。可在扩张宫颈后注射缩宫素并尽快钳取或吸取胎盘及胎体。若吸管过细、胶管过软或负压不足引起出血，应及时更换吸管和胶管，调整负压。

3. 子宫穿孔　是人工流产术的严重并发症。其发生率与手术者操作技术以及子宫本身情况有关，如哺乳期子宫、瘢痕子宫再次妊娠、子宫过度倾屈或畸形者、术者未查清子宫位置或技术不熟练、手术器械（如探针、吸管、刮匙、子宫颈扩张器及胎盘钳等）操作不当均可造成子宫穿孔。手术时突然感到无宫底感觉，或手术器械进入深度超过原来所测的深度，提示子宫穿孔，应立即停止手术。处理方法为：穿孔小且无脏器损伤及内出血，手术已完成，可注射子宫收缩剂保守治疗，给予抗菌药物预防感染，密切观察血压、脉搏等生命体征；若宫内组织未吸净，应由有经验医师避开穿孔部位，也可在超声引导下或腹腔镜下完成手术；破口大，有内出血或怀疑脏器损伤，应剖腹探查或腹腔镜检查，根据情况做相应处理。

4. 吸宫不全　手术流产后宫腔内有部分妊娠产物残留，是手术流产常见并发症。与操作者技术不熟练或子宫位置异常有关。术后阴道流血超过10天，出血量过多或流血停止后再现多量流血，应考虑吸宫不全。血、尿hCG检查及超声检查有助诊断。若无明显感染征象，应尽早行刮宫术，刮出物送病理检查，术后用抗菌药物预防感染。若同时伴有感染，应控制感染后再行刮宫术。

5. 漏吸或空吸　已确诊为宫内妊娠，但术时未能吸出胚胎或胎盘绒毛称为漏吸。常见于孕周过小、子宫畸形、子宫过度屈曲以及术者技术不熟练等。一旦发现漏吸，应复查子宫位置、大小及形状，并重新探查宫腔再次行负压吸引术。误诊宫内妊娠行人工流产术，称为空吸。术毕刮出物肉眼未见绒毛，要重复妊娠试验及超声检查，将吸出组织送病理检查，排除宫外孕可能。

6. 术后感染　多因吸宫不全、术中敷料和器械消毒不严以及术中无菌观念差或术后过早性交所致。可发生急性子宫内膜炎、子宫肌炎、输卵管炎等盆腔炎性疾病，严重时可导致败血症。给予抗菌药物治疗，注意休息、对症和支持疗法。

7. 羊水栓塞　少见，偶发于钳刮术。常由于宫颈损伤、胎盘剥离使血窦开放，此时应用缩宫素便可促进羊水进入母体血液循环而发生羊水栓塞。

8. 远期并发症　有宫颈粘连、宫腔粘连、慢性盆腔炎、月经失调、继发性不孕等。

【护理评估】

（一）健康史

询问受术者年龄、月经史和婚育史，详细询问其停经史及停经后早孕反应，有无阴道流血等；注意询问有无严重心脏病、高血压、血液病或急、慢性肝肾疾病等。

（二）身心状况

检查受术者一般情况及重要脏器功能，仔细检查宫底高度，判断子宫大小是否与孕周相符，评估受术者及其配偶的心理状况，是否对要施行的手术有害怕、恐惧心理。

【常见护理诊断/问题】

1. 恐惧 与可能的手术疼痛及并发症有关。

2. 知识缺乏 缺乏人工流产的相关知识。

【护理目标】

1. 受术者恐惧消失或减轻，能积极配合手术。

2. 受术者获取人工流产相关知识。

【护理措施】

1. 术前护理 协助术者了解有无手术禁忌证；做好受术者的心理护理，解除其对手术的恐惧心理；积极做好术前准备。

2. 术中配合 嘱受术者排空膀胱，协助其摆好膀胱截石位；钳取消毒棉球放入弯盘或药杯内，协助做好外阴、阴道消毒等；调整光源，连接负压吸引头；为手术者提供手术所需的器械、敷料等；术中对受术者给予耐心的安慰，并注意观察其生命体征、面色及腹痛等情况；配合术者完成手术过程，若发现异常情况应及时报告，配合手术者进行急救处理。

3. 术后护理 术后留观 2 小时，出血量大，手术时间较长或有异常情况者延长留观时间，观察其生命体征、阴道流血等情况，注意有无腹痛、头晕、恶心、呕吐等，配合手术者整理手术用物，及时将需要行病理检查的标本送检。

4. 健康指导

（1）术后休息 2 周，术后禁止性生活、盆浴 1 个月。

（2）手术 1 个月后复诊，术后出现发热、腹痛、阴道流血增多或持续不净超过 10 天时，均应及时就诊。

（3）指导受术者选择适当的避孕方法，防止意外怀孕。

（4）若需再孕，下次妊娠宜安排在月经复潮 6 个月后。对于年龄大于 35 岁或者卵巢储备功能异常者，可视内膜修复情况适当缩短避孕时间。

知识链接

无痛人流非无害人流

无痛人流是一种通过使用麻醉药物和其他药物来减轻或消除痛苦的人工终止妊娠方法。相比传统人工流产术，无痛人流具有无痛苦、手术时间短等优势，适用于初次妊娠、剖宫产再孕、多次流产后恐惧疼痛、精神因素难以配合手术者或高血压、心脏病不能耐受疼痛刺激者。但无痛人流仍存在术中、近期及远期风险，如术中出血、吸宫不全、麻醉可能出现的过敏反应及呼吸抑制等不良反应，术后月经失调、宫腔粘连等问题。任何一种避孕失败的补救措施，对女性的身心都可能带来巨大伤害。因此，应做好避孕措施，尽可能避免非意愿妊娠的发生。

二、中期妊娠终止方法

妇女患有严重疾病不宜继续妊娠或防止先天性畸形儿出生需要终止中期妊娠，可以采用药物和手术等方法。临床常用依沙吖啶引产和水囊引产。

（一）依沙吖啶引产

利凡诺是乳酸依沙吖啶的衍生物，是一种强力杀菌剂（图 10 - 5）。一般妊娠 14～16 周者采用子宫腔内羊膜腔外给药法，妊娠 16～27 周者采用经腹羊膜腔内注射给药法。

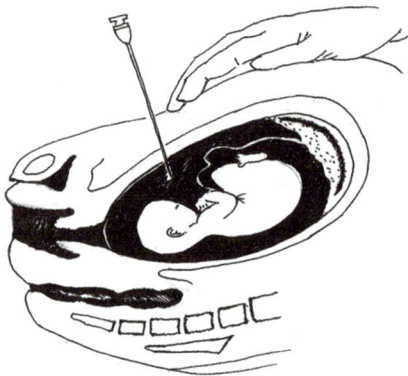

图 10 - 5　经腹羊膜腔注入依沙吖啶

1. 适应证　①妊娠 14～27 周，要求终止妊娠而无禁忌者。②胎儿发育异常或有严重遗传性疾病。③孕妇因疾病不宜继续妊娠者。

2. 禁忌证　①有急、慢性全身疾病或肝、肾功能不全者。②各种疾病急性期，如急性传染病、生殖器官炎症或慢性疾病的急性发作期。③子宫因素剖宫产术或肌瘤挖除术 2 年内，子宫壁有瘢痕、宫颈有陈旧性裂伤或功能不全者，畸形子宫、子宫发育不良者。④前置胎盘或局部皮肤感染者。⑤术前 24 小时内体温两次达到或超过 37.5℃。

3. 常见并发症及防治

（1）全身反应　少数受术者在注药后 24～48 小时内，可出现体温升高，一般在胎儿排出后体温很快恢复，不能恢复或持续升高则考虑感染，应及时给予抗感染等处理。

（2）产后出血　大多受术者可出现阴道流血，出血量一般不超过 100ml。出现大量出血应按"产后出血"进行止血、抗感染和防治休克等处理。

（3）胎盘、胎膜残留　发生率低，表现为产后出血量大，检查胎盘胎膜不完整，一旦确诊，应立即行清宫术。

（4）产道裂伤　少数受术者可有不同程度的软产道裂伤。

（5）感染　发生率较低，一旦发现感染征象，应立即处理。

（二）水囊引产

将无菌水囊放置于子宫壁与胎膜之间，囊内注入适量无菌生理盐水，借膨胀的水囊增加宫腔内压力，刺激子宫引起收缩，促使胎儿及其附属物排出（图 10 - 6、图 10 - 7）。水囊引产简便有效，引产时间短，无药物反应及副作用，并发症较少，但须注意无菌操作，预防感染。

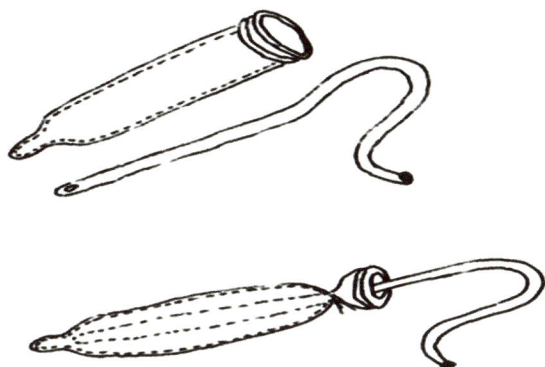

图 10-6　水囊制备

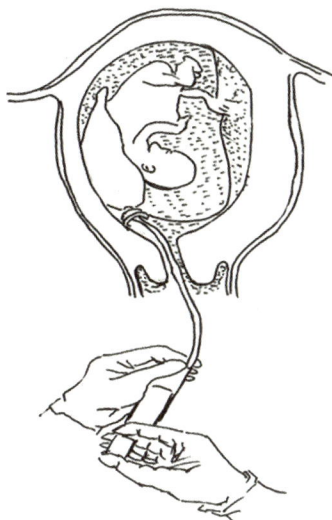

图 10-7　水囊注水

【护理评估】

（一）健康史

询问受术者年龄、月经史和婚育史，详细询问其本次妊娠经过及停经后早孕反应情况，有无胎动、阴道流血等；注意询问有无严重心脏病、高血压、血液病或急、慢性肝肾疾病等。

（二）身心状况

检查受术者一般情况及重要脏器功能，仔细检查宫底高度，判断子宫大小是否与孕周相符，评估受术者及其配偶对于本次引产有无恐惧等心理反应。

【常见护理诊断/问题】

1. 恐惧　与可能的手术疼痛、副反应及并发症有关。

2. 知识缺乏　缺乏终止妊娠的相关知识。

【护理目标】

1. 受术者恐惧消失或减轻，能积极配合手术。

2. 受术者获得中期妊娠引产相关知识。

【护理措施】

1. 一般护理　注意休息、加强营养，鼓励受术者保持良好的精力和体力。

2. 加强心理护理　关心尊重受术者，耐心解答其所提出的问题，解除其对中期妊娠引产的恐惧心理。

3. 术前准备　了解受术者有无药物或手术引产禁忌证；积极做好术前准备。

4. 术中配合　嘱受术者排空膀胱，协助其摆好膀胱截石位；做好外阴、阴道消毒等；做好术中受术者的心理护理，注意观察其生命体征，配合术者完成手术过程。

5. 术后护理　协助医师完成接产，认真观察受术者一般情况，若发现异常情况应及时报告，配合手术者进行急救处理。

6. 引产回乳护理　部分妊娠月份较大者在引产后可出现乳汁分泌，除积极遵医嘱给予药物退乳治疗外，可嘱受术者少食汤汁类食物，以减少乳汁分泌。

7. 健康指导

（1）术后注意休息，6 周内禁止性生活、盆浴，保持外阴清洁卫生，预防感染。

（2）手术后 1 个月来院复诊，出现发热、腹痛、阴道流血持续不净或增多者，均应及时就诊。

（3）指导受术者选择适当的避孕方法，防止意外怀孕。

（4）对有生育要求的妇女，进行优生优育相关知识的宣教，下次妊娠宜安排在月经复潮 6 个月后。对于年龄大于 35 岁或者卵巢储备功能异常者，可视内膜修复情况适当缩短避孕时间。

第四节　避孕措施的选择

PPT

计划生育措施的知情选择是目前我国计划生育优质服务的重要内容。通过广泛深入宣传、教育、培训和咨询，使育龄妇女在充分了解国家人口政策和避孕节育知识后，根据自身特点，包括家庭、身体、婚姻状况等，选择合适的、安全有效的避孕方法。

1. 新婚期

（1）原则　新婚夫妇，尚未生育，选择使用方便、不影响生育。

（2）选用方法　复方短效口服避孕药为首选，也可选用阴茎套、外用避孕栓、药膜。由于尚未生育，一般不选用宫内节育器。不宜用安全期、体外排精及长效避孕药避孕。

2. 哺乳期

（1）原则　不影响乳汁质量和婴儿健康。

（2）选用方法　哺乳期最佳避孕方式是阴茎套。产后 6 周后可以选用单孕激素避孕方法，不影响乳汁质量。哺乳期子宫比较柔软，放置宫内节育器时，操作过程中动作要轻柔，防止损伤子宫。哺乳期阴道较干燥不适用避孕药膜，不宜用雌、孕激素复合避孕药或避孕针及安全期避孕。

3. 生育间隔期

（1）原则　选择长效、可逆、安全、可靠的避孕方法。

（2）选用方法　可选用各种避孕方法，如阴茎套、宫内节育器、复方口服避孕药、皮下埋植剂、避孕针等均适用，根据个人身体状况进行选择。

4. 绝经过渡期

（1）原则　此期仍有排卵可能，应坚持避孕，选择以屏障避孕为主的避孕方法。

（2）选用方法　可采用阴茎套。原来使用宫内节育器无不良反应可继续使用，至绝经后半年内取出，也可选用避孕栓、凝胶剂。绝经过渡期阴道分泌物较少，不宜选择避孕药膜、复方避孕药及安全期避孕。

目标检测

答案解析

A 型题

1. 患者，女性，25 岁。结婚 2 个月，月经规律，量较多。查体未见异常。近 2 年无生育计划，其不宜选用的避孕方法是

   A. 外用避孕栓　　　　　　　B. 宫内节育器　　　　　　　C. 短效口服避孕药

   D. 男用避孕套　　　　　　　E. 阴道避孕药环

2. 患者，女性，48岁。放置宫内节育器（IUD）10年，不规则阴道流血3个月。妇科检查：宫颈光滑，宫颈细胞学检查无异常。首选处理方法是

  A. 止血药治疗   B. 抗感染治疗   C. 取出IUD+诊断性刮宫术

  D. 取出IUD+抗感染治疗 E. 人工周期治疗

3. 患者，女性，45岁。患Ⅱ度子宫脱垂伴阴道前后壁明显膨出。2个月前患乙型肝炎住院治疗50天，现来院咨询避孕方法，应选用的是

  A. 宫内节育器   B. 口服避孕药   C. 安全期避孕

  D. 外用避孕药膜   E. 男用阴茎套

4. 患者，女性，35岁，慢性肝炎病史3年。妇科检查无异常。已育2子，要求避孕，首选的避孕方法是

  A. 避孕套   B. 短效避孕药   C. 阴道隔膜避孕

  D. 宫内节育器   E. 安全期避孕

5. 患者，女性，29岁，3个月前剖宫产分娩，现行母乳喂养。首选的避孕方式是

  A. 阴茎套   B. 宫内节育器   C. 体外排精

  D. 安全期避孕   E. 口服避孕药

6. 患者，女性，32岁，人工流产术后12天仍有较多量阴道流血，最可能原因是

  A. 子宫穿孔   B. 漏吸   C. 吸宫不全

  D. 子宫内膜炎   E. 子宫正常复旧

7. 患者，女性，35岁，剖宫产一男婴，现产后10周，母乳喂养，乳汁充足，产妇要求进行生育规划指导，该产妇适宜的避孕方法为

  A. 长效口服避孕药   B. 短效口服避孕药   C. 安全期避孕

  D. 避孕套   E. 探亲避孕药

8. 患者，女性，30岁，妊娠48天因疾病原因终止妊娠，行吸宫术。护士向她介绍术后注意事项，正确的是

  A. 阴道流血期间每日坐浴

  B. 有腹痛或出血多者，应随时就诊

  C. 休息1个月

  D. 1周内禁止盆浴

  E. 2周内禁止性生活

9. 患者，女性，25岁，已婚，已育有1女，有原发性痛经，适宜她的避孕方法是

  A. 口服短效避孕药   B. 安全期避孕法   C. 输卵管结扎术

  D. 避孕套   E. 阴道隔膜

（韩　琼　林春梅）

书网融合……

      重点小结   微课   习题

第十一章 妇女保健

PPT

学习目标

知识目标：通过本章的学习，应能掌握妇女保健工作的内容；熟悉妇女保健工作的意义和目的；了解妇女保健统计指标。

技能目标：

1. 能应用所学知识对各阶段妇女进行健康保健指导。

2. 能正确应用孕产期保健质量统计指标，评价围生期妇女保健工作质量。

素质目标：通过本章的学习，提升职业认同，增强守护女性健康的责任感。

第一节 概 述

妇女保健是以妇女为对象，运用现代医学和社会科学的基本理论、基本方法和基本技能，研究妇女身体健康、生理发育及心理行为的变化，分析其影响因素，制定有效的保健措施，对女性的各阶段进行健康维护和健康促进。

（一）妇女保健工作的意义

妇女保健工作是我国卫生保健事业的重要组成部分，应树立"全生命周期健康"和"三级预防"理念，以"保健为中心，临床为基础，保健与临床相结合，以生殖健康为核心，面向基层，面向群体"为工作方针。妇女保健工作的意义在于维护和促进妇女身心健康，提高人口综合素质，增进家庭幸福，是国富民强的基础工程。

（二）妇女保健工作的目的

妇女保健工作的目的在于通过定期进行妇女常见病、多发病的普查普治、预防保健，开展以维护生殖健康为核心的各项保健工作；降低孕产妇和围生儿的死亡率；减少患病率和致残率，控制遗传病的发生，消灭性传播疾病，最终提高妇女的生活质量和整体健康水平。

（三）妇女保健工作的组织机构

1. 行政机构

（1）国家卫生健康委员会设置妇幼健康司（简称妇幼司），下设综合处、妇女卫生处、儿童卫生处、出生缺陷防治处，负责拟订妇幼卫生健康政策、标准和规范，推进妇幼健康服务体系建设，指导妇幼卫生、出生缺陷防治、婴幼儿早期发展、人类辅助生殖技术管理和生育技术服务工作。

（2）省（直辖市、自治区）卫生健康委员会下设妇幼健康处（简称妇幼处）。

（3）市（地）级卫生健康委员会内设妇幼健康科或预防保健科。

（4）县（区）级卫生健康局主要设妇幼健康科或预防保健科。

2. 专业机构

（1）妇幼健康服务专业机构 包括各级妇幼保健机构，各级妇产科医院，儿童医院（妇女儿童医院），综合医院的妇产科、儿科、新生儿科、计划生育科、预防保健科，中医医疗机构中的妇产科、儿科，不论其所有制关系（全民、集体、个体）均属妇幼健康服务专业机构。

（2）各级妇幼保健机构　①国家级，目前由国家疾病预防控制中心妇幼保健中心负责管理；②省级（直辖市、自治区），妇女健康服务机构由省（直辖市、自治区），妇幼保健院、妇女儿童医院及高等院校妇幼卫生系、附属医院妇产科等组成；③市（地）级，市（地）级妇幼保健院；④县（区）级，县（区）级妇幼保健院（所）。各级妇幼健康服务机构受同级卫生计生行政部门领导，受上一级妇幼保健机构的业务指导。

第二节　妇女保健工作内容

>> **情境导入** ///

情境：患者，女性，48 岁，自诉近半年月经周期不规律，有时候经期 5～10 天不等，量多少不定，近 2 个月自感阵发性潮热、出汗，失眠，心烦，心悸，有时眩晕。

思考：1. 患者目前处于女性一生中的哪个时期？

2. 这个时期关于妇女保健的主要内容有哪些？

妇女保健工作内容包括：①妇女各期保健；②计划生育技术指导；③妇女常见病及恶性肿瘤的普查普治；④妇女劳动保护；⑤妇女心理保健。

一、妇女保健

（一）青春期保健

青春期保健应重视健康与行为方面的问题，分为三级，以加强一级预防为重点。一级预防为根据青春期女性的生理、心理和社会行为特点，为培养良好的健康行为而给予的健康指导，包括：①自我保健，加强健康教育，使青少年了解自己的特点，懂得自爱，学会保护自己，培养良好的个人生活习惯，合理安排生活和学习，注意劳逸结合；②营养指导，提供足够的热量，注意营养成分的搭配，定时定量，三餐有度；③体育锻炼，对身体健康成长十分重要，但应注意运动负荷量，不宜过量，经期应避免剧烈的跑跳动作；④卫生指导，注意经期卫生，正确保护皮肤，保护大脑，开发智力，远离烟酒；⑤性教育，使少女了解基本性生理和性心理卫生知识，正确对待和处理性发育过程中的各种问题，以减少非意愿妊娠率，预防性传播疾病。二级预防包括小儿、妇科常见病的筛查和防治，通过学校保健等普及对青少年的体格检查，及早筛查出健康和行为问题。三级预防包括对女青年疾病的治疗与康复。

（二）婚前保健

婚前保健是为即将婚配的男女双方在结婚登记前所提供的保健服务，包括婚前医学检查、婚前卫生指导和婚前卫生咨询。①婚前医学检查：通过医学检查手段发现有影响结婚和生育的疾病，给予及时治疗，并提出有利于健康和出生子代素质的医学意见。②婚前卫生指导：促进服务对象掌握性保健、生育保健和新婚节育指导，为个人达到生殖健康目的奠定良好基础。③婚前卫生咨询：帮助服务对象改变不利于健康的行为，对促进健康、保障健康生育起到积极的保护作用。

这三类问题需要通过耐心、细致的咨询服务，才能达到保护母婴健康和减少严重遗传性疾病患儿出生的目的。一是"暂缓结婚"：如精神病在发病期间，指定传染病在传染期期间，重要脏器疾病伴功能不全，患有生殖器发育障碍或畸形；二是"不宜结婚"，双方为直系血亲或三代以内旁系血亲；三是"不宜生育"，严重遗传性疾病患者。

（三）生育期保健

生育期妇女生殖功能旺盛，生殖作为妇女健康的核心，应得到良好的有关避孕、节育技术服务及与生殖有关的医疗保健服务。此时期主要是维护生殖功能的正常，保证母婴安全，降低孕产妇死亡率和围产儿死亡率，以加强一级预防为重点。①一级预防：普及孕产期保健和计划生育技术指导；②二级预防：妇女在生育期因孕育或节育导致的各种疾病，能做到早发现、早防治，提高防治质量；③三级预防：提高对高危孕产妇的处理水平，降低孕产妇死亡率和围产儿死亡率。

（四）围产期保健

围产期保健是指从妊娠前开始历经妊娠期、分娩期、产褥期、哺乳期、新生儿期，为保证孕产妇、胎儿、新生儿的健康而进行的一系列保健措施。

1. 孕前保健　　主要是指导夫妇选择最佳的受孕时机，有计划妊娠。有不良病史或孕产史者，要进行孕前咨询，充分做好孕前准备，以减少高危妊娠及高危儿的发生。

2. 孕期保健

（1）妊娠早期保健　　妊娠早期是胚胎、胎儿分化发育的重要阶段，此期的主要保健内容有：①确诊早孕，测定基础血压与体重，建立母子健康手册，并进行"五色"风险评估；②进行必要的体检和高危妊娠初筛；③询问家族史、遗传病史；④避免接触有害化学制剂和放射线，避免病毒感染；⑤患病用药遵医嘱，预防药物致畸；⑥避免精神刺激，保持心情舒畅，均衡营养；⑦保持健康生活方式，避免过劳，适当活动；⑧增补叶酸，降低神经管畸形、先天性心脏病等发生风险。

（2）妊娠中期保健　　妊娠中期是胎儿发育较快的阶段，主要保健内容有：①出生缺陷筛查，对疑有畸形或遗传病及高龄孕妇的胎儿要进一步做产前诊断；②筛查妊娠并发症；③胎儿生长监测与评估；④注重孕妇心理健康。

（3）妊娠晚期保健　　此期胎儿生长发育最快，孕妇体重增加明显，应注意营养均衡和自我监护。定期产检监测胎儿生长发育的各项指标，防治妊娠期并发症，及早发现并纠正胎儿宫内缺氧。缓解孕妇心理压力，科普分娩及产褥期相关知识，为分娩和母乳喂养做好准备。

3. 分娩期保健　　分娩期是整个妊娠安全的关键，提倡住院分娩，高危孕妇应提前入院。分娩期保健应做到"五防""一加强"。"五防"指防滞产，防感染，防产伤，防产后出血，防新生儿窒息。"一加强"指加强产时监护和产程处理。此期需要给予产妇生理上、心理上和精神上的帮助和支持，缓解疼痛和焦虑，保证母儿平安。

4. 产褥期保健　　产褥期保健目的是促使产妇身体恢复，及时做好心理调适，稳定产妇情绪，预防和及时发现产褥期疾病。对产妇进行产后访视及产后健康检查，产后访视至少3次，分别为产妇出院后3天内、产后14天和28天。产妇于产后42天到医院接受全面的健康检查，包括全身检查和妇科检查，同时给予计划生育指导，有性生活者要采取避孕措施。产后盆底筛查和康复训练也逐渐受到重视。

5. 哺乳期保健　　哺乳期保健的中心任务是保护母婴健康，降低婴幼儿死亡率，保护、促进和支持母乳喂养。WHO提出"成功促进母乳喂养十项措施"：①完全遵守《国际母乳代用品销售守则》和世界卫生大会相关决议；制定书面的婴儿喂养政策，并定期与员工及家长沟通；建立持续的监控和数据管理系统；②确保工作人员有足够的知识、能力和技能以支持母乳喂养；③与孕妇及其家属讨论母乳喂养的重要性和实现方法；④分娩后即刻开始不间断的肌肤接触，帮助母亲尽快开始母乳喂养；⑤支持母亲开始并维持母乳喂养及处理常见的困难；⑥除非有医学上的指征，否则不要为母乳喂养的新生儿提供母乳以外的任何食物或液体；⑦让母婴共处，并实践 24 小时母婴同室；⑧帮助母亲识别和回应婴儿需要进食的迹象；⑨告知母亲使用奶瓶、人工奶嘴和安抚奶嘴的风险；⑩出院协调，以便父母与其婴儿及时获得持续的支持和照护。

（五）围绝经期保健 🄴微课

由于围绝经期性激素的减少可引发一系列临床和精神心理症状，此时期主要目的是提高妇女的自我保健意识和生活质量。保健内容有：①合理安排生活，加强营养，适度运动，并保持心情愉悦；②积极防治绝经过渡期月经失调，重视绝经后阴道流血及肿瘤筛查，防治子宫颈癌和子宫内膜癌。重视绝经后阴道流血；③鼓励并指导妇女进行缩肛运动，预防子宫脱垂和张力性尿失禁；④此时期是妇科肿瘤好发年龄，应每年定期体检；⑤在医师的指导下，采用绝经激素治疗或补充钙剂等综合措施防治绝经综合征；⑥此期妇女仍可能排卵，必须坚持避孕，妇女经期紊乱时，可适时取出宫内节育器，同时指导其避孕至停经 12 个月以后。

（六）老年期保健

国际老年学会规定 65 岁以后为老年期。由于生理上的变化，使老年人的心理和生活发生改变，产生各种心理障碍，易患各种疾病，如萎缩性阴道炎、子宫脱垂和膀胱膨出、直肠膨出、妇科肿瘤、老年性痴呆等。因此应指导老年人定期体检，对疾病做到早发现、早诊断、早治疗，适度参加社会活动和从事力所能及的工作，保持生活规律，注意劳逸结合，防治老年期常见病和多发病，特别是要注意妇科肿瘤的防治，以利身心健康，提高生活质量。

二、计划生育技术指导

积极开展计划生育知识的健康教育及技术咨询，大力推广以避孕为主的综合避孕措施。人工流产只能作为避孕失败后的最后补救措施，不应作为避孕措施。指导夫妇双方选择安全有效的节育方法，降低非意愿妊娠，预防性传播疾病。严格掌握节育手术的适应证和禁忌证，减少和防止手术并发症的发生，提高节育手术质量，确保受术者的安全与健康。

三、妇女常见病及恶性肿瘤的普查普治

健全妇女保健网络，定期进行妇女常见病及恶性肿瘤（特别是子宫颈癌与乳腺癌）的普查普治工作。做到早期发现、早期诊断及早期治疗，降低发病率，提高治愈率，维护妇女健康。

四、妇女劳动保护

我国目前已建立较完善的妇女劳动保护和保健法规，有关规定如下。

1. 月经期　女职工在月经期不得从事重体力劳动及高空、高温、冷水、野外作业以及接触有毒物质而无防护措施的作业。

2. 妊娠期　妇女怀孕后在劳动时间进行产前检查，可按劳动工时计算；孕期不得延长工作时间，妊娠满 7 个月后不得安排夜班劳动；不允许在女职工孕期、产期、哺乳期降低基本工资或解除劳动合同；对有两次以上自然流产史者，现又无子女的女职工，应暂时调离有可能导致流产的工作岗位。

3. 围产期　女职工顺产假为 98 天，其中产前休息 15 天，难产增加产假 15 天，多胎生育每多生一个婴儿增加产假 15 天。女职工怀孕未满 4 个月流产的，享受 15 天产假；怀孕满 4 个月流产的，享受 42 天产假。我国女职工执行计划生育可按本地本部门规定延长产假。

4. 哺乳期　绝大多数化学物质可经乳汁排泄，故哺乳期女性不得从事接触有害化学物质的工作。

哺乳时间为 1 年，期间不得安排夜班及加班；用人单位应当在每日的劳动时间内为哺乳期女性安排 1 小时哺乳时间；多胎生育的，每多哺乳一个婴儿，每日多增加 1 小时哺乳时间。

五、妇女心理保健

健康的心理对妇女的身心健康有非常重要的意义。尤其对女性度过一生中几个特定的时期更重要。

1. 月经期心理卫生 月经初潮来临，身心发生的巨大变化对少女造成焦虑、困惑、烦躁，这需要对少女进行适当的性教育。月经周期中激素水平的变化可能和相应的情绪变化有关，经期前后的乏力、烦躁不安、嗜睡是常见的心理行为症状，需适当运动以利于放松。

2. 妊娠期和分娩期心理卫生 妊娠期孕妇最常见心理问题是焦虑、抑郁，这时的心理卫生保健重点是充分休息，进行心理咨询和心理疏导。分娩期常见的心理问题是不适应心理（对于环境陌生和对分娩的紧张）、焦虑紧张、恐惧和依赖心理。因此，在分娩过程中，医护人员要耐心安慰产妇，提倡开展家庭式产房，有丈夫或家属陪伴，消除产妇的焦虑和恐惧。

3. 产褥期心理卫生 产后常见的心理问题是焦虑和抑郁，心理因素抑制催乳素及缩宫素释放，影响母乳喂养。此期的心理保健要依靠家人和社区妇幼保健人员及时了解产妇的心理问题和心理需要，及时给予心理疏导，鼓励母乳喂养和产后锻炼。

4. 围绝经期和老年期心理卫生 此阶段妇女雌激素水平显著降低，导致神经体液调节紊乱，引起绝经前后的心理障碍，如抑郁、焦虑、情绪不稳定等，随着机体逐步适应，内分泌环境重新建立平衡，这些心理反应也会逐渐消失。必要时加强心理咨询和健康教育。

知识链接

促进妇女全生命周期健康

《中国妇女发展纲要（2021—2030）》提出要建立完善妇女全生命周期健康管理模式，针对青春期、育龄期、孕产期、更年期和老年期妇女的健康需求，提供全方位健康管理服务。坚持保健与临床结合，预防为主、关口前移，发挥多学科协作优势，积极发挥中医药在妇幼保健和疾病防治中的作用，为妇女提供宣传教育、咨询指导、筛查评估、综合干预和应急救治等全方位卫生健康服务，提高妇女健康水平和人均健康预期寿命。为广大妇女提供全生命周期的健康保健是医务工作者的使命，在实践中做好妇女各期保健服务，不断创新妇女生命周期健康管理模式，提升妇女健康水平。

第三节　妇女保健统计指标

妇女保健统计指标是客观评价妇幼保健工作的质量和反映妇女儿童健康状况最基本的指标，同时也为进一步制订妇幼保健工作规划，开展科研工作提供科学依据。

（一）孕产期保健指标

1. 孕产期保健工作指标

（1）孕产妇系统管理率 = 该地区该统计年度内按系统管理要求，从妊娠至出院后 1 周内有过孕早期产前检查、至少 5 次产前检查、住院分娩和产后访视的产妇人数/期内产妇总数 × 100%

（2）早孕建册率 = 辖区内孕 13 周之前建册并进行第一次产前检查的产妇人数/该地该时间段内活产数总数 × 100%

（3）产前检查率 = 期内接受过 1 次及以上产前检查的产妇人数/期内活产数 ×100%

（4）住院分娩率 = 期内住院分娩活产数/期内活产总数 ×100%

（5）产后访视率 = 期内产后接受过 1 次及以上产后访视的产妇人数/期内活产数 ×100%

2. 孕产期保健质量指标

（1）高危孕产妇比例 = 期内高危孕产妇人数/期内孕产妇总数 ×100%

（2）剖宫产率 = 期内剖宫产活产数/期内活产数 ×100%

（3）产后出血率 = 期内发生产后出血的产妇人数/期内产妇总数 ×100%

（4）会阴侧切率 = 期内会阴侧切产妇人数/期内阴道分娩产妇总数 ×100%

（5）产褥感染率 = 期内产褥感染人数/期内产妇总数 ×100%

3. 孕产期保健效果指标

（1）孕产妇死亡率 = 年内孕产妇死亡数/年内孕产妇总数 ×10 万/10 万

（2）围生儿死亡率 =（孕满 28 周的死胎死产数 + 出生后 7 天内的新生儿死亡数）/（孕满 28 周的死胎死产数 + 活产数）×1000‰

（3）新生儿死亡率 = 期内出生后 28 天内新生儿死亡数/期内活产数 ×1000‰

（二）妇女常见病普查普治统计指标

1. 妇女常见病筛查率 = 某年某地区妇女常见病实查人数/该年该地区妇女常见病应查人数 ×100%

2. 妇女常见病患病率 = 某年某地区妇女常见病患病总人数/该年该地区妇女常见病实查人数 ×10 万/10 万

3. 妇女病治愈率 = 治愈例数/患妇女病总例数 ×100%

目标检测

答案解析

A 型题

1. 关于妇女劳动保护内容，下列错误的是

　　A. 围产期女职工难产增加产假 15 日

　　B. 女职工哺乳时间为 1 年，不得安排其上夜班

　　C. 妊娠期女职工在劳动时间内进行产前检查，所需时间不计入劳动时间

　　D. 对妊娠 7 个月以上的女职工，用人单位不得延长劳动时间

　　E. 不得在女职工妊娠期解除劳动合同

2. 患者，女性，50 岁，月经不规律 1 年。护士应该给予的健康指导不包括

　　A. 注意锻炼与休息

　　B. 每年进行妇科检查及肿瘤筛查

　　C. 性激素补充治疗

　　D. 停经超过 1 年以上应适时取出宫内节育器

　　E. 重视蛋白质、维生素及微量元素的补充，预防骨质疏松

3. 患者，女性，12 岁。月经初潮，自觉乳房胀痛，情绪焦虑，对其健康教育内容首选的是

　　A. 正确的人生观教育　　　　B. 经常开展同伴教育　　　　C. 经常坐浴，保持清洁

　　D. 正确的生理卫生指导　　　E. 适当增加户外活动

4. 患者，女性，42岁，近半年来出现月经不规律，心情烦躁，下面关于绝经过渡期保健，错误的是
    A. 合理安排生活   B. 重视绝经后阴道流血   C. 每年定期体检
    D. 加强营养   E. 避孕至月经停止6个月以后

X 型题

5. 妇女保健工作的基本内容是
    A. 妇女各期保健   B. 妇女常见病的普查普治   C. 劳动保护
    D. 计划生育指导   E. 妇女心理保健

（蒋　佩）

书网融合……

重点小结   微课   习题

第十二章　妇科手术患者的护理

学习目标

知识目标：通过本章学习，应能掌握妇科手术患者术前和术后的护理措施；熟悉妇科手术患者术前和术后护理评估的内容。

技能目标：

1. 能指导患者正确配合术前各项准备及术后护理。

2. 识别妇科术后患者常见并发症，并提出预防及护理措施。

3. 能运用所学知识对患者进行围手术期健康宣教。

素质目标：通过本章的学习，树立"以患者健康为中心"的服务理念，尊重患者感受，保护个人隐私。

　　手术是治疗妇科常见疾病的重要手段之一。根据手术的途径妇科手术可以分为腹部手术和外阴、阴道手术；根据手术的急缓程度可分为急诊手术、限期手术和择期手术；根据手术的难易程度分为Ⅰ级、Ⅱ级、Ⅲ级和Ⅳ级手术。如今手术辅助技术的发展，宫腔镜、腹腔镜手术凭借创伤小、恢复快的特点，已逐渐被广大的妇科医师和患者所接受。机器人手术也逐渐实施，让手术更加精准、微创。

　　手术既是治疗的过程也是创伤的过程，始终存在风险。无论是传统的开腹手术还是腔镜手术，都需要做好充分的术前准备和术后护理，最大限度地保证患者的安全，防止并发症的发生，促进患者术后快速康复。

第一节　妇科手术前的护理 🄔 微课

PPT

情境导入

情境：患者，女性，45岁，因"痛经5年，经量增多伴经期延长1年，加重2月"入院。既往月经规律，5年前出现痛经，持续1～2天，近2月痛经明显加重。口服止痛药未见明显好转，偶有肛门坠胀感、性交痛；近1年来月经量增多，每日7～8片卫生巾。查体：体温36.4℃，脉搏85次/分，呼吸18次/分，血压112/78mmHg；妇科检查：宫颈光滑，子宫后位，子宫增大如孕3月大小；辅助检查：彩超提示子宫增大，大小约90mm×84mm×83mm，回声不均匀。诊断：子宫腺肌病。因患者无生育要求，且无明显手术禁忌，拟明日上午在全麻下行"腹腔镜子宫切除＋双侧输卵管切除术"。

思考：1. 该患者术前可能会出现哪些护理问题？

　　　　2. 针对患者的护理问题，护士应提供哪些相应的护理措施？

【护理评估】

（一）健康史

　　了解患者的年龄、籍贯、文化程度、职业、药物过敏史、既往史、家族史、饮食习惯及不良嗜好、有无生育要求等；了解患者近期是否月经来潮，评估其对手术的影响。了解本次发病的时间、既往治疗方法和效果、病情的变化、可能的手术方式以及待解决的主要问题。

（二）身心状况

1. 身体评估 测量患者的生命体征；评估患者的一般情况、营养状况及心、肝、肾、肺等重要脏器功能；评估患者坠床跌倒、压疮、静脉血栓形成风险。

2. 辅助检查 术前行血、尿、粪常规检查，完善凝血功能、肝肾功能、激素水平、血型、交叉配血结果、心电图、胸部 X 线、超声检查等辅助检查，进一步评估患者手术耐受情况。

3. 心理－社会支持状况 评估患者对疾病的了解程度和对手术治疗的认识程度，一般而言，患者会因担心手术风险及术后效果产生焦虑、恐惧、无助的心理，如一些患者担心术后丧失女性特征、性生活满意度下降、夫妻关系紧张等。此外，外阴、阴道手术患者由于手术部位涉及其隐私，相对腹部手术患者更容易出现害羞心理（未婚女性患者更为明显）。

【常见护理诊断/问题】

1. 焦虑 与住院、担心手术能否顺利及术后康复有关。

2. 知识缺乏 缺乏疾病、围手术期护理相关知识。

3. 睡眠形态紊乱 与环境改变、术前焦虑状态有关。

【护理目标】

1. 患者焦虑程度减轻或消失。

2. 患者对疾病知识、手术前后护理配合有一定了解，能够很好配合完成术前准备。

3. 住院期间患者睡眠充足，精神状态良好。

【护理措施】

1. 完善术前检查 遵医嘱完善相关术前辅助检查，如血尿常规、肝肾功能、出凝血时间和血型等。了解患者药物过敏史，遵医嘱行药物过敏试验。术前 1 天测量患者体温、呼吸、脉搏等生命体征 4 次，如有异常应及时告知医师。出现特殊情况需推迟手术，应及时向患者和家属说明原因，并取得患者和家属的理解。

2. 皮肤准备 手术前一天患者需行个人卫生处置及手术区域皮肤的准备。

（1）腹部手术区域的备皮范围 上自剑突下，两侧至腋中线，下至两大腿上 1/3 处及外阴部的皮肤，尤其注意脐孔的清洁，特别是行腹腔镜手术的患者，手术器械将通过肚脐孔进入腹腔，如果脐孔清洁不彻底，则可能将未清除的污物带入腹腔。

（2）外阴、阴道手术区域的备皮范围 上至耻骨联合上 10cm，下至肛门以下 10cm，包括外阴部、腹股沟以及大腿上 1/3 处。如外阴皮肤有炎症、溃疡等情况，应告知医师查看处理。需行植皮手术的患者，应遵医嘱做好供皮区的皮肤准备。

3. 肠道准备 主要目的是：①使肠道空虚、利于手术视野的暴露、减轻或防止术后肠胀气的发生；②防止术中因使用麻醉药物后肛门括约肌松弛导致粪便污染手术台；③为可能涉及的肠道手术做准备。

（1）一般手术 如肿瘤剥除、附件切除、子宫切除等手术，手术前 1 天进食易消化的食物，遵医嘱予以口服缓泻剂或灌肠 1~2 次，待患者排出清水样便即可；术前 8 小时禁食，4 小时禁饮。若怀疑异位妊娠需行急诊手术，则禁止口服缓泻剂和灌肠。

（2）可能涉及肠道的手术 妇科恶性肿瘤（如卵巢癌有肠道转移者）、外阴或阴道手术、深部浸润型子宫内膜异位症等疾病的患者，手术有可能涉及肠道，术前 3 天予以无渣流质饮食，并遵医嘱口服肠道抑菌药物和缓泻剂，以达到排泄物无大便残渣。对于肠道准备不满意者，术前 1 天进行清洁灌肠。对于年老、体弱患者需根据其个体情况选择合适肠道准备方式，以防止电解质紊乱、脱水。

4. 阴道准备　对于子宫切除的患者，手术前 3 天开始进行阴道准备，用消毒液（如 0.1% 苯扎溴铵）每日 1～2 次行宫颈和阴道消毒，避免手术过程中细菌或病原体通过阴道进入盆腔引发感染。绝经后子宫脱垂、阴道前后壁膨出的老年患者应遵医嘱术前 2 周开始用 1：5000 高锰酸钾溶液坐浴，雌激素软膏阴道局部上药每日 1～2 次。手术晨需再用消毒液行阴道消毒，特别注意宫颈和穹隆部位的消毒，消毒完后用大棉签蘸干。

5. 镇静与休息　为患者提供安静舒适的病房环境，保证术前充足睡眠。对于入睡困难的患者，可遵医嘱药物助眠，如阿普唑仑或地西泮。

6. 膀胱准备　为避免术中损伤充盈的膀胱，腹部手术术前会留置导尿管，且保持引流通畅。宫腔镜检查或部分阴道手术在手术前嘱患者排空膀胱，术毕按需要安放导尿管。

7. 术前交接　①术前 1 天将手术通知单和麻醉通知单发送至手术室；②手术清晨查看患者皮肤情况，检查患者的首饰、活动义齿、发夹等是否已取下；③查看并认真核对患者生命体征、病历资料和手术标记等，备好患者需携带至手术室的物品，如病历、术中用药等；④与手术室护士共同核对患者信息并做好交接。

8. 准备急救用物　根据患者的手术方式和麻醉方式铺麻醉床，准备好氧气、心电监护仪、负压吸引器以及各种急救用物。

9. 心理护理　热情接待入院患者，做好入院宣教，及时解答患者的疑问。用浅显易懂的言语、资料或图片介绍疾病相关的医学知识，纠正错误观念，让患者了解手术目的、手术前后的注意事项。在不影响治疗护理的前提下，尊重患者的信仰和习惯，鼓励患者说出自己的感受，及时充分了解患者的担忧和需要，共同探讨适合于个体的缓解心理应激的方法。与家属沟通，争取他们的支持和配合。

10. 健康指导　术前指导患者进行适应性功能锻炼，预防术后并发症。教会患者胸式深呼吸运动和有效的咳嗽方法：双手按住切口两侧，限制腹部活动的幅度，以胸式呼吸用力咳嗽，让患者反复练习，直到掌握为止；教会患者在别人的协助下床上翻身、肢体运动的方法，让患者及家属理解术后早期下床活动可促进肠道功能恢复，预防坠积性肺炎和深静脉血栓等并发症；教会患者在床上使用便器，以免术后因不习惯床上排尿而发生排尿困难。教患者一些行为应对策略，以应对术后疼痛，如放松练习，注意力分散技术等。

【护理评价】

通过治疗与护理，患者是否：①焦虑减轻，坦然面对手术；②了解手术相关知识，积极配合手术；③对睡眠质量满意，精神饱满。

第二节　妇科手术后的护理

PPT

> **情境导入**

情境：患者，女性，56 岁，因"接触性出血 3 月，发现宫颈病变 5 天"入院，入院诊断"宫颈癌ⅡA 期"。完善术前检查后，在全麻下广泛子宫切除＋双附件切除＋盆腔淋巴结清扫术，术后留置导尿管和盆腔引流管，今为术后的第二天。

请思考： 1. 目前患者可能存在哪些护理问题？责任护士应采取哪些相应的护理措施？

2. 患者术后可能会出现哪些并发症？该如何预防？

【护理评估】

（一）健康史

患者手术结束后返回病房，责任护士需向麻醉师、手术室护士、手术医师详细了解患者手术中情况，包括手术名称、手术范围、麻醉方式、术中出血、输血、补液量、术中用药以及有无特殊注意事项，详细记录于护理记录单上。

（二）身心状况

1. 身体状况 评估患者生命体征，注意与术前、术中进行比较；观察患者的神志及麻醉恢复的情况；评估皮肤的颜色和温度；评估患者术后疼痛的部位、性质、程度，给予针对性的护理；查看患者腹部切口敷料有无渗血、渗液，各管道通畅及固定情况，评估引流液的性质、颜色和量，是否有异味等。

2. 辅助检查 血、尿常规，超声检查排除下肢深静脉血栓等相应术后必要检查。

3. 心理－社会支持状况 了解患者术后的感受，评估患者有无紧张、焦虑的情绪，评估患者的家属对照护知识的掌握情况。

【常见护理诊断/问题】

1. 急性疼痛 与手术创伤有关。

2. 活动无耐力 与手术后身体虚弱有关。

3. 清理呼吸道无效 与痰液黏稠、咳嗽无力有关。

4. 知识缺乏 缺乏术后照护知识。

5. 潜在并发症 下肢静脉血栓、出血、感染。

【护理目标】

1. 患者疼痛有效缓解或消失。
2. 患者自理能力和体力逐渐恢复。
3. 患者掌握有效咳嗽的方法，气道分泌物减少，呼吸顺畅。
4. 患者和家属掌握术后康复的注意事项。
5. 患者未发生术后并发症。

【护理措施】

1. 一般护理

（1）做好基础生活护理 保持床单位整洁，物品分类摆放有序，协助术后的患者进行个人生活护理，保持面部、口腔、头发清洁卫生，及时更换病服，促进患者舒适，指导患者有效咳嗽，促进痰液排出。

（2）休息与活动 为患者提供安静、舒适的休息环境，病房内每日通风 2~3 次，每次 30 分钟，保持空气清新。每 2 小时协助卧床患者翻身 1 次，待生命体征平稳后，根据手术和患者体力恢复情况，鼓励患者进行早期活动，循序渐进，活动时应谨防患者尤其是老年患者发生因体位性低血压导致的跌倒。

（3）饮食指导 一般腹部手术术后患者，观察 6 小时后可进流质饮食，但要避免产气食物，如豆浆、牛奶等；待肛门排气后，可改为半流质饮食，并逐步过渡到普通饮食，食物应选择清淡、营养丰富、易消化、富含维生素的食物，少食多餐；对于术中涉及肠道的手术，应暂时禁食，遵医嘱给予静脉营养支持。

（4）排便护理 经外阴或阴道手术后的患者，为了预防伤口感染和促进伤口愈合应延迟术后首次排便的时间，术后遵医嘱饮食和服用缓泻剂，软化粪便，避免因排便困难而增加伤口的张力，影响伤口愈合。

2. 病情监测　遵医嘱监测患者的生命体征，包括体温、脉搏、呼吸、血压并记录，术后 2 天内，患者体温可能会稍有增高，如果未超过 38℃，为术后吸收热，告知患者及家属无需过度焦虑，同时结合血常规、炎症指标判断是否存在感染。护士应重视患者的主诉，同时注意患者意识、面色等变化，若有异常或提示内出血，应及时报告医师并加强巡视。

3. 体位　腹部手术患者根据手术麻醉的方式决定体位。全麻未清醒的患者去枕平卧，头偏向一侧，保持呼吸道通畅，防止呕吐物、分泌物呛入气管引起窒息或吸入性肺炎，清醒后根据患者需要选择卧位。硬膜外麻醉的患者可垫枕平卧 6～8 小时，以防血压波动，血压稳定后可取半坐卧位。腰麻的患者去枕平卧至少 6 小时，使封闭麻醉针孔的血凝块不易脱落，减少脑脊液从压力过高的蛛网膜下腔通过未封闭的麻醉穿刺孔流至硬膜外间隙，减缓颅内压降低而导致的头痛。患者情况稳定后，术后第一天可采取半坐卧位，以利于腹腔、盆腔引流，避免对膈肌的激惹，减少对脏器刺激；降低腹部切口张力，减轻疼痛；有利于呼吸、咳嗽、排痰，减少术后肺部并发症。无论采取何种卧位，都应注意在保证患者舒适的情况下，定时给患者翻身、协助肢体活动，以促进术后恢复。

外阴、阴道手术患者根据手术种类选择不同体位。如：阴道前后壁修补或会阴修补术后的患者，宜采取仰卧位以降低外阴、阴道的张力，禁止半卧位；阴道成型手术后患者取半卧位或头高足低位，以利于经血的排出；尿瘘修补术后患者，应根据瘘孔的位置决定体位，避免尿液浸泡伤口影响愈合；外阴癌行外阴广泛切除及腹股沟淋巴结清扫术后患者应取平卧外展屈膝位，在腘窝垫一软垫，以减低腹股沟及外阴部的张力，以利于伤口的愈合。

4. 管道护理

（1）盆、腹腔引流管护理　做好管道标记，保持引流管固定、通畅以及管道周围皮肤清洁、干燥；观察引流液的色、量、质，做好记录，一般在 24 小时内负压引流液不超过 200ml，若量多且色鲜红，要警惕内出血；遵医嘱保留腹腔或盆腔留置管时间。部分妇科恶性肿瘤患者术后可能出现引流液较多的情况，当引流管持续或间断引流出淡黄色液体每日超过 200ml 时，协助医师留取标本送检，排除尿瘘、淋巴漏可能。

（2）导尿管护理　妇科手术导尿管一般保留 24～48 小时，子宫脱垂全盆重建术术后保持 3～5 天，广泛性子宫切除术后尿管留置延长至 10～14 天。留置期间要保持外阴清洁，予消毒液（如 0.1% 苯扎溴铵溶液）擦洗会阴，每日 2 次，以防泌尿道逆行感染。此外，还应注意尿液的量、质、色，以判断有无输尿管及膀胱的损伤。拔除导尿管前应适时夹闭，进行膀胱功能锻炼，拔除尿管后要协助患者排尿。对于宫颈癌术后患者，拔除尿管后要进行膀胱残余尿量超声检查，以评估膀胱功能恢复情况，如果残余尿量超过 100ml，需重新留置导尿管。

5. 切口护理　保持手术区域清洁干燥，是保证切口良好愈合的关键。应注意切口有无渗血、是否干燥，阴道术后应注意观察阴道流血及阴道分泌物颜色、性质与量，以判断阴道切口的愈合情况。开腹手术患者伤口可用腹带包扎，可降低腹部伤口张力。对于外阴有伤口的患者，纱布去除后，用络合碘消毒并使用红外线照射 15 分钟，每日 2 次，促进伤口愈合。

6. 疼痛护理　术后 24 小时内疼痛最为明显，护士应对患者进行准确疼痛评分，指导其正确使用镇痛泵，练习放松、注意力分散等技术，以减轻疼痛。术后护理操作动作轻柔，尽量集中进行，减少移动患者。根据病情调整体位，以降低伤口张力。鼓励患者说出所经受的疼痛，必要时使用药物止痛。

7. 并发症的预防　妇科患者术后可能会出现腹胀、尿潴留、下肢静脉血栓等并发症，应做好预防措施。

（1）腹胀　一般情况下，妇科手术后肠蠕动通常在术后 24～48 小时恢复正常，肛门排气后，腹胀即可缓解。术后 48 小时肠蠕动仍未恢复正常者，应排除机械性肠梗阻、麻痹肠梗阻的可能。刺激肠蠕动、缓解腹胀的措施如床上翻身、早期下床活动、顺时针按摩下腹部、按揉足三里、肛管排气或遵医嘱皮下或肌内注射新斯的明等。

（2）尿潴留　是盆腔内和经阴道手术后常见的并发症，也是发生泌尿系统感染的重要原因。为预防尿潴留发生，拔除导尿管后嘱患者尽早排尿，并提供相对安静、隐蔽的排尿环境。发生排尿困难时，可通过热敷、按摩下腹部，放松肌肉促进排尿；利用条件反射诱导排尿，如：听流水声或温水冲洗外阴等。若以上措施无效则应留置导尿管，但一次放尿不可超过 1000ml，以免因大量放尿致腹腔内压力急剧下降引起虚脱或膀胱内压突然降低，导致膀胱黏膜急剧充血发生血尿。

（3）尿路感染　老年患者、术后必须长期卧床以及既往有尿路感染史的患者，术后易发生泌尿系统感染。长期留置导尿管的患者应根据导尿管材质定期更换尿管，尿袋勿高于膀胱，可使用防逆流引流袋，以防尿液返流，引起感染。注意保持会阴部的清洁，鼓励患者多饮水，每日尿量在 2000ml 以上。如果出现发热、尿频、尿急、尿痛等症状时，按医嘱行尿常规、尿细菌培养等检查，确定是否存在泌尿系感染。

（4）下肢深静脉血栓　是妇科手术后严重的并发症之一，责任护士通过血栓评估风险量表对患者进行评估，根据评估结果选择预防措施。如指导患者勤翻身、床上活动双下肢、进行双下肢"踝泵运动"，必要时遵医嘱使用药物抗凝。

8. 心理护理　妇科手术常常使妇女感到抑郁。如作为女性特征的子宫，其丧失比腹腔内其他器官的丧失对妇女的影响更大。一般患者虽然十分在意这方面的问题，但很少会主动提问，护士应创造开放的环境鼓励患者说出自己的想法和感受，澄清错误观念，解答患者疑问。此外，鼓励患者的丈夫和家庭理解患者，在患者逐步适应的过程中保持耐心。

9. 健康指导

（1）子宫切除和子宫脱垂术后休息 3 个月，避免重体力活动及增加腹压的动作，如：打喷嚏、咳嗽、用力解大便等。

（2）选择含丰富蛋白质、高热量、高维生素饮食，如：鸡蛋、鱼、瘦肉等，注意粗细搭配，增加粗纤维蔬菜、水果摄入，以软化大便，保持大便通畅，防止阴道伤口出血。

（3）保持腹部伤口清洁干燥，一般腹腔镜术后伤口约 7～10 天，开腹手术伤口约 15～20 天，可基本愈合；子宫切除后，阴道残端伤口需 3 个月才能完全愈合，完全愈合前，如出现阴道出血、异常分泌物，应及时就诊。

（4）保持会阴部清洁卫生，遵医嘱禁盆浴、性生活，待阴道伤口愈合后可恢复正常性生活，若有必要，建议患者咨询性功能治疗师。

（5）向患者说明复查的重要性，出院后 1 个月携带好出院记录及门诊病历按时复查。

【护理评价】

通过治疗与护理，患者是否：①诉说疼痛轻，休息睡眠质量良好；②逐步生活自理，未发生跌倒等不良事件；③呼吸顺畅，未发生痰液堵塞气道，影响通气的情况；④能在护士的指导下配合治疗与护理；⑤顺利康复，未发生术后并发症。

知识链接

快速康复理念与中医适宜技术在妇科围术期的应用

快速康复（enhanced recovery after surgery，ERAS）是指在手术前后采用各种已经证实的有效方法来减少手术患者的应激及并发症，加快患者的康复速度。近年来，加速康复外科（ERAS）的理念及路径在我国得到迅速普及和广泛应用。术前应针对不同患者，采用卡片、手册、多媒体、展板等形式重点介绍麻醉、手术及围手术期处理等诊疗事项，以缓解患者焦虑、恐惧情绪，包括术后早期进食、早期下床活动等。中医作为中华文化的重要组成部分，具有浓郁的文化特色。基于 ERAS 的中医适宜技术在妇科腹腔镜围手术期管理中的应用效果显著，可缩短患者术后恢复时间及住院时间，减少并发症，提高满意度，在临床不断推广使用。

目标检测

答案解析

A 型题

1. 患者，女性，50 岁，诊断子宫肌瘤，拟行子宫切除手术，以下术前准备不需要在手术前 1 天完成的是

   A. 灌肠　　　　　　　　B. 药物过敏试验　　　　　　C. 备皮

   D. 导尿　　　　　　　　E. 遵医嘱予以镇静剂

2. 患者，女性，64 岁，因子宫脱垂行手术治疗，术后留置导尿管的时间

   A. 24 小时　　　　　　　B. 48 小时　　　　　　　　　C. 3~5 天

   D. 5~7 天　　　　　　　E. 10~14 天

3. 妇科腹部手术备皮范围正确的是

   A. 上自脐下，两侧至腋中线，下至阴阜

   B. 上自剑突下，两侧至腋前线，下至阴阜及大腿上 1/3

   C. 上自剑突下，两侧至腋中线，下至大腿上 1/3

   D. 上自脐下，两侧至腋中线，下至阴阜及大腿上 1/3

   E. 上自剑突下，两侧至腋中线，下至阴阜及大腿上 1/3

4. 妇科手术术前肠道准备的目的不包括

   A. 让肠道空虚、利于暴露手术视野

   B. 减轻或防止术后肠胀气

   C. 防止术中肛门括约肌松弛污染手术台

   D. 为可能涉及肠道的手术做好准备

   E. 为减少患者疼痛

5. 患者，女性，49 岁，子宫内膜异位症患者，今日在全麻下行子宫切除手术后，术后未清醒状态采取的卧位为

   A. 侧卧位　　　　　　　B. 俯卧位　　　　　　　　　C. 中凹卧位

   D. 半卧位　　　　　　　E. 去枕平卧位

6. 妇产科腹部手术术后 24 小时内，负压引流液一般不超过

   A. 500ml　　　　　　　B. 400ml　　　　　　　　　C. 300ml

   D. 200ml　　　　　　　E. 100ml

B 型题

(7~9 题共用题干)

患者，女性，49 岁，子宫颈癌进行广泛子宫切除术。术后遵医嘱拔出导尿管后一直未排尿，患

者诉下腹胀痛难忍，诱导排尿后患者仍不能自解小便。妇科体查：阴道残端无流血、阴道内无异常分泌物，腹部膀胱区隆起、压痛，叩诊呈浊音。

7. 根据患者的症状和体征，考虑患者发生了

    A. 尿路感染   B. 尿潴留   C. 感染

    D. 伤口愈合不良   E. 尿路结石

8. 为解决患者的问题，首选方法是

    A. 导尿

    B. 使用抗菌药物，预防感染

    C. 输液，补充体液量

    D. 进行心理疏导，指导患者自主排尿

    E. 按摩、热敷，放松腹部肌肉促进排尿

9. 为尿潴留患者留置尿管，首次放尿不超过

    A. 200ml   B. 400ml   C. 600ml

    D. 800ml   E. 1000ml

X 型题

10. 为子宫切除手术后患者进行出院健康指导时，应强调

    A. 术后休息3个月，避免重体力劳动

    B. 进食高蛋白、高热量、高维生素的饮食，保持大便通畅

    C. 禁止盆浴、性生活3个月

    D. 居家期间，注意阴道有无流血和异常分泌物

    E. 按时随访

（孙淑娟）

书网融合……

重点小结   微课   习题

第十三章 妇科常用护理技术

学习目标

知识目标：通过本章学习，应能掌握妇科常用护理技术操作的目的、适应证、操作方法及护理要点；熟悉妇科常用护理技术的物品准备。

技能目标：

能运用所学的知识对患者正确实施妇科护理操作及健康宣教。

素质目标：操作过程中动作轻柔，尊重、保护妇女的隐私。

妇科常用护理技术属于专科技术，本章主要介绍妇科常用护理技术的目的、适应证、物品准备、操作方法及护理要点。在临床实际工作中，护士应根据情况进行正确的护理操作，以达到预防感染、控制和治疗炎症及促进伤口愈合等目的。

情境导入

情境：患者，女，45 岁，因"慢性宫颈炎"于 2023 年 5 月 10 日入院。自述近半年来阴道分泌物增多，伴有异味，偶有接触性出血。妇科检查发现：宫颈有散在出血点，宫颈刮片细胞学检查提示慢性宫颈炎。

思考：1. 为进一步治疗，决定行宫颈物理治疗，辅以哪项护理操作可以预防感染？

2. 护士实施该护理技术的护理要点是什么？

第一节 会阴擦洗

PPT

【目的】

会阴擦洗是妇产科临床工作中最常用的护理技术，通过会阴擦洗可以保持患者会阴部清洁，促使患者舒适，有利于会阴伤口的愈合，预防和减少生殖系统、泌尿系统的逆行感染。

【适应证】

1. 长期卧床，生活不能自理的患者。

2. 留置导尿管的患者。

3. 会阴及阴道手术后患者。

4. 急性外阴炎患者。

5. 阴道流血的患者。

【物品准备】

1. 无菌会阴垫或橡胶中单 1 块，消毒治疗巾 1 块，一次性手套 1 副。

2. 会阴擦洗盘（盘内放置无菌弯盘 2 个，无菌镊子或无菌卵圆钳 2 把，无菌棉球若干，无菌纱布 2 块）。冲洗壶 1 个，卧式便盆 1 个。

3. 擦洗液 500ml（如 0.1％苯扎溴铵、0.02％碘伏溶液或 1∶5000 高锰酸钾溶液）。

【操作方法】

1. 核对患者的床号、姓名，评估患者的会阴情况，向患者解释操作目的及注意事项以取得配合，嘱患者排空膀胱。

2. 用屏风或床帘遮挡患者，脱去裤腿，注意保暖，取膀胱截石位暴露外阴。

3. 将备好的会阴擦洗盘放置床边，戴一次性手套，协助患者臀下垫无菌会阴垫或橡胶中单。用左手持无菌镊子或无菌卵圆钳夹取浸有擦洗液的棉球，用右手持镊子从下方夹取棉球进行擦洗，一般擦洗 3 遍。擦洗顺序：第 1 遍从耻骨联合一直向下擦至臀部，自上而下，由外向内，先阴阜后大腿内上 1/3，然后大小阴唇，最后会阴及肛门周围。初步擦净会阴部的分泌物及血迹。

4. 第 2 遍顺序为由内向外，或以伤口为中心向外擦洗。1 个棉球限用 1 次，最后擦洗肛门，并将棉球丢弃，以避免伤口、阴道口、尿道口被污染。第 3 遍顺序同第 2 遍。可根据患者伤口情况决定擦洗次数，直至擦洗干净。

5. 最后用干棉球或干纱布擦干，顺序同前，并换上清洁的会阴垫。

6. 擦洗结束，协助患者整理衣裤和床单位。

【护理要点】

1. 擦洗时动作轻柔，擦洗顺序正确。

2. 在擦洗时应注意观察会阴伤口有无红肿、分泌物的性状、伤口愈合情况，如发现异常应向医师汇报，并配合处理。

3. 对留置导尿管的患者，应注意导尿管是否通畅，避免脱落或打结，同时擦净导尿管。

4. 每擦洗 1 位患者后护理人员应清洗双手，伤口有感染的患者最后擦洗，以免交叉感染。

5. 冬天注意保暖。

6. 会阴擦洗每日 2 次，产后及会阴部手术后的患者大便后应及时擦洗。

7. 各医院在临床具体的实际操作细节可能存在一定差异，重在掌握原则。

第二节　会阴湿热敷

PPT

【目的】

会阴湿热敷是利用热原理和药物化学反应直接接触患区，改善血液循环，增强局部白细胞吞噬作用，有利于炎症局限或消散，加速组织修复和再生的一种护理技术。

【适应证】

1. 会阴部水肿及血肿的消散期。

2. 会阴伤口硬结及早期感染者。

【物品准备】

1. 会阴擦洗盘 1 个（内有消毒弯盘 2 个、镊子或止血钳 2 把、无菌纱布若干、医用凡士林、热水袋或红外线灯、水温计 1 支）。

2. 橡胶中单或一次性会阴垫 1 块、棉垫 1 块、一次性手套 1 副。

3. 热敷药品　50％的硫酸镁、95％乙醇。

【操作方法】

1. 向患者解释以取得其配合，嘱排空膀胱。用屏风遮挡患者，注意保暖，暴露热敷部位，臀下铺橡胶中单或一次性中单。

2. 进行会阴擦洗，清洁外阴局部污垢。

3. 病变部位先用棉签涂一层医用凡士林，盖上无菌纱布。

4. 把所需的热溶液倒入消毒盘内，将纱布浸透并拧至不滴水，然后用镊子将纱布放于水肿部位，外面再盖以棉垫保温。一般每 3 ~ 5 分钟更换热敷纱布 1 次，也可将热水袋放在棉垫外或红外线照射，以延长更换热敷垫时间。一次外阴湿热敷时间 15 ~ 30 分钟。

5. 热敷完毕，移去敷布，观察热敷部位的皮肤，协助患者整理衣裤，并整理用物及床单位。

【护理要点】

1. 热敷面积是病损范围的 2 倍。

2. 湿热敷温度一般为 41 ~ 46℃，注意防止烫伤，对休克、虚脱、昏迷及术后感觉不灵敏的患者尤应警惕。

3. 在湿热敷的过程中，护士应随时评价热敷的效果，并为患者提供生活护理。

第三节　阴道灌洗

PPT

【目的】

阴道灌洗有收敛、热疗、消炎的作用。可促进阴道血液循环，缓解局部充血，减少阴道分泌物，达到治疗炎症的目的。

【适应证】

1. 各种阴道炎、宫颈炎。

2. 阴道或宫颈上药及妇科手术术前阴道准备。

【物品准备】

1. 消毒灌洗筒、橡皮管、灌洗头、输液架、弯盘、阴道窥器、治疗巾或一次性中单、灌洗液、便盆、污物桶。

2. 灌洗溶液（0.1% 苯扎溴铵溶液、1∶5000 高锰酸钾溶液、0.9% 氯化钠注射液、2% ~ 4% 碳酸氢钠溶液、0.5% 醋酸溶液、1% 乳酸溶液、4% 硼酸溶液等。）

【操作方法】

1. 向患者说明以取得患者配合。嘱患者排空膀胱。引导患者至治疗室或检查室，协助患者上妇科检查床，取膀胱截石位暴露外阴，臀下铺治疗巾（或一次性）中单，注意保暖。

2. 根据患者病情配制灌洗液 500 ~ 1000ml，将灌洗筒挂于距离床沿 60 ~ 70cm 的输液架上，排去管内空气，调节适宜温度（41 ~ 43℃）备用。

3. 操作者戴无菌手套，先用灌洗液冲洗外阴部，然后分开小阴唇，放置阴道窥器，将灌洗头沿着阴道侧壁方向插入阴道达阴道后穹隆处开始灌洗。灌洗时轻轻旋转阴道窥器，灌洗头边冲洗边在阴道内上下左右移动，使灌洗液能充分清洗阴道。

4. 当灌洗液剩下约 100ml 时，夹紧橡皮管，拔出灌洗头和阴道窥器，再冲洗一遍外阴部，然后扶患者坐起，使阴道内残留的液体流出。

5. 用干纱布擦干外阴部，协助患者整理衣裤，下妇科检查床。

6. 撤离中单及整理用物。

【护理要点】

1. 灌洗液以 41~43℃为宜，温度过低会使患者不舒服，温度过高则可能使患者阴道黏膜烫伤。

2. 灌洗筒与床沿距离不超过 70cm，以免压力过大，水流过速，使液体和污物进入子宫腔或灌洗液与局部作用时间不足。

3. 灌洗头不宜插入过深，灌洗时动作要轻柔，勿损伤阴道和宫颈组织。

4. 宫颈癌等有活动性出血者，禁灌洗，可行阴道擦洗。

5. 产后 10 天或妇产科手术 2 周后的患者，若合并阴道分泌物浑浊、阴道伤口愈合不良等，可行低位灌洗，灌洗筒与床沿距离不超过 30cm。

6. 无性生活史的女性可用导尿管灌洗阴道，不能使用阴道窥器；月经期、产后 10 天内、人流术后宫颈内口未关闭或阴道出血者，不宜行阴道灌洗，以防逆行感染。

第四节 阴道擦洗

PPT

阴道擦洗是使用特定的消毒棉签或棉球蘸取适量的消毒液或 0.9% 氯化钠溶液等清洁液体，对阴道内部和宫颈进行轻柔而彻底的清洁和消毒操作。

【目的】

1. 清洁阴道，治疗局部炎症。

2. 减轻局部黏膜充血、水肿，防止阴道粘连。

3. 宫颈上药及妇科术前阴道准备。

【适应证】

1. 妇科手术前或检查前的准备工作。

2. 阴道炎、宫颈炎等妇科炎症的治疗和辅助治疗。

【物品准备】

无菌罐、无菌持物钳、持物钳罐、一次性手套 1 副、阴道窥器 1 个、一次性垫巾 1 块、妇科棉签若干、阴道消毒液（0.1% 苯扎氯铵或 0.5% 碘伏），鹅颈灯。

【操作方法】

1. **操作前沟通** 解释本项操作的目的、过程和注意事项，取得患者配合。

2. **取适宜体位** 站于患者右侧，铺一次性垫巾于臀下。协助患者脱去裤子，取膀胱截石位，充分暴露外阴。

3. **外阴擦洗** 调节照明，戴手套，擦洗外阴。右手执妇科棉签蘸阴道消毒液自上而下，由外向内，依次擦洗外阴：大阴唇，小阴唇、尿道口、阴道口，最后擦洗肛门部位。擦洗 3 遍。每个大棉签限用一次，将污染大棉签放于医疗垃圾桶内。

4. **阴道擦洗** 湿润阴道窥器后，将阴道窥器顺阴道壁轻插至阴道深部，暴露宫颈，观察宫颈及阴道情况，有无阴道出血、分泌物异常等情况，有异常及时报告医师处理。持妇科棉签蘸阴道消毒液依次擦洗宫颈、阴道穹隆、阴道壁，擦洗时应轻轻转动阴道窥器，擦净阴道前、后壁。更换棉签反复擦洗 3 遍。用干棉签擦干。

5. **擦洗后处理** 撤去一次性垫巾。协助患者更换干净会阴垫、穿好裤子。脱手套，关鹅颈灯。撤去遮挡、开门窗通风。

6. 其他后续操作 用物按消毒技术规范要求分类处理。洗手，记录。询问患者感觉，做好交代。

【护理要点】

1. 擦洗前后，护士需洗净双手再护理下一位患者。

2. 操作过程中动作要轻柔，放置和取出阴道窥器注意动作轻柔，以避免损伤阴道内组织和黏膜。

3. 阴道擦洗前后，仔细观察宫颈，阴道穹隆和阴道壁组织有无损伤、充血、肿胀和溃疡等病变。发现异常及时记录并汇报医师，配合医师进行相应处理。

第五节 阴道或宫颈上药

PPT

阴道或宫颈上药是将治疗性药物涂抹或者喷洒在阴道壁或宫颈粘膜上或将药物放置于阴道后穹隆，达到局部治疗的目的。

【目的】

通过局部用药，促进炎症及伤口愈合。

【适应证】

各种阴道炎、宫颈炎或术后阴道残端炎症的治疗。

【物品准备】

1. 橡胶单、中单各 1 块或一次性垫巾 1 块、一次性手套 1 副、阴道灌洗用品 1 套、阴道窥器 1 个、长镊子、消毒干棉球、消毒长棉棍、带尾线的大棉球或纱布若干。

2. 药品

（1）阴道后穹隆塞药 常用甲硝唑、制霉菌素等药片、丸剂或栓剂。

（2）非腐蚀性药物上药 常用 1% 甲紫、新霉素或氯霉素等。

（3）腐蚀性药物上药 有 20%~50% 硝酸银溶液、20% 或 100% 铬酸溶液。

（4）宫颈棉球上药 止血药、消炎止血粉和抗菌药物等。

（5）喷雾器上药 常用药物有磺胺嘧啶、呋喃西林等。

【操作方法】

1. 沟通 向患者说明以取得患者配合，嘱患者排空膀胱。协助患者上妇科检查床，取膀胱截石位暴露外阴，注意保暖，臀下铺橡胶单或一次性治疗巾。

2. 擦洗 先行会阴擦洗、阴道灌洗或擦洗，再用窥阴器暴露宫颈后，清除宫颈及阴道穹隆的炎性分泌物，使药物直接接触炎性组织以提高疗效。

3. 上药方式及方法

（1）涂抹法 护士右手用长棉签蘸取药液或粉液，伸入阴道内，左手缓慢转动阴道窥器，两手配合，将药液（粉）均匀涂抹在阴道壁及宫颈上。

（2）喷雾法 用喷洒器将药物喷洒在炎性组织表面上。

（3）阴道后穹隆塞药 用卵圆钳夹取药片轻轻置于阴道后穹隆。也可教患者自行放置，临睡前洗净双手，戴上一次性手套，用一手示指将药片向阴道后壁推进，直至示指完全伸入为止。

（4）宫颈棉球上药 用阴道窥器充分暴露宫颈，用长镊子夹持带有尾线的宫颈棉球浸蘸药液或药粉后塞压至宫颈处，同时将阴道窥器慢慢退出阴道，然后取出镊子，防止退出器时将棉球带出或移动位置，将棉球尾线露于阴道口外，并用胶布固定于阴阜侧上方。嘱患者于用药 12~24 小时后牵引棉球尾线自行取出。

【护理要点】

1. 应用腐蚀性药物前，将纱布或小棉球垫于阴道后壁，保护阴道壁及正常组织。

2. 上非腐蚀性药物时，应转动窥阴器，使阴道壁均能涂上药物。

3. 月经期或子宫出血者停止阴道给药。

4. 用药期间应禁止性生活。

5. 无性生活史女性上药时，禁用阴道窥器，可用长棉棍涂抹。

6. 棉棍上的棉花必须捻紧，涂药向同一方向转动，以防止棉花留在阴道内难以取出。

第六节　坐　浴 🅔 微课

PPT

【目的】

坐浴可借助水温和药液的作用，促进局部组织血液循环，增强抵抗力，减轻外阴局部炎症和疼痛，并使创面清洁，有利于组织修复。

【适应证】

1. 外阴及阴道炎症、子宫脱垂的治疗。

2. 外阴、阴道手术或经阴道行子宫切除术的术前准备。

3. 会阴伤口愈合不良的治疗。

【物品准备】

1. 器具　坐浴盆1个，坐浴溶液（按水温分为热浴、温浴和冷浴），30cm高的坐浴架1个，无菌纱布或小毛巾1块，水温计1支。

2. 坐浴液的配置

（1）滴虫阴道炎　用酸性溶液坐浴，如1∶5000高锰酸钾溶液、1%乳酸溶液、0.5%醋酸溶液。

（2）外阴阴道假丝酵母菌病　用碱性溶液坐浴，如2%~4%碳酸氢钠溶液。

（3）萎缩性阴道炎　用酸性溶液或一般消毒溶液坐浴，如1%乳酸溶液或0.5%醋酸溶液。

（4）外阴炎、非特异性炎症及外阴阴道手术的术前准备　用1∶5000高锰酸钾溶液、0.02%碘伏溶液、1∶2000的苯扎溴铵或中成药药液。

【操作方法】

1. 核对患者的床号、姓名，向患者说明以取得患者配合，嘱患者排空膀胱。注意保暖。

2. 根据病情按比例配置好的坐浴液2000ml，用水温计测量水温。将坐浴盆放置于坐浴架上。患者排空膀胱，进行大腿、会阴及臀部的清洗后，全臀浸泡于溶液中，一般20分钟。结束后用干纱布擦干外阴，清理用物，消毒浴盆。

3. 根据水温不同，分为三种。

（1）热浴　水温39~41℃，适用于急性炎症有渗出性病变者，可先熏后坐。

（2）温浴　水温35~37℃，适用于慢性盆腔炎、术前准备。

（3）冷浴　水温14~15℃，刺激肌肉神经，使其张力增加。持续2~5分钟即可。

【护理要点】

1. 月经期、阴道流血者，孕妇及产后7天内的产妇禁止坐浴。

2. 坐浴液应严格按比例配置，浓度过高易造成黏膜灼伤，浓度太低影响疗效。

3. 坐浴液温度适宜，不能过高以免烫伤。同时注意保暖，以免受凉。

4. 坐浴时臀部及外阴应全部浸入药液之中。

知识链接

中药坐浴

坐浴之法，历来久远，如尿潴留用《景岳全书》中的"皂葱汤"，阴部湿疹用"苦参汤"，阴道炎用"银花藤汤"，子宫颈炎用"仙人掌汤"，阴痒用"地肤子汤"，子宫脱垂用"银花枯矾升提汤"……这些都是古今中医在内外疗法中的验方。药物浸润病位，以热力促使病部皮肤黏膜吸收药汁，以此清热除湿、活血行气、收涩固脱；以水温药力之作用，促进局部血液循环，增强抵抗力。

目标检测

答案解析

A 型题

1. 患者，女性，47 岁，因妇科手术 2 周后，阴道伤口愈合不良，行低位灌洗，灌洗筒与床沿距离不超过

    A. 30cm   B. 40cm   C. 50cm

    D. 60cm   E. 70cm

2. 患者，女性，37 岁，行宫颈上药，随药塞进阴道的有尾棉球，告知患者应何时取出

    A. 术后 12～24 小时   B. 术后 2～4 小时   C. 术后 6～8 小时

    D. 术后 30 小时   E. 术后 48 小时

B 型题

（3～4 题共用题干）

患者，女性，43 岁，近日由于宫颈癌，需做广泛性子宫切除和盆腔淋巴结清扫术。

3. 手术前 1 天的准备内容不包括

    A. 阴道冲洗   B. 皮肤准备   C. 灌肠

    D. 导尿   E. 镇静

4. 指导患者行会阴坐浴，下列操作不正确的是

    A. 水温约为 45℃   B. 液体量约为 2000ml

    C. 浸泡 20～30 分钟   D. 选用药物为 1∶5000 高锰酸钾溶液

    E. 坐浴前需排空膀胱

X 型题

5. 患者，女性，需行会阴擦洗，会阴擦洗的适应证有哪些

    A. 妇科腹部手术保留尿管者   B. 产后 1 周内   C. 会阴有伤口

    D. 会阴、阴道手术后   E. 剖宫产术后

（陈亚岚）

书网融合……

        重点小结   微课   习题

第十四章 妇科常用的特殊检查及护理配合

学习目标

知识目标：通过本章的学习，应能掌握妇科常用特殊检查的护理配合；熟悉妇科常用特殊检查的适应证、禁忌证及检查方法；了解妇科常用特殊检查的结果及意义。

技能目标：

1. 能指导患者对妇科常用特殊检查进行操作配合。
2. 能协助医师完成妇科常用特殊检查操作。

素质目标：具有关爱患者、尊重患者感受，保护患者隐私的意识及良好的护患沟通能力。

第一节 生殖道分泌物检查

PPT

情境导入

情境：患者，女性，25 岁，已婚。以"外阴瘙痒、疼痛、白带增多 10 天"为主诉前来就诊。体格检查：体温 36.5℃，脉搏 80 次/分，呼吸 20 次/分，血压 120/80mmHg，心肺未见异常，肝、脾未触及，医师拟行阴道分泌物检查。既往身体健康，月经史 $14\frac{3-5}{28-30}$，末次月经 2023 年 11 月 24 日。

思考：1. 阴道分泌物检查的主要目的是什么？
  2. 护理人员在检查过程中应如何指导患者配合？

一、阴道分泌物检查

阴道分泌物检查是妇科常规检查项目。阴道分泌物由阴道黏膜渗出物、宫颈管和子宫内膜腺体分泌物混合组成，俗称"白带"。

【用物准备】

阴道窥器、消毒液、棉拭子、0.9% 氯化钠溶液、小玻璃试管、10% 氢氧化钾和清洁玻片。

【检查方法】

检查方法有涂片法、悬滴法和培养法。用阴道窥器暴露阴道后用刮板、吸管或拭子取材。无性生活史的妇女禁用阴道窥器，一般用无菌长棉签在处女膜表面取分泌物。取材用的消毒刮板、吸管或棉拭子必须清洁、干燥，不能蘸有任何化学药品或润滑剂。阴道窥器插入前可用少许 0.9% 氯化钠（生理盐水）湿润，根据检查目的不同进行相应部位取材，一般用生理盐水浸湿的棉拭子在阴道深部、后穹隆、宫颈管口等处取材，制成生理盐水涂片（涂片法）或加入 10% 氢氧化钾（悬滴法），在显微镜下观察阴道分泌物中是否有活动的滴虫、孢子和假菌丝。

阴道出血时避免此项检查。此外，在阴道分泌物标本采集前 24 小时禁止性交、盆浴、阴道检查、阴道灌洗和局部用药等，以免影响检查结果。

【护理配合】

1. 保护患者隐私，拉上窗帘或屏风遮挡。

2. 告知患者操作的目的和意义，以取得患者的配合。

3. 协助检查、取材和收集结果。

4. 标本及时送检以免影响检查结果。

【检查结果及意义】

1. 一般性状检查　正常阴道内呈酸性环境，阴道分泌物，近排卵期白带增多，稀薄、蛋清样；排卵后白带逐渐减少、黏稠。白带异常可表现为色、质、量的改变。脓性白带，黄色或黄绿色，有臭味，多为细菌感染引起；稀薄泡沫状白带可见于滴虫阴道炎；豆腐渣样白带多为外阴阴道假丝酵母菌感染；出现血性白带要注意是否有恶性肿瘤的可能，如宫颈癌、子宫内膜癌等，有时阴道炎、子宫颈炎和宫内节育器引起的副反应也可以出现血性白带；黄色水样白带主要见于黏膜下子宫肌瘤、子宫颈癌、子宫内膜癌等。

2. 清洁度检查　阴道分泌物的清洁度可分为 4 度。Ⅰ度：大量阴道杆菌和上皮细胞，白细胞 $0 \sim 5/\text{HPF}$（显微镜下每高倍视野内可以看到 $0 \sim 5$ 个白细胞），杂菌无或者极少。Ⅱ度：中等量阴道杆菌和上皮细胞，白细胞 $5 \sim 15/\text{HPF}$，杂菌少量。Ⅲ度：少量阴道杆菌和上皮细胞，白细胞 $15 \sim 30/\text{HPF}$，杂菌较多。Ⅳ度：无阴道杆菌，有少量上皮细胞，白细胞 $> 30/\text{HPF}$，大量杂菌。清洁度Ⅰ度、Ⅱ度表示正常，Ⅲ度表示有炎症，Ⅳ度阴道炎症较严重。

3. 微生物检测

（1）原虫　引起阴道感染的原虫主要为阴道毛滴虫，将阴道分泌物用生理盐水悬滴法置于低倍镜下观察，可以看到波动状或螺旋状运动的虫体推动周围的白细胞和上皮细胞。

（2）真菌　正常情况下，大多数妇女阴道存在真菌，在阴道抵抗力降低时可作为条件致病菌引起发病，阴道真菌多为白色假丝酵母菌，偶见阴道纤毛菌、放线菌等。真菌性阴道炎以找到孢子和假菌丝为诊断依据。

（3）淋病奈瑟球菌　一般采用涂片法，以宫颈管内分泌物的涂片阳性率最高，因淋病奈瑟菌对各种理化因子抵抗力弱，涂片法可能会出现漏诊，必要时可进行淋病奈瑟菌培养，同时也有利于菌株分型和药物敏感试验。

（4）阴道加德纳菌　阴道内正常菌群失调时，阴道加德纳菌大量繁殖引起细菌性阴道病，有鱼腥臭味。患者的阴道分泌物革兰染色后可见革兰阴性或阳性的小杆菌，分泌物 pH > 4.5，胺试验阳性。此外，加德纳菌及其他厌氧菌凝聚在阴道脱落上皮细胞周围，使其边缘模糊不清，形成线索细胞，是细菌性阴道病最敏感最特别的征象。

（5）衣原体　目前应用比较多的是荧光标记的单克隆抗体直接荧光法，可以快速确定判断是何种血清型衣原体感染。

（6）病毒　①单纯疱疹病毒（herpes simplex virus，HSV）：有 HSV - Ⅰ 和 HSV - Ⅱ 两个血清型。引起生殖道感染主要是Ⅱ型，表现为生殖器官疱疹或溃疡，可通过胎盘引起胎儿感染发生死胎、流产和畸形。②巨细胞病毒（cytomegalovirus，CMV）：是先天感染的主要病原体，可致胎儿小头畸形、智力低下、视听障碍等后遗症，因此，孕妇阴道分泌物巨细胞病毒检查对孕期监测很重要，常用宫颈拭子采取分泌物送检。③人乳头瘤病毒（HPV）：主要表现为增殖感染，病毒在宿主细胞内复制，导致细胞死亡；此外，可出现细胞转化，引起肿瘤发生，尤其是引起生殖道鳞状上皮内病变。

二、宫颈黏液检查

子宫内膜腺体的分泌功能受到卵巢激素的影响，因而，宫颈黏液在量、性状，尤其是黏稠度及结晶类型上，随月经周期的变化而发生变化。通过宫颈黏液的检查，可以了解卵巢的功能。

【用物准备】

阴道窥器、手套、注射器、长吸管、镊子、玻片、棉球。

【检查方法】

将窥阴器放入阴道，用灭菌、干燥的长吸管或注射器，从子宫颈内吸取黏液，放在玻片上，用另一玻片蘸取黏液，拉成丝状，观察它最大的长度。而后，涂抹在玻片上，干燥后镜检观察有无羊齿叶状结晶及结晶程度。

【护理配合】

1. 患者准备　指导患者依据月经周期确定检查的日期，并在检查当天早上做好检查前的准备，如排尿、外阴擦洗。

2. 护理指导

（1）向患者说明检查的目的，消除其紧张情绪，取得患者的配合。

（2）注意保护患者的隐私，检查时拉门帘或屏风遮挡。

（3）指导患者在检查后应注意会阴部的卫生。

（4）检查结束后，对物品进行消毒。

【检查结果及意义】

在雌激素的影响下，排卵期的宫颈黏液是清澈透明的，延展性增高，黏液拉丝可达到10cm，涂片可见典型的羊齿植物状结晶；而在孕激素的影响下，宫颈黏液呈现黏稠浑浊，延展性降低，它的拉丝长度只有1~2cm，涂片中出现椭圆体。临床上通过宫颈黏液来判断有无排卵和了解卵巢功能。

第二节　生殖道脱落细胞学检查

PPT

生殖道细胞通常指阴道、子宫颈管、子宫及输卵管的上皮细胞。生殖道脱落上皮细胞包括阴道上段、子宫颈阴道部、子宫、输卵管及腹腔的上皮细胞，其中以阴道上段、子宫颈阴道部的上皮细胞为主。生殖道上皮细胞受卵巢激素的影响会出现周期性的变化，通过检查生殖道脱落细胞可以反映体内性激素水平，又可以协助诊断生殖道不同部位的恶性肿瘤及观察治疗效果，可以说是一种简单、方便、经济、实用的辅助诊断方法。

【适应证】

闭经、流产、异常子宫出血、生殖道感染性炎症以及妇科肿瘤的筛查等。

【用物准备】

阴道窥器1个、宫颈刮匙（木质小刮板）2个或细胞刷1个、不同型号塑料管、载玻片若干张、无菌手套、无菌干燥棉签及棉球、0.9％氯化钠溶液、装有固定液（95％乙醇）标本瓶1个或细胞保存液1瓶等。

【检查方法】

1. 阴道侧壁刮片　可了解卵巢或胎盘功能。窥阴器扩张阴道，用刮片从阴道侧壁上1/3处刮取细胞涂片。无性生活史女性经知情同意后，可用卷紧的无菌长棉签伸入阴道取材涂片。

2. 宫颈刮片　早期采用木制小刮板，在宫颈外口鳞 - 柱上皮交界处，以子宫颈外口为中心，将宫颈刮板轻轻旋转一周，涂于玻片上送检，该方法获取细胞数目不全面，现广泛采用宫颈刷来采集样本。子宫颈刷片是目前子宫颈癌筛查的重要方法。先将子宫颈表面分泌物擦拭干净，将"细胞刷"置于宫颈管内，达宫颈外口上方 10mm 左右，在宫颈管内旋转数周后取出，旋转"细胞刷"使得附着于小刷子上的标本均匀地涂抹于玻片上或置于细胞保存液中。目前制片方法包括传统涂片和液基细胞学（liquid - based cytology，LBC）技术，与传统制片方法比较，液基制片改善了样本收集率并使得细胞均匀分布在玻片上，其所制备的单层细胞涂片，细胞更清晰，阅片更容易。

3. 子宫颈脱落细胞 HPV 检测　人乳头瘤病毒（HPV）感染能够引起子宫颈上皮内病变及子宫颈癌的发生，高危型别的 HPV 持续感染是促使子宫颈癌发生的最主要因素，HPV 检测是子宫颈癌及其癌前病变的常规筛查方法。用无菌干棉签将分泌物擦拭干净，将宫颈刷缓缓深入，将刷头导入宫颈管内向紧贴宫颈口四周沿轴缓慢旋转 3 ~ 5 周，将宫颈刷头推入细胞保存液保存，将细胞充分漂洗到保存液中，可以适当振荡瓶体。

4. 宫腔吸片　涂片疑宫腔内有恶性病变时采用。将吸管轻轻放至宫底部，然后上下左右移动吸取分泌物涂片，停止抽吸再取出吸管，以免将宫颈管内容物吸入。或用宫腔灌洗法收集洗涤液，离心后取沉渣涂片。

【护理配合】

1. 检查前准备

（1）让患者了解阴道脱落细胞检查的目的、意义及步骤。指导患者避开月经期，采集标本前 24 小时内禁止性生活、阴道检查、阴道灌洗及用药。

（2）嘱患者排空膀胱，协助其取膀胱截石位。

2. 取材配合　取标本时，动作应轻、稳、准，以免损伤组织，引起出血。如白带较多，可先用无菌干棉球轻轻拭去，再行标本刮取。涂片应均匀，不可来回涂抹，以免破坏细胞。

3. 取材后护理

（1）标本应做好标记，标记好姓名及取材部位，以免混淆。取材后将标本立即放入固定液或细胞保存液并及时送检。

（2）嘱患者及时将病理报告反馈给医师，以免延误治疗。

（3）检查后评估阴道流血情况，发现异常及时通知医师。

【检查结果及意义】

1. 成熟指数　测定雌激素对阴道上皮的影响程度，是通过阴道上皮底层细胞、中层细胞、表层细胞计数的百分比来计算。正常情况下，受到雌激素的影响，育龄女子子宫颈涂片中表层细胞居多，基本见不到底层细胞。

2. 宫颈细胞学诊断标准及临床意义　生殖道脱落细胞学诊断的报告方式有两种：一种是分级诊疗，以往我国多用分级诊疗，即巴氏分类法。另一种是描述性诊断，采用 TBS（the Bethesda system）分类法。巴氏分级法主观因素较多，且未能与组织病理学诊断名词相对应，巴氏分类法已逐步被 TBS 分类法所取代。TBS 分类法及其描述性诊断主要包括以下内容。

（1）样本满意度　①满意样本：有足够量地保存好的鳞状上皮细胞。此外，只要有异常细胞（非典型鳞状细胞或非典型腺细胞）的样本都属于满意的范围。②不满意样本（注明原因）：未经处理即拒绝接收样本；虽已处理阅片但无法评估是否存在上皮异常。

（2）结果

1）未见上皮内病变细胞和恶性细胞　①病原体：阴道毛滴虫，真菌，细菌，单纯疱疹病毒。②非肿瘤性细胞变化：鳞状上皮化生，输卵管化生，角化性改变，萎缩，妊娠相关的改变。③反应性细胞改变：与炎症、放疗、宫内节育器有关的反应性细胞改变。④子宫切除术后的腺细胞状态。

2）上皮细胞异常　①鳞状上皮细胞异常：非典型鳞状上皮细胞、低度鳞状上皮细胞内病变、高度鳞状上皮细胞内病变、鳞状细胞癌。②腺上皮细胞改变：非典型腺上皮细胞、腺原位癌、腺癌。

3）其他恶性肿瘤　原发于子宫颈、子宫体、附件的不常见肿瘤及转移癌。

3. HPV 分型　HPV 有多种基因型，不同基因型的 HPV 感染可导致不同临床病变。依据 HPV 型别与癌发生的危险性高低，HPV 被分为高危型和低危型。高危型如 HPV16、18、31、33、35、39、45、51、52、56、58、59、66、68 等与癌及癌前病变相关，低危型如 HPV6、11、42、43、44 等主要与轻度鳞状上皮内病变和泌尿生殖系统疣、复发性呼吸道息肉相关。

第三节　基础体温测定 微课

基础体温（basal body temperature，BBT）是指机体睡眠 6～8 小时，醒来后尚未进行任何活动之前测得的口腔温度。

【护理配合】

1. 向患者说明检查的目的、方法和要求，取得患者的合作。一般要求连续测量 3 个月经周期以上，不能中途停顿，否则不能准确判断卵巢功能。

2. 指导患者每天临睡前把体温计的水银柱甩到 36℃ 以下，放在随手可取的地方如床旁、桌旁。

3. 叮嘱患者清晨睡醒后（未开始说话、起床和未进行任何活动时），用体温计放在口腔舌下测量 5 分钟。每天清晨应固定时间测量，一般在早晨 5 点到 7 点，夜班工作者应选择在休息 6～8 小时后测量。

4. 叮嘱患者起床以后，将测得的体温记录在体温计上，每日如此，将所测得的体温连线。

5. 指导患者把性生活、月经期、感冒、失眠等可能影响体温的因素和所用的治疗随时记录在体温单上，以便分析时参考。

【检查结果及意义】

基础体温能反映静息状态下的能量代谢水平。基础体温在排卵后升高 0.3～0.5℃。主要因为排卵前及排卵时，雌激素使血中乙酰胆碱量增加，副交感神经兴奋，血管扩张、散热，排卵后由于孕激素的致热作用，通过中枢神经系统可使基础体温轻度上升。因而，如果患者体温单上呈双相型曲线，提示有排卵，若为单相型曲线，则提示无排卵。临床中，常用于测定有无排卵，确定排卵日期，黄体功能及诊断早孕。

第四节　女性内分泌激素的测定

女性内分泌激素包括下丘脑、垂体和卵巢分泌的激素，各类的激素在中枢神经的影响及各器官间相互协调作用下，发挥着正常的生理功能。下丘脑分泌促性腺激素释放激素通过调节垂体，分泌促性腺激素，调控卵巢功能，而卵巢分泌的激素又可以反馈调节下丘脑和垂体功能。因而，测定下丘脑 –

垂体－卵巢轴各激素的水平，对于一些疾病的诊断、疗效观察、预后等具有重要意义。

【检查方法】

抽取外周血测定其激素含量，常用方法有：气相色谱层析法、分光光度法、荧光显示法、酶标记免疫法、放射免疫测定法和无放射性核素标记的免疫化学发光法。

【护理配合】

向患者说明检查目的、时间，让其能按要求配合服药或注射以及用药后的观察，必要时能及时来医院复查。

【常用项目及临床意义】

1. 下丘脑促性腺激素释放激素测定

（1）促性腺激素释放激素（gonadotropin－releasing hormone，GnRH）刺激试验　在不同时间取外周血测定促性腺激素含量，可以了解垂体功能。若垂体功能良好，促性腺激素水平反应性升高；若功能不良，反应性差或延迟反应，促性腺激素水平不升高或延迟升高。

方法：早上8时静脉注射黄体生成素释放激素100μg（溶于0.9%氯化钠溶液5ml），于注射前和注射后15分钟、30分钟、60分钟和90分钟分别取静脉血2ml，测定黄体生成素。

（2）氯米芬试验　可以评估闭经患者下丘脑－垂体－卵巢轴的功能，鉴别下丘脑和垂体病变。

方法：月经来潮第5日开始每日口服氯米芬50～100mg，连续服用5天，服药后黄体生成素可增加85%，促卵泡激素可增加50%，停药后二者即下降。如果再出现黄体生成素上升达到排卵期水平，诱发排卵为排卵型反应，排卵一般出现在停药后的第5～9天，如果停药后20天不再出现黄体生成素上升为无反应。分别于服药的第1、3、5天测黄体生成素、促卵泡激素，在第3周或者经前抽血测孕酮。

2. 垂体促性腺激素测定　垂体促性腺激素随月经周期性变化。通过垂体促性腺激素可以测定：①判断闭经原因；②测定黄体生成素峰值估计排卵时间和了解排卵情况，有助于不孕症治疗；③多囊卵巢综合征的诊断；④性早熟的诊断。

3. 垂体催乳素的测定　催乳素主要功能促进乳房发育及泌乳，一般而言，催乳素升高可见于性早熟、卵巢早衰、黄体功能欠佳、长期哺乳、服用抗精神病药物（如氯丙嗪、氯氮平）、原发性甲状腺功能低下等；催乳素降低见于垂体功能减退、单纯性催乳素分泌缺乏。

4. 雌激素的测定　测量雌激素主要用于：①监测卵巢功能，鉴别闭经原因、诊断有无排卵、监测卵泡发育、诊断女性性早熟、诊断多囊卵巢综合征；②监测胎儿－胎盘单位功能。

5. 孕激素的测定　测量孕激素主要用于：①监测排卵，血孕酮水平>15.9 nmol/L，提示有排卵；②评价黄体功能，黄体期血孕酮水平低于生理值，说明黄体功能不足，月经来潮4～5天，血孕酮仍高于生理水平，提示黄体萎缩不全；③辅助诊断异位妊娠，异位妊娠时，孕酮水平较低；④辅助诊断先兆流产，孕12周内，孕酮水平低，早期流产风险高；⑤观察胎盘功能，胎盘功能减退时，血中孕酮水平降低；⑥孕酮替代疗法的监测。

6. 人绒毛膜促性腺激素测定　排卵后的第6天受精卵滋养层形成开始产生人绒毛膜促性腺激素，再1天后即可在外周血中测出。可用于：①妊娠诊断；②异位妊娠：血尿 hCG 维持在低水平，间隔2～3天后测定无成倍上升；③妊娠滋养细胞疾病的诊断与监测；④性早熟与肿瘤。

7. 人胎盘生乳素的测定　人胎盘生乳素一般于妊娠5周时即可在孕妇血中测出。用于：①胎盘功能的监测；②糖尿病合并妊娠，人胎盘生乳素值与胎盘大小成正比，糖尿病合并妊娠时胎盘较大，人胎盘生乳素值可能偏高。

第五节 生殖器官活组织检查

PPT

生殖器官活组织检查是指自生殖器官病变处或可疑部位取部分组织做病理检查。活检通常被认为是诊断的最可靠证据。常用的有宫颈活组织检查、诊断性刮宫等。一般活组织检查时应注意避免在急性炎症、月经期、妊娠期时检查。

一、宫颈活组织检查术

宫颈活组织检查是自宫颈病灶或可疑部位取小部分组织做病理学检查，以确定病变性质，临床上较为常用。

【适应证】

1. 阴道镜诊断为子宫颈 HSIL（高级别鳞状上皮病变）或可疑癌者。

2. 阴道镜诊断为子宫颈 LSIL（低级别鳞状上皮病变），但细胞学为 ASC – H 及以上、AGC 及以上或阴道镜检查不充分等。

3. 肉眼检查可疑癌。

【禁忌证】

1. 生殖道患有急性或亚急性炎症者。

2. 月经期或有不规则子宫出血者。

【用物准备】

阴道窥器 1 个、宫颈钳 1 把、宫颈活检钳 1 把、长镊子 2 把、无菌巾 1 块、棉球及棉签若干、纱布卷 1 个、复方碘溶液、无菌手套 1 副、装有固定液的标本瓶 4~6 个及消毒液。

【检查方法】

嘱患者排空膀胱，协助其取膀胱截石位，常规消毒、铺无菌巾，用阴道窥阴器暴露宫颈，消毒宫颈后用活检钳在宫颈外口鳞 – 柱上皮交界处 3 点、6 点、9 点、12 点四处或可疑病变区域钳取小块组织（图 14 – 1），也可以在阴道镜下于可疑部位取材，或在宫颈阴道部涂以碘溶液，选择碘不着色区取材。将钳取的组织分别放置在盛有固定液的已标识好的小瓶中，及时送检。

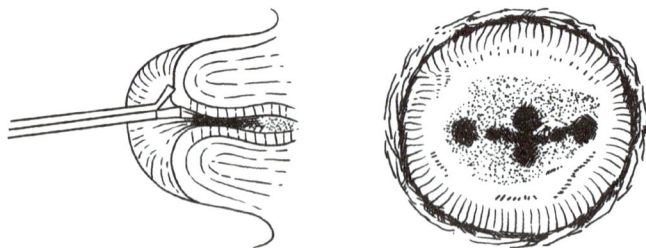

图 14 – 1　子宫颈活检

【护理配合】

1. 术前护理　为患者介绍子宫颈活检的临床意义。告知患者检查的时机，取得患者的配合。一般患有阴道炎症时（阴道毛滴虫及真菌感染等）需待治愈后再检；月经期或月经前期不做活检，否则使创口不易愈合且易与活检处出血混淆，同时也增加内膜在切口种植的机会；妊娠期原则上不做活检以免流产、早产，但临床高度怀疑宫颈恶性病变者仍应检查。

2. 术中配合

（1）患者排空膀胱后协助取膀胱截石位，常规消毒外阴，铺无菌巾。

（2）为医师提供操作所需物品，将取出的组织分别放入标本瓶内，并且标注好取材部位。

（3）为患者提供心理支持，观察患者反应。

3. 术后护理

（1）评估患者术后阴道流血情况，嘱其术后保持会阴部清洁；24小时自行取出阴道内用于压迫止血的带尾棉球，若出血多时要及时随诊。

（2）术后1个月内禁止性生活、盆浴及阴道灌洗。

二、诊断性刮宫

诊断性刮宫简称"诊刮"，是诊断宫腔疾病采用的重要方法之一。其目的是刮取子宫内膜和内膜病灶作病理学检查，既可以明确诊断、指导治疗，又可以治疗疾病。怀疑同时有颈管病变者，需对宫颈管及宫腔分步进行诊刮，称分段诊刮。

【适应证】

1. 子宫异常出血或阴道排液　用于证实或排除子宫内膜癌、宫颈管癌及其他病变如流产、子宫内膜炎等。

2. 判断月经失调类型　了解子宫内膜情况及其对性激素的反应。对于排卵障碍性子宫出血长期大量出血时，刮宫不仅有助于诊断，还有止血效果。

3. 不孕症　了解有无排卵，同时能发现子宫内膜病变。

4. 其他　绝经后子宫出血或老年患者怀疑有子宫内膜癌；怀疑有子宫内膜结核者；宫腔内有组织残留、反复或多量异常子宫出血时，彻底刮宫有助于明确诊断，并可迅速止血。

【禁忌证】

急性、亚急性生殖器炎症或盆腔炎性疾病。

【用物准备】

灭菌刮宫包1个（内有：孔巾、脚套、阴道窥器1个、宫颈钳1把、长持物钳1把、有齿卵圆钳1把、子宫探针1根、宫颈扩张器4～8号各1根、钝锐刮匙各1把、弯盘1个，棉球若干、棉签数根、纱布块若干）；输血、输液用具1套；抢救药品、吸氧设备1套、装有固定液的标本瓶若干。

【检查方法】

1. 一般诊断性刮宫

（1）排尿后，患者取膀胱截石位，双合诊查明子宫的大小和位置。

（2）常规消毒外阴、铺巾，用阴道窥器暴露宫颈，消毒宫颈及宫颈外口。

（3）用宫颈钳夹持宫颈前唇或后唇，用探针测量宫颈管及宫腔的深度。

（4）用宫颈扩张器逐号扩张颈管。

（5）于阴道后穹隆处置无菌纱布一块，以收集刮出的内膜组织，将刮匙送达宫底，按宫底至宫颈内口方向，全面刮取前壁、后壁及左右侧壁的宫腔内膜，置于无菌纱布上。术毕，取下宫颈钳，收集全部组织放入固定溶液中，标注患者姓名及取材部位送检。

2. 分段诊刮　先不探查宫腔深度，避免将宫颈管组织带入宫腔混淆诊断。用小刮匙自宫颈内口至外口顺序刮宫颈管一周，将所刮取组织置于纱布上，而后刮匙进入宫腔刮取子宫内膜。刮出的宫颈管黏膜和宫腔内膜组织应分别装瓶、固定。若刮出物肉眼观察高度怀疑为癌组织时，不应继续刮宫，以防出血及癌扩散。

【护理配合】

1. 术前护理

（1）向患者介绍诊刮的目的、意义、诊刮的简要过程和注意事项，消除患者的顾虑，争取患者的积极配合。

（2）告知患者术前禁止使用激素类药物，术前5日禁止性生活。

（3）帮助患者选择检查时间。如不孕症或排卵障碍性子宫出血患者应在经前或月经来潮6小时内刮宫，以判断有无排卵及黄体功能；怀疑为子宫内膜不规则脱落时，则于月经第5~7日刮宫。

（4）出血、子宫穿孔和感染是刮宫的主要并发症，做好术前输液、配血及手术的准备，备好手术用物及各种急救用品，遵医嘱用药。

2. 术中配合

（1）做好患者心理护理，指导患者深呼吸等放松动作，转移注意力，减轻疼痛。

（2）观察患者生命征及腹痛情况。

（3）及时提供医师所需物品，填好病理申请单，协助将刮取出的组织放入已做好标记并装有固定液的瓶子内及时送检。分段诊刮时，宫颈管黏膜及宫腔内膜组织分别装瓶、固定。

3. 术后护理

（1）患者留观1小时，无腹痛、内出血征象时方可让患者离院，嘱其注意观察阴道流血情况，出血多及时就诊。

（2）遵医嘱给予抗菌药物3~5日预防感染。

（3）指导患者保持外阴清洁，禁止性生活及盆浴2周。

第六节　输卵管通畅度检查

PPT

情境导入

情境： 患者，女性，28岁，已婚2年，婚后无避孕，至今未孕，平素身体健康，月经史13 $\frac{3 \sim 5}{28 \sim 30}$ 2023.12.26，体格检查：体温36.3℃，脉搏82次/分，呼吸20次/分，血压120/70mmHg。心肺未见异常，肝、脾未触及。妇科检查：已婚未产式，阴毛分布正常。将进行输卵管通畅度检查，了解不孕原因。

思考： 1. 输卵管通畅度检查的目的是什么？

2. 输卵管通畅度检查应如何进行护理配合？

输卵管通畅度检查的主要目的是检查输卵管是否畅通，了解宫腔和输卵管腔的形态及输卵管的阻塞部位，并对输卵管黏膜轻度粘连有疏通作用。临床上主要用于不孕症原因的诊断。常用方法有输卵管通液术及子宫输卵管造影术。凡生殖器急性或亚急性炎症，严重的心、肺疾病患者，不做此项检查。近年随着妇科内镜的大量采用，为输卵管通畅度检查提供了新的方法，包括腹腔镜直视下输卵管通液检查、宫腔镜下经输卵管口插管通液检查等方法。

一、输卵管通液术

输卵管通液术是检查输卵管是否通畅的一种方法，同时有一定的治疗作用。

【适应证】

1. 不孕症，一般男方精液正常，怀疑由于输卵管堵塞者。

2. 对输卵管黏膜轻度粘连有疏通作用。

3. 检验及评价输卵管绝育术、输卵管再通术或输卵管成形术的效果。

【禁忌证】

1. 月经期或者有不规则阴道流血。

2. 急性、亚急性生殖器炎症或盆腔炎性疾病。

3. 体温高于 37.5℃。

4. 严重的全身性疾病，如心、肺功能异常等，不能耐受手术。

5. 可疑妊娠。

【用物准备】

子宫颈导管（带 Y 形管和压力表）1 根，阴道窥器 1 个，弯盘 1 个，卵圆钳 1 把，长镊子 1 把，子宫颈钳 1 把，妇科长钳 1 把，宫颈扩张器 2～4 号各 1 根，血管钳若干，橡皮管、纱布若干，治疗巾、孔巾各 1 块，棉签、棉球数个。20ml 注射器 1 副。0.9％氯化钠注射液 20ml，地塞米松 5mg，庆大霉素 8 万 U，透明质酸酶 1500U，0.5％利多卡因 2ml，氧气等抢救用品。

【检查方法】

1. 患者取膀胱截石位，外阴、阴道常规消毒后铺无菌巾，双合诊了解子宫位置及大小。

2. 放置阴道窥器充分暴露宫颈，再次消毒阴道穹隆及宫颈，用宫颈钳钳夹宫颈前唇。

3. 沿宫腔方向置入宫颈导管，并使其与宫颈外口紧密相贴。

4. 用 Y 形管将宫颈导管与压力表、注射器相连，压力表应高于 Y 形管水平，以免液体进入压力表。

5. 将注射器与宫颈导管相连，并使宫颈导管内充满生理盐水及抗菌药物溶液。排出空气后沿宫腔方向将其置入宫颈管内，缓慢推注液体，压力不得超过 160mmHg。观察推注时阻力大小、经宫颈注入的液体是否回流、患者下腹部是否疼痛等。

6. 术毕取出宫颈导管，再次消毒宫颈、阴道，取出阴道窥器。

【护理配合】

1. 术前准备

（1）给患者介绍输卵管通畅度检查的目的和方法、注意事项以及在检查中可能出现的不适，缓解患者紧张情绪，取得患者的配合。

（2）指导患者选择在月经干净后 3～7 天检查，术前 3 天禁性生活及阴道上药。

（3）遵医嘱术前半小时肌内注射阿托品 0.5mg 解痉，测体温，如有异常者报告医师暂缓操作，协助查明原因并处理。

（4）指导患者操作前排空膀胱，协助患者取膀胱截石位。

2. 术中配合

（1）鼓励安慰患者，配合医师顺利完成操作。

（2）为医师提供手术所需物品。所用无菌 0.9％氯化钠溶液温度以接近体温为宜，以免液体过冷过热造成输卵管痉挛。

（3）观察患者感受，如有无腹痛等，若有腹痛，应了解腹痛程度、性质。发现异常情况及时报告医师。

3. 术后护理

（1）协助患者整理衣物，卧床休息，观察 1 小时无异常方可让患者离院。

（2）嘱患者术后 2 周禁止性生活及盆浴，保持外阴清洁，并遵医嘱使用抗菌药物 3 ~ 5 日预防感染。

【检查结果及意义】

1. 输卵管通畅　顺利推注 20ml 0.9% 氯化钠注射液无阻力，压力维持在 60 ~ 80mmHg 以下，或者开始稍有阻力，随后阻力消失，没有液体回流，患者也无不适感，提示输卵管通畅。

2. 输卵管阻塞　勉强注入 5ml 0.9% 氯化钠注射液即感有阻力，压力表可见压力持续上升而无下降，患者感到下腹胀痛，停止推注后液体又回流至注射器内，表明输卵管阻塞。

3. 输卵管通而不畅　注射液体有阻力，再经加压注入又能推进，说明有轻度粘连已被分离，患者感轻微腹痛。

二、子宫输卵管造影术

子宫输卵管造影术是通过导管向子宫腔及输卵管内注入造影剂，再行 X 线透视及摄片，根据注入造影剂的显影情况来了解输卵管是否通畅、阻塞的部位及子宫腔的形态，寻找病变的部位。操作前需做碘过敏试验。

【适应证】

1. 了解输卵管是否通畅及其形态、阻塞部位。

2. 了解宫腔形态，确定有无子宫畸形及其类型，有无宫腔粘连、子宫黏膜下肌瘤、子宫内膜息肉及异物等。

3. 不明原因的习惯性流产，了解宫颈内口是否松弛，宫颈及子宫有无畸形。

4. 内生殖器结核非活动期。

【禁忌证】

1. 内、外生殖器急性或亚急性炎症或盆腔炎性疾病。

2. 严重的全身性疾病，不能耐受手术。

3. 产后、流产、刮宫术后 6 周内。

4. 妊娠期、月经期。

5. 碘过敏者禁用碘油造影。

【用物准备】

子宫颈导管 1 根，阴道窥器 1 个，弯盘 1 个，子宫颈钳 1 把，卵圆钳 1 把，长镊子 1 把，子宫探针 1 根，宫颈扩张器 2 ~ 4 号各 1 根，纱布 6 块，治疗巾、孔巾各 1 块，棉签、棉球数个，氧气、抢救用品等，40% 碘化油 40ml 或 76% 泛影葡胺 1 支，10ml 注射器 1 支。

【检查方法】

1. 嘱患者排空膀胱，协助患者取膀胱截石位，常规消毒外阴及阴道，铺无菌巾，双合诊检查子宫位置及大小。

2. 阴道窥器扩张阴道，充分暴露宫颈，再次消毒阴道穹隆及宫颈，用宫颈钳钳夹宫颈前唇，用探针探查宫腔。

3. 将 40% 碘化油造影剂充满宫颈导管，排出空气，沿宫腔方向将其置入宫颈管内，缓缓注入碘化油，在 X 线透视下观察碘化油流经输卵管及宫腔情况并摄片。24 小时后再摄盆腔平片，以观察腹腔内有游离碘化油。若用泛影葡胺液造影，应在注射后立即摄片，10～20 分钟后再第二次摄片，观察泛影葡胺液流入盆腔情况。

4. 注入造影剂后子宫角圆钝而输卵管不显影，考虑输卵管痉挛，可保持原位，肌内注射阿托品 0.5ml，20 分钟后再透视、摄片；或停止操作，下次摄片前先使用解痉药物。

【护理配合】

1. 术前准备

（1）给患者介绍检查的目的和方法、注意事项以及在检查中可能出现的不适，缓解患者紧张情绪，取得患者的配合。

（2）操作前认真询问病史，排除禁忌证，碘过敏试验结果阴性方可进行造影操作。

（3）指导患者选择在月经干净后 3～7 天检查，术前 3 天禁性生活及阴道上药。

（4）指导患者操作前排空膀胱，协助患者取膀胱截石位。

2. 术中配合

（1）操作时及时传递医师所需物品，配合检查。

（2）操作过程中密切观察患者有无恶心、呕吐、面部潮红、皮肤痒等过敏症状，发现异常及时报告医师。

（3）透视下见造影剂进入异常通道，患者同时出现咳嗽时，应警惕发生油栓，此时应停止操作，受检者取头低足高位，并严密观察。

3. 术后护理

（1）术后安置患者休息，留观 1 小时，若无异常方可回家休息。

（2）告知患者保持外阴阴道清洁，遵医嘱使用抗菌药物 3～5 日预防感染，2 周内禁盆浴和性生活。

【检查结果及意义】

1. 正常子宫、输卵管　宫腔呈倒三角形，双侧输卵管显影形态柔软，24 小时后摄片盆腔内见散在造影剂。

2. 宫腔异常　患子宫内膜结核时子宫失去原有的倒三角形态，内膜呈锯齿状不平滑；患子宫黏膜下肌瘤时可见宫腔充盈缺损；子宫畸形时有相应显示。

3. 输卵管异常　输卵管积水见输卵管远端呈气囊状扩张；输卵管结核显示输卵管形态不规则、僵直或呈串珠状，有时可见钙化点。24 小时后盆腔 X 线摄片未见盆腔内散在造影剂，说明输卵管不通；输卵管发育异常，可见过长或过短的输卵管、异常扩张的输卵管、输卵管憩室等。

> **知识链接**
>
> #### 妇科内镜输卵管通畅检查
>
> 为输卵管通畅检查的新方法，包括腹腔镜直视下输卵管通液检查、宫腔镜下经输卵管口插管通液检查、宫腔镜和腹腔镜联合检查等方法，其中腹腔镜直视下输卵管通液检查是输卵管通畅检查的"金标准"。由于腹腔镜是创伤性手术，且需要全身麻醉，故不推荐作为常规检查方法，通常建议高度怀疑输卵管病变、子宫输卵管造影检查提示输卵管不通畅或不孕年限长且经详细检查暂未发现导致不孕的其他原因的患者，进行腹腔镜直视下输卵管通液检查。

第七节 常用穿刺术

一、经腹壁腹腔穿刺术

妇科的病变主要位于盆腔和下腹部，因此可以通过经腹壁腹腔穿刺术抽出腹腔液体或组织，来达到诊断和治疗的目的。抽出的液体应观察它的颜色、浓度和黏稠度，同时根据病史决定送检项目，一般包括常规化验检查、细胞学检查、药敏试验等来明确盆、腹腔积液性质或查找肿瘤细胞。细针穿刺活检用于盆腔和下腹部肿块的组织学确诊，一般在超声引导下进行。

【适应证】

1. 协助诊断腹腔积液的性质。

2. 腹腔穿刺注入药物进行腹腔化疗。

3. 穿刺放出部分腹腔积液，以降低腹压、减轻腹胀、暂时缓解呼吸困难等症状，使腹壁松软易于腹部操作和盆腔检查。

4. 确定靠近腹壁盆腔和下腹部肿块的性质。

5. 腹腔穿刺注入二氧化碳气体，做气腹 X 线造影。

【禁忌证】

1. 疑有腹腔内严重粘连、肠梗阻者。

2. 精神异常或不能配合者。

3. 大量腹腔积液伴严重电解质紊乱者禁大量放腹腔积液。

4. 怀疑巨大卵巢囊肿者。

5. 弥散性血管内凝血。

6. 中、晚期妊娠。

【用物准备】

无菌腹腔穿刺包 1 个（内有孔巾 1 块、腰椎穿刺针或长穿刺针 1 个、弯盘 1 个、止血钳 1 把、小镊子 2 把），20ml 注射器 1 支，无菌手套 1 副，无菌纱布、棉球若干，胶布，标本瓶，消毒液，0.5% 利多卡因注射液，根据需要准备无菌导管或橡胶管、腹带、引流袋等。

【检查方法】

1. 经腹部 B 型超声引导下穿刺，先充盈膀胱，确定肿块的部位，排空膀胱，进行穿刺。

2. 腹腔积液量较多及囊内穿刺时，让患者取仰卧位，液体量较少取半卧位或侧斜卧位。

3. 穿刺点一般选择在脐和左髂前上棘连线中外 1/3 交界处，囊内穿刺点选择在囊性感明显部位。

4. 常规消毒穿刺区皮肤，铺无菌孔巾，戴无菌手套。

5. 穿刺一般不需要麻醉，对于精神过于紧张的患者，用 0.5% 利多卡因进行局部麻醉，深度达腹膜。

6. 7 号穿刺针从选定点垂直刺入腹腔，穿透腹膜时感觉针头阻力小时，助手用消毒止血钳来协助固定针头，术者拔去针芯，见有液体流出时，用注射器抽取适量液体送检。腹腔积液细胞学检验需要 100～200ml，其他液体仅需 10～20ml。

7. 细针穿刺活检经常使用特制的穿刺针，在超声的引导下穿入肿块组织，抽取少量组织，送组织学检查。

8. 操作结束后，拔出穿刺针。局部再次消毒，覆盖无菌纱布，并固定。如果针眼有腹腔积液溢出，可以稍加压迫。

【护理配合】

1. 给患者介绍检查的目的和方法、注意事项以及在检查中可能出现的不适，缓解患者紧张情绪，取得患者的配合。协助患者取操作过程中相应的体位。

2. 及时提供手术所需物品，严格遵守无菌操作原则，协助医师完成穿刺。大量放液体时，针头一定要固定好，以免针头移动损伤肠管。

3. 手术过程中应密切观察放液体的速度，不宜过快。此外，还应严密观察患者的生命征，随时控制放液的速度和量，一般每小时放液体的量不应超过 1000ml，一次放液不超过 4000ml，如果出现休克征象，应立即停止放液。放液后，腹部缚以多头腹带逐步束紧或放置沙袋，以防腹压骤降引起休克。

4. 手术结束后整理用物，安置患者卧床休息 8～12 个小时，必要时给予抗菌药物预防感染。

5. 观察抽出液的性状并及时送检，若抽出血液暗红、静置 10 分钟以上仍不凝固，则为腹腔内出血，应立即抢救并做好剖腹探查的术前准备。

【检查结果及意义】

1. 血液

（1）新鲜血液　放置后迅速凝固，为血管刺伤。

（2）陈旧性暗红色血液　放置 10 分钟以上不凝固表明有腹腔内出血，一般见于异位妊娠、卵巢黄体破裂或者其他脏器破裂（如脾破裂）等。

（3）小血块或不凝固陈旧性血液　多见于陈旧性宫外孕。

（4）巧克力样黏稠液体　多为卵巢子宫内膜异位囊肿破裂。

2. 脓液　黄色、黄绿色、淡巧克力色，质稀薄或者浓稠，有臭味，提示盆腔及腹腔内有化脓性病变或者脓肿破裂。脓液应送细胞学检查、细菌培养、药物敏感试验。

3. 炎性渗出物　淡黄色浑浊液体提示盆腔或腹腔内有炎症，应行细胞学涂片、细菌培养、药物敏感试验。

4. 腹腔积液　呈血性、浆液性、黏液性等。常规送检，包括比重、总细胞数、红（白）细胞数、蛋白定量、浆膜黏蛋白试验和细胞学检查。肉眼血性腹水，多疑为恶性肿瘤，应行细胞学检查。

二、经阴道后穹隆穿刺术

后穹隆穿刺术是妇产科常用的辅助诊断方法。阴道后穹隆顶端与直肠子宫陷凹相邻，因此经后穹隆穿刺主要用于了解直肠子宫陷凹有无积液及其性质，以明确诊断。

【适应证】

1. 疑有腹腔内出血，如宫外孕、卵巢黄体破裂等。

2. 盆腔肿块位于直肠子宫陷凹内，经后穹隆穿刺直接抽吸肿块内容物做涂片或细胞学检查以协助诊断。若怀疑恶性肿瘤需明确诊断时，可行细针穿刺活检，送组织学检查。

3. 疑盆腔内有积液、积脓，穿刺抽液检查了解积液性质、盆腔脓肿穿刺引流及局部注射药物。

4. 在超声引导下经阴道后穹隆穿刺取卵，用于各种助孕技术。

5. 超声引导下行卵巢子宫内膜异位囊肿或输卵管妊娠部位注药治疗。

【禁忌证】

1. 疑有肠管与子宫后壁粘连，穿刺易损伤肠管或子宫。

2. 盆腔严重粘连，直肠子宫陷凹被粘连块状组织完全占据，并已凸向直肠。

3. 异位妊娠准备采用非手术治疗时应避免穿刺，以免引起感染。

【用物准备】

阴道窥器 1 个、长镊子 2 把、宫颈钳 1 把、腰椎穿刺针或 22 号长针头 1 个、无菌试管数个、5ml 和 10ml 注射器各 1 支、孔巾 1 块、手套 1 副、消毒液、纱布和棉球若干等。

【检查方法】

1. 患者排空膀胱后取膀胱截石位，常规消毒铺巾。

2. 双合诊了解子宫、附件情况，注意阴道后穹隆是否膨隆。

3. 用阴道窥阴器充分显露宫颈，消毒阴道及宫颈，再用宫颈钳钳夹宫颈后唇，向前提拉，暴露后穹隆并消毒。

4. 于后穹隆正中或稍偏病侧距宫颈阴道交界处稍下方平行宫颈管进针。当针穿过阴道壁失去阻力感时抽吸空针（穿刺深约 2cm）。

5. 抽出液体后拔出针头，观察穿刺点有无活动性出血，局部以无菌纱布或者棉球压迫止血，血止后撤出宫颈钳及阴道窥器（图 14 – 2）。

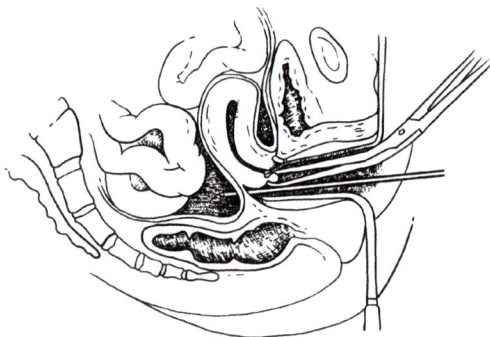

图 14 – 2　经阴道后穹隆穿刺

【护理配合】

1. 术前准备

（1）给患者介绍检查的目的和方法、注意事项以及在检查中可能出现的不适，缓解患者紧张情绪，取得患者的配合。

（2）指导患者操作前排尿，协助患者取膀胱结石位。

2. 术中配合

（1）陪在患者身边提供安慰、支持，注意观察患者面色、生命征和询问患者感受，有无腹痛等。

（2）为医师提供所需器械、标本瓶或培养基。

（3）观察抽出液体性状，配合医师诊治患者，必要时做好术前准备。

3. 术后护理

（1）做好记录及时送检。

（2）安置患者休息，观察患者有无脏器损伤、内出血等异常征象。嘱患者术后注意外阴、阴道清洁。

第八节　妇科内镜检查

PPT

内镜检查（endoscopy）是运用连接于摄像系统和冷光源的腔镜，经人体自然孔道或人造孔道探视人体体腔及组织内部的窥视系统。利用内镜可以检查与诊断体内的生理及病理情况，并可直视下定位取活检或手术。妇科常用的内镜有阴道镜、宫腔镜和腹腔镜等技术。

一、阴道镜

阴道镜（colposcope）是一种能够将阴道和宫颈的黏膜病变放大的光学放大镜，以便于观察外阴、阴道、宫颈上皮结构及血管形态，对可疑部位进行定位活检，用于癌前病变或早期癌变的诊断与认定。对早期外阴癌、阴道癌、宫颈癌的诊断有重要意义，但对位于宫颈管内的鳞柱移行带的观察受到限制。

【适应证】

1. 宫颈细胞学检查 LISL 及以上，或 ASCUS 伴高危型 HPV 阳性或 AGC 者。

2. HPV 检测 16 或 18 型阳性者，或其他高危型 HPV 阳性持续 1 年以上者。

3. 可疑外阴皮肤病变；可疑阴道鳞状上皮内病变、阴道恶性肿瘤。

4. 宫颈锥切术前确定锥切范围。

5. 外阴、阴道及子宫颈病变的治疗后复查及效果评估。

【禁忌证】

阴道镜无绝对禁忌证，其相对禁忌证有：月经期；急性生殖道感染未经治疗。

【用物准备】

阴道镜，阴道窥器 1 个，宫颈活检钳 1 把，卵圆钳 1 把，尖手术刀 1 把，阴道上下叶拉钩，棉球及长杆棉签若干，弯盘 1 个，纱布若干，标本瓶 4 个等。

【检查方法】

1. 患者取膀胱截石位，阴道窥器充分暴露宫颈阴道部，用棉球轻轻擦净阴道、宫颈分泌物。为避免出血，不可用力涂擦。

2. 打开照明开关，将物镜调至与被检部位同一水平，将镜头放置于距阴道口 15～20cm（镜头距宫颈 25～30cm）的位置，调整好焦距至物像清晰为止。先在白光下用 10 倍低倍镜粗略观察被检部位，以宫颈为例，可粗略观察宫颈外形、颜色及血管等。再逐渐增大倍数观察。

3. 检查中可运用如下方法达到精密观察的目的

（1）醋酸白试验　用 3%～5% 醋酸棉球浸湿宫颈表面 1 分钟，正常及异常组织中核质比增加的细胞会出现暂时的白色（醋酸白），而周围正常的鳞状上皮则保留其原有的粉红色。若需长时间观察时，每 3～5 分钟应重复涂擦醋酸一次。

（2）碘试验　复方碘溶液涂擦宫颈阴道部，成熟的鳞状上皮细胞因富含糖原被染成棕褐色，成为碘试验阳性。非典型增生、癌变上皮不被染色，称为碘试验阴性。

（3）加滤光片　精密观察血管时应加绿色滤光镜片，并放大 20 倍。如需更精密观察可加用红色滤光镜片。

（4）活检　醋酸试验及碘试验阴性区或可疑病变部位，取活检送病理检查。

【护理配合】

1. 术前准备

（1）向患者讲解有关阴道镜检查的目的、意义及检查过程，消除患者的紧张情绪，达到患者积极配合检查的目的。

（2）检查阴道镜性能是否良好，接通电源，准备好检查所需物品，核对患者信息。

（3）询问患者是否有碘过敏史，再次询问患者 24 小时内有无性交史、阴道冲洗或上药、子宫颈刷片或妇科双合诊检查。

（4）指导患者操作前排空膀胱，协助患者取膀胱截石位，屏风遮挡，保护患者隐私。

2. 术中配合

（1）操作时配合医师调节光源，及时传递医师所需物品。

（2）操作过程中密切观察患者有无不适，发现异常及时报告医师。

（3）取出的组织标本及时固定，做好标记，立即送检。

3. 术后护理

（1）观察患者生命体征及阴道出血情况，有异常及时通知医师。

（2）活检后若有填塞无菌纱布或棉球者，告知患者 24 小时后自行取出。

（3）指导患者保持外阴清洁、预防感染，1 周内禁止盆浴和性生活。

二、宫腔镜

宫腔镜（hysteroscopy）检查采用膨宫介质扩张宫腔，通过纤维导光束和透镜将冷光源经子宫镜导入宫腔内，对宫腔内的生理及病理情况进行检查和诊断。借助宫腔镜能在直视下观察子宫颈管、宫颈内口、子宫内膜及输卵管开口，更加直观、准确、可靠。应用宫腔镜能更准确地取材送病理检查，并可在直视下行宫腔内的手术治疗。

【适应证】

1. 不明原因子宫出血的诊断。

2. 不明原因的习惯性流产或不孕症病因诊断。

3. 子宫造影异常、超声检查异常宫腔回声及占位病变。

4. 怀疑宫腔粘连或子宫畸形。

5. 输卵管插管、通液、注药，输卵管粘连的治疗。

6. 宫内节育器定位与取出、宫腔内异物的取出。

7. 子宫内膜切除或子宫黏膜下肌瘤及部分突向宫腔的肌壁间肌瘤的切除。

【禁忌证】

1. 绝对禁忌证

（1）急性、亚急性生殖道炎症。

（2）心、肝、肾衰竭急性期及其他不能耐受手术者。

2. 相对禁忌证

（1）体温 >37.5℃。

（2）近 3 个月内有子宫穿孔史或子宫手术史者。

（3）宫颈瘢痕不能充分扩张者。

（4）浸润性子宫颈癌、生殖道结核未经系统抗结核治疗者。

【用物准备】

宫腔镜（包括照明系统、成像系统和膨宫系统）、阴道窥器 1 个、宫颈钳 1 把、宫颈扩张器 1 套、卵圆钳 1 把、探针 1 把、无齿镊 1 把、弯盘 1 个、纱布棉球若干、地塞米松 1 支及膨宫液。

【护理配合】

1. 术前准备

（1）向患者解释检查目的、方法，介绍检查过程，缓解患者心理压力，全程给予患者心理支持。

（2）注意事项：①检查时间一般在月经干净后 1 周内检查；②术前需进行相关检查，排除禁忌证；③检查前禁食 6 ~ 8 小时；④宫腔镜检查无须麻醉或行宫颈局部麻醉。宫腔镜手术多采用硬膜外麻醉或静脉麻醉。

2. 术中配合

（1）系统检测　准备好操作所需物品，检查设备是否处于正常工作状态，连接宫腔镜的膨宫管道，冷光源及摄像系统，调节镜头清晰度。

（2）体位　协助患者取膀胱截石位。

（3）常规消毒　协助医师消毒外阴及阴道，铺治疗巾。

（4）操作配合　配合医师操作，传递操作过程中所需器械，配合医师调节膨宫压力、液体流速、光源亮度，保持容器内有足够的灌流液，防止空气栓塞，记录出入量。

（5）严密观察　术中注意观察患者生命体征、患者有无不适，给与心理安抚，发现异常情况（面色发白、呼吸困难等）立即告知医师，配合医师处理。

（6）病理标本　管理好术中取出的病理标本，按照要求及时送检。

3. 术后护理

（1）根据手术及麻醉情况指导患者卧床休息，使用卫生巾，以防残余膨宫液流出浸湿衣物。

（2）观察患者有无头晕、呕吐、下腹疼痛等不适反应，若无不适，经医师许可方可离开。

（3）遵医嘱使用抗菌药物 3 ~ 5 日，预防感染。2 周内禁性交和盆浴。

（4）告知患者需保持会阴清洁，检查后 2 ~ 7 天可能有少量血性分泌物，若发现出血量超过月经量、腹痛及发热等情况，及时就诊。

三、腹腔镜

腹腔镜（laparoscope）是将腹腔镜经腹壁插入腹腔，通过视频在密闭的盆、腹腔内进行检查或治疗的手术。近年来，腹腔镜已普遍应用于腹腔疾病的诊断和治疗。

【适应证】

1. 急腹症（如异位妊娠、卵巢囊肿破裂、卵巢囊肿蒂扭转）。

2. 定不明原因的急慢性腹痛和盆腔痛。

3. 确子宫内膜异位症的诊断与治疗。

4. 排除或明确引起不孕的盆腔疾病，并可实施治疗。

5. 有手术指征的各种妇科良性疾病。

6. 计划生育并发症（如寻找和取出异位宫内节育器、子宫穿孔等）。

7. 子宫内膜癌分期手术和早期子宫颈癌根治术。

8. 了解盆、腹腔肿块的性质、部位及活检诊断。

【禁忌证】

1. 绝对禁忌证

（1）严重的凝血功能障碍。

（2）严重的心血管疾病及肺功能不全。

（3）大的腹壁疝或膈疝。

（4）绞窄性肠梗阻。

（5）腹腔内大出血。

2. 相对性禁忌证

（1）妊娠 >16 周。

（2）盆腔肿块过大。

（3）晚期或广泛转移的妇科恶性肿瘤。

（4）腹腔内广泛粘连。

【用物准备】

腹腔镜 1 台、充气装置、套管穿刺针、气腹针、转换器、阴道拉钩、举宫器、剪刀、旋切器、持针器、各种钳类（弯分离钳、无损伤钳等）、电外科设备（高频电刀、超声刀、血管闭合器等）、子宫探针、阴道窥器、带有刻度的拔棒、刀片、刀柄、缝针、缝线、纱布、棉球、敷贴、注射器、生理盐水等。

【护理配合】

1. 术前准备

（1）完善各项检查，并向患者讲解相关注意事项。

（2）术前一日晚灌肠，或口服缓泻剂清洁肠道。有阴道手术者，术前阴道冲洗 3 天。

（3）手术当日禁食，术前留置尿管。腹部常规消毒，范围与一般腹部手术相同，尤其注意脐孔的清洁消毒。

2. 术中配合

（1）检测系统　连接好各内镜附件，打开各设备电源开关，确认腹腔镜处于完好备用状态。

（2）常规消毒　腹部常规消毒，必要时消毒外阴及阴道，留置导尿管，放置举宫器。

（3）体位患者先取平卧位，人工气腹阶段当充气 1L 后，放低床头倾斜 15°～25°，改为头低臀高位。

（4）操作配合　连接好设备，协助医师建立人工气腹，为医师提供操作所需器械，严密观察患者的生命体征，如有异常及时协助医师处理。

（5）陪伴患者，观察患者有无不适，并指导患者与医师配合的技巧。

（6）管理好术中取出的标本，做好标记，按要求及时送检。

3. 术后护理

（1）根据手术及麻醉情况，指导患者尽早下床活动。以尽快排出腹腔气体，缓解因腹腔残留气体而出现肩痛及上肢不适等症状。

（2）遵医嘱指导患者饮食，一般术后 6 小时进食半流质，次日可摄入正常饮食。

（3）注意观察患者生命体征及穿刺口有无红肿、渗出。

（4）遵医嘱给予抗菌药物。

（5）嘱患者按时复查，如有发热、出血、腹痛等应及时到医院就诊。2 周内禁止性交。

目标检测

答案解析

A 型题

1. 对卵巢功能检测无意义的检查项目是
   A. 阴道涂片　　　　B. 宫颈刮片　　　　C. 基础体温测定
   D. 宫颈黏液检查　　E. 诊断性刮宫

2. 确诊宫颈癌最可靠的检查方法是
   A. 阴道镜检查
   B. 宫颈刮片细胞学检查
   C. 分段诊刮
   D. 宫颈及宫颈管活组织检查
   E. CA125 检测

3. 患者，女性，婚后 3 年不孕。基础体温测定显示连续 3 个月每日清晨测得体温呈一规则水平线，说明其
   A. 卵巢有排卵　　　B. 卵巢无排卵　　　C. 卵巢发育不良
   D. 黄体功能不全　　E. 黄体萎缩不全

4. 患者，女性，27 岁，继发性不孕症，0－0－3－0，月经周期 30 天，经期 7～14 天，经量正常，无痛经，妇科检查无异常，首先选择协助诊断的检查是
   A. 宫颈黏液检查　　B. 宫腔镜检查　　　C. B 超检查
   D. 基础体温测定　　E. 腹腔镜检查

5. 患者，女性，35 岁。已婚。主诉白带增多，外阴瘙痒伴灼痛 1 周。妇科检查阴道内多量灰白色泡沫状分泌物，阴道壁散在红斑点。有助于诊断的检查是
   A. 阴道分泌物涂片检查　　B. 宫颈刮片　　　C. 盆腔 B 超
   D. 诊断性刮宫　　　　　　E. 阴道镜检查

B 型题

（6～7 题共用题干）

患者，女性，33 岁，因子宫内膜异位症就诊，拟行腹腔镜手术。

6. 术前护士对其进行健康评估。重点评估的内容是
   A. 经济情况
   B. 患者工作能力
   C. 患者日常家庭活动
   D. 核对术前各项化验检查
   E. 自理能力

7. 关于腹腔镜检查不正确的是
   A. 用于子宫内膜异位症的诊断
   B. 腹部皮肤准备时，注意脐孔的准备
   C. 术后鼓励患者下床活动，以尽快排出腹腔气体
   D. 协助患者取头高臀低体位
   E. 人工气腹多用二氧化碳

X 型题

8. 属于输卵管通液术检查禁忌证的是

A. 可疑输卵管妊娠者　　　B. 有不规则阴道流血者　　　C. 内外生殖器急性炎症

D. 严重心肺疾病　　　　　E. 慢性宫颈炎

（林春梅）

书网融合……

重点小结　　　　微课　　　　习题

参考文献

［1］陈顺萍．妇科护理学［M］．2 版．北京：中国医药科技出版社，2019.

［2］谭严．妇科护理学［M］．2 版．北京：中国医药科技出版社，2023.

［3］孔北华，马丁，段涛．妇产科学［M］．10 版．北京：人民卫生出版社，2024.

［4］安力彬，陆虹．妇产科护理学［M］．7 版．北京：人民卫生出版社，2022.

［5］周昔红，王琴，黄金．妇产科护士规范化培训用书［M］．长沙：湖南科技出版社，2020.

［6］中华医学会妇产科学分会感染性疾病协作组．阴道毛滴虫病诊治指南（2021 年修订版）［J］．中华妇产科杂志，2021，56（1）：7 - 10. DOI：10. 3760/cma. j. cn112141 - 20200717 - 00582.

［7］中华医学会妇产科学分会感染性疾病协作组．盆腔炎症性疾病诊治规范（2019 年修订版）［J］．中华妇产科杂志，2019，54（7）：433 - 437. DOI：10. 3760/cma. j. issn. 0529 - 567x. 2019. 07. 001.

［8］中华医学会妇产科学分会妇科内分泌学组．异常子宫出血诊断与治疗指南（2022 年更新版）［J］．中华妇产科杂志，2022，57（7）：481 - 490. DOI：10. 3760/cma. j. cn112141 - 20220421 - 00258.

［9］王丽娟，王东雁，林仲秋．《2024 NCCN 妊娠滋养细胞肿瘤临床实践指南》解读［J］．中国实用妇科与产科杂志，2023，39（12）：1217 - 1224. DOI：10. 19538/j. fk2023120115.

［10］郑姮，綦小蓉．《ESHRE 子宫内膜异位症管理指南》解读［J］．中国计划生育和妇产科，2023，15（8）：3 - 7. DOI：10. 3969/j. issn. 1674 - 4020. 2023. 08. 01.

［11］中华医学会妇产科学分会妇科内分泌学组．异常子宫出血诊断与治疗指南（2022 年更新版）［J］．中华妇产科杂志，2022，57（7）：481 - 490. DOI：10. 3760/cma. j. cn112141 - 20220421 - 00258.

［12］中华医学会妇产科学分会绝经学组．中国绝经管理与绝经激素治疗指南（2023 年版）［J］．中华妇产科杂志，2023，58（1）：4 - 21. DOI：10. 3760/cma. j. cn112141 - 20221118 - 00706.

［13］尹婧雯，杨纨，于多，等．多囊卵巢综合征评估和管理国际循证指南推荐建议（2023 年版）［J］．中华生殖与避孕杂志，2023，43（11）：1099 - 1113.

［14］中华医学会妇产科学分会绝经学组．早发性卵巢功能不全的临床诊疗专家共识（2023 年版）［J］．中华妇产科杂志，2023，58(10)：721 - 728.

［15］中华医学会外科学分会，中华医学会麻醉学分会．中国加速康复外科临床实践指南（2021 年版）［J］．中国实用外科杂志，2021，41（9）：961 - 992.

［16］山东中西医结合学会妇科肿瘤专业委员会，山东中西医结合学会麻醉与镇痛专业委员会．妇科围手术期加速康复的中西医治疗专家共识［J］．山东中医杂志，2021，40（6）：543 - 551.

［17］李慧娟．中草药浴养生思想以及科学化发展研究［D］．南京：南京中医药大学，2014.

［18］童宝琴，沈宁，于洁琼，等．青少年女性生殖器发育异常致急腹症的围术期护理［J］．护理与康复，2021，20（2）：50 - 52.